Docteur CABANÈS

Les Indiscrétions de l'Histoire

par l'Auteur du CABINET SECRET

Avec 10 gravures dans le texte

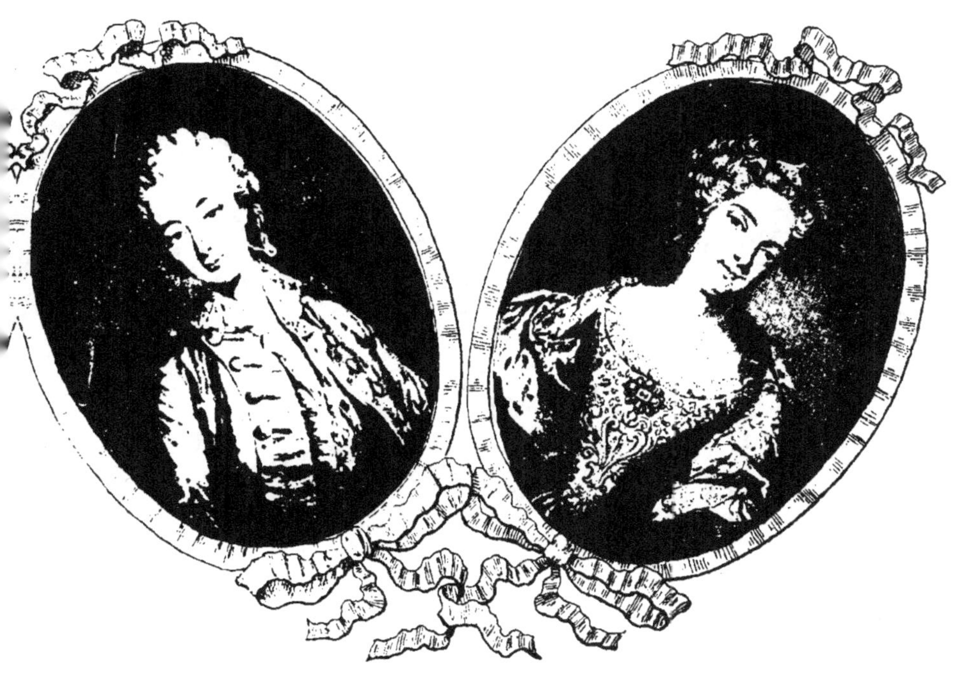

PARIS

ALBIN MICHEL, Éditeur

59, Rue des Mathurins, 59

LES INDISCRÉTIONS

DE

l'Histoire

OUVRAGES DU MÊME AUTEUR

Marat inconnu, 1891 (*Épuisé*).

Balzac ignoré, 1899 (*Épuisé*).

Le Cabinet secret de l'Histoire, 1re et 2e séries (*Épuisées*) ;
3e et 4e séries (Restent quelques exemplaires seulement).

Les Curiosités de la Médecine. Paris, Maloine. 1900.

Napoléon jugé par un Anglais. 1901.

Les Morts mystérieuses de l'Histoire, 1re série. Paris,
Maloine, 1901.

EN PRÉPARATION :

Les Insdiscrétions de l'Histoire, 2e série.

Les Morts mystérieuses de l'Histoire. 2e série.

Poisons et Sortilèges. (en collaboration avec le Dr Nass).

La princesse de Lamballe intime.

DOCTEUR CABANÈS

Les Indiscrétions de l'Histoire

PARIS
ALBIN MICHEL, ÉDITEUR
59, RUE DES MATHURINS, 59

1903

AVERTISSEMENT DE L'ÉDITEUR

Les *Indiscrétions de l'Histoire* sont une suite au *Cabinet secret* du même auteur, dont les deux premières séries sont à cette heure absolument épuisées, et se vendent, quand on les rencontre, un prix *dix fois supérieur* à leur prix marqué. C'est dire que nous escomptons en toute confiance le succès de la publication que nous inaugurons aujourd'hui.

Les *Indiscrétions de l'Histoire* comprendront deux volumes au moins, illustrés de gravures, qui ne valent pas seulement par leur côté piquant, mais encore par leur note documentaire.

Nous avons bon espoir que les curieux, les historiens, les amateurs de l'érudition pittoresque et précise à la fois, s'empresseront de classer dans leur bibliothèque un ouvrage dont l'auteur est déjà connu par nombre de publications, dont la critique a, d'un concert unanime, proclamé la valeur.

PRÉFACE

« C'est plus que de l'histoire, c'est de la clinique », a dit
un critique, de notre *Cabinet secret*. Nous acceptons ce jugement, parce qu'il renseigne avec justesse et clarté sur nos
intentions.

La clinique est indiscrète, certes, et les médecins n'ont pas
de ces pruderies dont s'accommode l'hypocrisie ; mais les in-
quisitions rétrospectives sont encore, quoi qu'on prétende,
les moins périlleuses et, comme nous disait Sarcey, « pour ce
qu'est aujourd'hui leur guenille, ce n'est pas faire grand
tort aux monarques, aux héros, aux tribuns, de dévoiler
leurs infirmités ». Nous ajouterons même que c'est un avantage, pour la masse, au point de vue *philosophique* d'abord,
mais cela comporterait d'amples développements : au point
de vue *historique* ensuite, ou plutôt historico-médical,
parce que nous sommes ainsi renseignés sur l'évolution des
doctrines scientifiques, notamment en ce qui concerne la pathologie et la thérapeutique d'autrefois. Et cette comparaison
qu'il nous est permis de faire, sous ces divers rapports, entre
le passé et le présent, nous console de n'avoir pas connu le
bienfait de vivre quelques siècles plus tôt.

Nous ne pensons pas avoir à nous justifier davantage sur le libre ton de ces causeries : les médecins ont, dit-on, des grâces d'état, et peuvent se permettre de ne pas recourir au latin pour disserter congrûment sur les maladies soumises à leur examen. Nous ne nous réclamerons pas de ce privilège et nous répéterons simplement ce que disait l'écrivain des *Diaboliques*, parlant des peintres : « Qu'ils peuvent tout peindre et que leur peinture est toujours assez morale, quand elle donne l'horreur des choses qu'elle retrace. »

Quant à notre préférence pour les menus faits, pour les bagatelles dédaignées par la grande Histoire, nous aurons moins de peine encore à nous en expliquer. Ce sont ces « bagatelles » qui donnent parfois au médecin, comme l'a bien observé Jacoby, « des indications précises et précieuses, qui jettent un jour tout nouveau sur les événements les plus importants ». Comme l'a dit, dans son style lapidaire, l'auteur des *Pensées* :

« Tout n'est pas grave et important dans l'histoire des peuples, et souvent on y rencontre avec plaisir des minuties que l'on se plaît à y regarder et qui n'y sont point inutiles, soit parce qu'elles détendent et amusent l'attention, soit parce qu'elles entrent facilement dans l'esprit, et, s'attachant à la mémoire, y fixent les faits principaux dont elles sont des dépendances. Quelques *détails*, après les masses, introduisent la variété. Les petits faits sont des traits excellents pour le signalement. Ils doivent leur existence aux mœurs du temps, à l'humeur d'un personnage, à ses goûts, à ses habitudes, à ses manies. »

La même pensée a été exprimée par Joubert, dans ce passage peu connu et qui nous a été récemment révélé :

« *La grande histoire* a tracé des tableaux multipliés des événements mémorables ; mais son genre élevé, trop occupé des objets en masse, laisse échapper des faits isolés qu'il est intéressant de connaître.

« Ces particularités qu'elle dédaigne sont précisément *ce qui fait mieux connaître les hommes, les nations et leurs chefs. C'est là que leurs caractères, leurs passions et leur moralité paraissent au grand jour.*

« Ces *détails* sont un supplément nécessaire à l'histoire ; ils en sont en quelque sorte la *monnaie*, et ils doivent comme elle être à la portée du plus grand nombre et circuler plus facilement. »

Le seul reproche qu'on pourrait faire — et il a été fait aux ramasseurs des miettes de l'histoire, — c'est qu'à force de nous dévoiler les petitesses ou les vices des êtres qui ont fait de grandes choses, nous ne voyons plus assez ces grandes choses, par lesquelles seules ils survivent dans l'histoire. Assurément, la critique serait par trop rétrécie, qui ne porterait que sur la vie privée des personnages historiques, leurs infirmités ou leurs travers ; mais elle ne doit pas pour cela, à notre avis, s'en désintéresser, puisqu'elle y trouve des indications sur leur état psychique ou psycho-pathologique.

Sans la belle Gabrielle, Henri IV serait-il Henri IV ? Sans la Maintenon, Louis XIV ne ferait-il pas meilleure figure aux yeux de la postérité ? Sans la Pompadour, Louis XV ne se serait-il pas gardé de bien des sottises, dont certaines irréparables ? Il est faux de prétendre qu'on ne peut prendre mesure de tous les êtres humains avec une aune qui leur serait commune à tous ; ce n'est pas diminuer un être, si haut placé soit-il dans l'échelle sociale, que de l'examiner *intus et in cute* ; c'est l'expliquer, en complétant, en parachevant son portrait.

C'est grâce aux mémorialistes, aux peintres de mœurs, que nous devons de nous faire une idée nette et vraie des personnages drapés, aux yeux des historiens officiels, dans leur majesté factice. C'est l'Estoile, c'est Brantôme, c'est Tallemant, c'est Saint-Simon, c'est Marais, c'est Bachaumont, qui nous ont donné la véritable histoire ; ce ne sont pas des juges ni des avocats, ce sont des témoins. Et si les premiers nous découvrent le soleil, les seconds nous en font apercevoir les taches : et ce sont les curieux, les bavards, les *indiscrets*, qui sont les plus dignes de foi, parce que les plus désintéressés, les plus sincères. Ces historiens-là n'admirent pas sur commande : ils observent et ils racontent. A vrai dire, ce n'est pas de l'histoire, c'est la vie, et nous en sommes les spectateurs, cruellement satisfaits, non, simplement amusés. Quand nous constatons que les êtres qui s'imposent à notre admiration ont d'infimes ridicules, loin de nous en réjouir, nous le déplorons, tout comme cela offusque notre sentiment esthétique de découvrir une verrue sur un joli visage.

« Amassons des faits pour nous faire des idées », a dit Buffon. *Nous ne prétendons pas à d'autre rôle qu'à celui de pourvoyeur de l'histoire.* Nous collectons d'abord, parce qu'avant de formuler une synthèse, il faut de toute nécessité que les

faits soient bien établis, mis sans conteste hors de discussion.
« Si l'esprit cherche à conclure lorsque les faits sont encore
ignorés ou douteux, dans ce cas la philosophie de l'histoire
risque d'inventer l'histoire. Au lieu d'un arrêt solennel et
motivé, la philosophie de l'histoire ne fournit plus qu'une
conception *a priori*, cadre élastique et vague d'une fiction
romanesque. A qui sait lire et penser, un document authentique en dit plus qu'un volume de philosophie. Les Capitu-
laires racontent mieux le règne de Charlemagne que ne saurait le faire le plus éloquent des philosophes historiens (1) ».

Les érudits ont, comme on voit, un rôle modeste, un rôle
de pionniers, si l'on veut, mais qui n'est pas sans utilité.
Ce sont eux qui fournissent les matériaux de l'édifice, que
d'autres se chargeront de construire ; il ne leur appartient pas
de sortir des limites de leurs attributions, au risque d'en
compromettre la solidité.

Leur tâche est assez complexe, sans qu'ils aient à s'en donner
de nouvelles ; à eux de présenter les faits, au lecteur d'en
dégager la moralité. On leur reprochera peut-être de ne pas
conclure ; mais comme l'a fort bien dit un de nos devan-
ciers (2) : « Les esprits dogmatiques, absolus et étroits, enclins
à l'infaillibilité, affirment ou nient résolûment ; ils ne savent
ni douter, ni ignorer, et leur ascendant s'exerce souverainement sur la majorité moutonnière, qui suit docilement, croit
aveuglément, admire de confiance et d'autant plus qu'elle

---

(1) Viro, *Ombres et Vieux Murs*.
(2) J. -M. Guardia.

comprend moins. L'art médical ne produit guère de ces esprits naturellement portés au doute et à l'examen ; ils ne forment en tout temps qu'une minorité. »

Il ne dépendra pas de nous que cette minorité ne devienne la majorité.

Le doute de celui qui sait est un scepticisme qui se peut avouer.

Docteur CABANÈS.

MŒURS D'AUTREFOIS

LES INDISCRÉTIONS DE L'HISTOIRE

DE QUAND DATE LA CHEMISE DE NUIT ?

(Étude d'Hygiène rétrospective)

Le très exact peintre de mœurs qu'est le duc de Saint-Simon conte quelque part que Louis XIV, malade, reposait dans son lit, au moins dans les dernières années de sa vie, « vêtu d'une chemise ». — « Chaque matin, à « huit heures, son premier médecin et son premier chirur- « gien l'en changeaient, parce qu'il estoit sujet à suer ».

Pour que le duc-historien nous signale le fait, il faut qu'il soit d'importance.

Serait-ce que la chemise de nuit, ce vêtement indispensable autant qu'hygiénique, n'ait pas existé de tout temps ? Serait-il possible que nos ancêtres n'aient pas connu l'usage de changer de linge, en se glissant sous les couvertures ?

On aura peine à croire — et pourtant rien de plus certain — qu'au temps même de Louis XIV, à la cour du grand Roi, la coutume de coucher nu n'avait pas encore disparu.

Souvenez-vous des paroles que Molière met dans la bouche de Cathos, répondant à Gorgibus, dans la cinquième scène des *Précieuses* :

> Pour moi, mon oncle, tout ce que je puis vous dire, c'est que je trouve le mariage une chose tout à fait choquante ! Comment est-ce qu'on peut souffrir la pensée de coucher contre un homme *vraiment nu* ?

Que le grand comique ait forcé la note et exagéré la pruderie de la *Précieuse*, afin d'exciter le rire du parterre, c'est chose possible, et cependant, d'après les témoignages que nous avons recueillis, il semble bien qu'il n'ait fait que constater la réalité d'un usage habituel.

C'est encore à Saint-Simon que nous demanderons de nous renseigner. Le caustique écrivain rapporte, en un passage de ses *Mémoires*, une scène, survenue un soir à Meudon, chez le Grand Dauphin. Après souper, Monseigneur s'étant allé coucher, le Grand Prieur et le prince de Conti se prennent de querelle, à propos d'un coup au jeu. Le prince insulte son adversaire, qui s'emporte, jette les cartes et lui demande satisfaction l'épée à la main. Et Saint-Simon d'ajouter : « L'arrivée de Monseigneur, *tout nu*, (1) en robe de chambre, que quelqu'un alla avertir, leur imposa à tous deux. »

(1) Ceci n'est pas pour nous surprendre ; c'est peut-être le cas de citer le passage suivant, tiré d'un ouvrage des Goncourt :

« Dans le grand, le très grand monde, peut-être seulement chez

Voulez-vous que nous fassions comparaître un autre témoin, de la même époque? Un jour, à Versailles, entre sept et huit heures du matin, Benserade couchant au château, un premier valet de chambre entre chez lui, tandis qu'il était encore au lit, et lui remet une bourse de trois cents pistoles : c'était autant qu'avait gagné le Roi, la veille, au jeu, après avoir gracieusement promis au poète le don de son gain éventuel. Et le narrateur poursuit : « Benserade se leva pour embrasser le valet de chambre, et cela avec tant de précipitation, qu'il se jeta à son cou, *tout nu*, et l'accompagna ainsi jusqu'à la porte de sa chambre, lui disant qu'il ne pouvait l'accompagner plus avant dans l'état ou il estoit. »

De son côté, le comte de Saint-Aignan, chargé par le roi de rédiger, à l'intention d'Anne d'Autriche et de Marie-Thérèse, la relation de son voyage à Nantes, en 1661, raconte l'épisode suivant : « On était arrivé à Ancenis et après un souper fort gai, chacun s'était retiré chez soi. A l'hôtellerie où le roi logeait, Fabry, le capitaine des gardes en quartier, quoiqu'il fût tout malade, n'avait pas laissé de barricader la chambre royale d'un grand banc et deux fagots, après quoi il s'était allé coucher. Vers minuit, il commençait à dormir,

les princes, un usage, conservé de l'ancienne galanterie, exigeait du marié qu'il n'entrât dans le lit de sa femme que le corps complètement épilé ; c'est ainsi que le duc d'Orléans, au témoignage de M. de Valençay qui lui donna la chemise, se présenta dans le lit de Mme de Montesson. » *La femme au xviiie siècle*.

> Lorsqu'un assez grand bruit
> Le fit sans marchander jeter hors de son lit
> Et *nu* comme il estoit lorsqu'il vint sur la terre,
> Couvert d'un baudrier et de son cimeterre,
> Ayant ouvert la porte...

Peut-on croire qu'un courtisan, s'adressant à deux reines, se serait permis de leur parler d'un homme réellement « nu », si le fait ne leur avait pas semblé véridique et habituel ?

*
* *

Ce n'est pas tout, et, puisque nous en sommes au grand siècle (1), établissons son bilan.

En feuilletant la *Correspondance générale de Madame de*

(1) Nous n'avons pas voulu aller au delà du xviie, dans l'historique que nous avons tenté d'esquisser, les faits postérieurs se rapportant à notre sujet étant par trop clairsemés ; nous demandons toutefois la permission de citer un document de cette époque, d'où l'on ne peut, du reste, rien conclure.

Dans les planches du La Fontaine d'Oudry, in-fol., on remarque que chaque fois qu'est figuré un lit ou que quelqu'un est représenté couché, il n'y a pas d'oreiller, mais un traversin. Les draps et couvertures ne sont pas bordés, mais trainent à terre. Les personnages ont généralement des chemises, sauf dans une seule des gravures (l'Homme et la Puce), représentant l'intérieur d'un pauvre diable, d'un véritable « couche-tout-nu ».

Maintenon, ci-devant épouse de Scarron et plus tard reine de France — de la main droite, ne vous en déplaise, — nous avons découvert une lettre de Scarron, lettre qui se trouve déjà dans les œuvres du poète cul-de-jatte, mais sans indication de destinataire. L'éditeur de la Correspondance précitée croit que cette lettre fut adressée à M᷄ˡˡᵉ d'Aubigné, plus tard Mᵐᵉ Scarron, et devenue, sur le déclin, « Madame Louis XIV ».

Dans son épître, Scarron avait inséré quelques vers, entre autre ce huitain :

> Tandis que, la cuisse étendue,
> Dans un lit, *toute nue*,
> Vous reposez votre corps blanc et gras,
> Entre deux sales draps,
> Moi, malheureux pauvre homme,
> Sans pouvoir faire un somme,
> Entre les draps, qui sont sales aussi,
> Je veille en grand souci !

Or donc, Scarron veillait en grand souci ; mais veillait-il *avec* ou *sans* chemise ? Il ne le dit pas. Il nous apprend seulement que la personne à laquelle il adressait sa prose, panachée de poésie (peu importe que ce fût Mˡˡᵉ d'Aubigné ou toute autre), couchait *nue* entre ses draps. Et cela nous suffit.

La lettre de Scarron n'est point datée, mais elle doit être des environs de l'an 1650.

.·.

Bien qu'il ne s'agisse que d'un conte (1), il n'est pas inutile de noter ce que dit La Fontaine, dans la *Courtisane amoureuse* :

Il fait, dit-elle, un temps froid comme glace !
Où me coucher?
                          CAMILLE
                  Partout où vous voudrez.
                          CONSTANCE
Quoi, sur ce siège !
                          CAMILLE
                          Eh ! bien, non ; vous viendrez
Dedans mon lit.
                          CONSTANCE
                  Délacez-moi de grâce !
                          CAMILLE
Je ne saurais ; il fait froid ; *je suis nu...*

.·.

Il faut être pourtant équitable : l'usage de se coucher nu n'était certainement pas général au xviiᵉ siècle.

(1) Même observation pour les peintures que pour les contes, la fantaisie des artistes n'ayant pas de limites : sous cette réserve, rappelons que Jacques Vanloo a peint *nue* une femme qui allait se coucher : c'est une Flamande de son temps (né en 1614, J. Vanloo est mort en 1670). Cette peinture ne prouve rien, quant à l'habitude des anciens Français de coucher *nus.*

Ainsi, la Grande Mademoiselle (1) portait une chemise le jour et une chemise la nuit ; mais, comme son armoire était peu garnie (2), on blanchissait sa chemise de jour pendant la nuit et sa chemise de nuit dans la journée : ce qu'elle déclarait, d'ailleurs, fort incommode.

Plusieurs inventaires de cette même époque mentionnent des *chemises de nuit* ; on les trouvait, il est vrai, chez des commerçants aisés (3), ou des gens de condition (4). En-

----

(1) *Mémoires de Mlle de Montpensier*, t. I, p. 199 (Edition Charpentier, de 1858).

(2) On en pourrait dire autant de celle de Marie Leczinska, avant qu'elle devint l'épouse de Louis XV.

Un jour que Mme de Coislin se vantait d'avoir introduit une nouveauté à la Cour, la mode des chignons flottants, malgré Marie Leczinska dont la piété s'offensait de cette innovation, se récriant contre l'abondance du linge de femme (qu'aurait-elle dit des « dessous » de nos jours ?) la reine s'écria : « Cela sent la parvenue ; nous autres, femmes de la Cour, nous n'avions que *deux* chemises ; on les renouvelait quand elles étaient usées ; nous étions vêtues de robes de soie et nous n'avions pas l'air de grisettes, comme ces démoiselles de maintenant ». *Louis XV intime et les petites-maîtresses*, par le comte FLEURY.

(3) Dans les *Inventaires après décès* de Molière et de son père, publiés par Eudore Soulié, nous relevons cette curieuse mention :

« *Item* : Quatre chemises de nuit, à l'usage du dit défunt, de toile de chanvre, telles quelles, prisées... VII. » *Invent. de Jean Poquelin père*, 1670, page 223.

« *Item* : Dix-huit chemises de nuit, à usage du dit défunt, prisées ensemble vingt cinq livres, ci... XXV. » *Invent. de J.-B. Molière*, 1673, p. 278.

(4) La chemise était encore, vers 1652, un objet de luxe dans nos contrées nivernaises. On trouve, en effet, dans l'*Inventaire des biens meubles, effets, papiers délaissés par noble seigneur de Ch...*, dont la

core, parmi ceux-ci, bon nombre étaient-ils dépourvus de
l'objet que nous tenons aujourd'hui pour indispensable.
Écoutez ce que Tallemant nous conte d'un certain chevalier
de Miraumont :

> C'estoit un assez plaisant homme. Un jour qu'une femme, à qui
> il devoit de l'argent, l'estoit venue trouver alors qu'il estoit encore
> au lit, pour l'empescher d'y revenir encore une fois, il l'alla conduire
> jusqu'à la porte de la rue, *tout nu, car il couchoit toujours sans che-*
> *mise* ; elle ne put jamais l'en empescher.

Cela ne prouve pas, à vrai dire, que ce fut là un usage
général et on pourrait nous objecter que nous ne produi-
sons que des cas individuels ; mais on nous concédera que
si les personnages de qualité regardaient comme superflu
un vêtement nocturne, à plus forte raison de moins fortunés devaient-ils plus aisément s'en passer.

Nous allons, d'ailleurs, citer un détail topique : la
maîtresse de Henri IV, la « belle Gabrielle », n'avait pas
de linge de corps ou, du moins, on n'en trouve pas de porté
dans l'*inventaire des biens meubles de Gabrielle d'Estrées*,
publié par M. de Fréville (1). Cet ingénieux commenta-

famille jouissait d'une certaine considération : « 19 linceux, dont
« 13 neufs et 6 uzés, de toile du plain et estouppe, de chacun
« 2 aunes 1/2 ; 12 autres de toile de deux plain, de chacun 5 aunes ;
« item, *deux* chemises d'hommes, à l'usage du deffunt, de toile du
« plain ».

Son fils, qui décédait en 1719, en possédait une demi-dou-
zaine.

(1) *Bibliothèque de l'École des Chartes*, t. III.

teur en fournit, il est vrai, une explication, mais qui nous paraît bien peu vraisemblable : « Quant au linge de corps, écrit-il, il n'en est pas question une seule fois dans notre inventaire. Par un usage longtemps conservé à la Cour, cela appartenait comme défroque à certaines personnes de service et, chez le Roi, à l'Hôtel-Dieu de Paris. »

Ce n'est là qu'une hypothèse et rien de plus.

Il est certain, en tout cas, que le linge, au temps du roi Henri, était un objet rare, voire d'un certain luxe, et l'anecdote que nous allons relater le prouverait, s'il en était nécessaire.

C'était à l'occasion de la mort d'une Italienne, lingère de la maison du Roi ; le droit d'aubaine faisait Henri IV héritier de l'étrangère. Quelques courtisans avides demandèrent à se partager les effets de la succession ; Henri accorda la demande, mais il se réserva quelques objets de lingerie et, entre autres, une paire de draps.

Il fut un temps où le roi de « la poule au pot » ne roulait pas précisément sur l'or : n'est-ce pas le chroniqueur L'Estoile, qui nous certifie que le roi de Navarre ne possédait, en tout, que onze chemises, presque toutes déchirées ? Il n'est pas douteux qu'il devait faire usage de ces chemises déchirées, puisque nous possédons ses comptes de raccommodages.

De même, au cours de ses expéditions guerrières, qu'il ait parfois manqué de chemises, la chose n'est pas improbable ; car, en 1585, il écrivait au trésorier du Béarn de lui en envoyer (1). Mais, sur la fin, il s'était, comme on dit vulgairement, « remplumé »; ainsi l'atteste son inventaire de 1634, dressé par ordre de Louis XIII, et où nous relevons, entre autres articles : *vingt-trois chemises de toile fine à ouvrage de fil d'or et soie de plusieurs couleurs aux manchettes, coulet et coutures.*

Il est bien à présumer que, dans le nombre, il en était quelques-unes de réservées pour la nuit, encore que nous ne possédions à cet égard autre chose que des présomptions.

**
* **

On s'est souvent demandé jusqu'à quelle époque on avait couché dans le costume d'Adam (2); d'après ce que

(1) DE LAGRÈZE, *La Société et les mœurs en Béarn.*

(2) Le plus ancien exemple que nous connaissions d'une personne couchée dans un lit, appartient à une *Biblia Sacra* du Xe siècle, de la Bibliothèque Nationale. C'est Adam, notre premier père, qui repose sous sa couverture, la tête nue et appuyée sur son bras nu, mais recouvert d'une manche au-dessus du coude. Dieu tient une de ses côtes en main, tandis que Mme Eve, sortie de son côté, ou plutôt debout derrière le lit qui est fort bas, étend sa main vers le Créateur. Elle est nue jusqu'à la ceinture. Une draperie assez indéfinissable est liée à ses reins, et un voile couvre sa tête. Le dessin est passablement barbare, mais la légende : *Adam dormiens,* écrite entre les deux figures d'Adam et d'Eve, l'explique surabondamment.

nous avons rapporté, on voit qu'il est assez malaisé d'en décider. Il s'est trouvé cependant des auteurs pour se prononcer là-dessus avec une parfaite assurance ; tel, par exemple, l'auteur du *Dictionnaire des Proverbes français*.

Jusqu'au règne de Henri III, écrit de la Mésangère (1), on quitta sa chemise pour se coucher, et les époux se trouvaient *nu à nu* ; ce qui avait fait dire d'une promesse difficile à tenir : « Elle ressemble à une mariée qui voudrait *entrer au lit en chemise* (2) ».

Jusqu'au règne de Henri III (3), vient-on de nous dire,

(1) Par un raffinement, bien digne de cette époque de corruption, les lits de la cour étaient garnis, au lieu de draps, de fine étoffe de laine ou le plus ordinairement de satin bien tendu et dont la couleur était toujours noire, afin de faire mieux ressortir la blancheur de la peau. On s'y couchait *sans chemise*, l'usage de ce vêtement n'ayant été adopté pour la nuit qu'à la fin du règne de Henri III. (*Hist. de Catherine de Médicis*, par DESTIGNY, de Caen, p. 204).

(2) *Les Contes d'Eutrapel*, imprimés en 1587, parlant de promesses ridicules et difficiles à tenir, dit qu'ils ressemblent à celles d'une mariée qui entrerait au lit en chemise.

(3) La chemise a joué un grand rôle dans la vie de Henri III ; l'anecdote suivante, relatée par Saint-Foix, mérite d'être consignée ici :

« Le mariage d'Henri IV avec Marguerite de Valois et celui du prince de Condé avec Marie de Clèves, furent célébrés le 18 août 1572. Le festin se fit au Louvre. Marie, alors âgée de 16 ans, après avoir dansé, se trouvant un peu incommodée de la chaleur, passa dans une garde-robe, où une des femmes de la reine-mère, voyant sa chemise toute mouillée, lui en fit prendre une autre. Elle sortait de la garde-robe, quand le duc d'Anjou, qui avait aussi beaucoup dansé, y entra pour arranger sa chevelure, et s'essuya la figure avec le premier linge qu'il trouva : c'était la chemise que Marie venait de

on quittait sa chemise pour se coucher (1); nous avons pu, à l'aide de textes précis, démontrer que l'usage de coucher nu s'était prolongé bien plus tard; nous en apportons de nouvelles preuves.

quitter. En rentrant dans le bal, le duc, par une impulsion de tête, jeta les yeux sur elle, et la regarda, dit-on, avec autant de surprise que s'il ne l'eût jamais vue.

« Son émotion, son trouble, ses transports et tout l'empressement qu'il lui témoigna, étaient d'autant plus étonnants que, depuis six jours que Marie était à la cour, il avait été très indifférent pour elle. Mais dès que la chemise eut passé vers son front, il devint insensible, disent les Mémoires, à tout ce qui n'avait pas de rapport à sa passion. Son élection à la couronne de Pologne, loin de le flatter, lui parut un mal ; il se piquait un doigt toutes les fois qu'il écrivait à cette princesse, et ne lui écrivait que de son sang. Le jour même qu'il apprit la nouvelle de la mort de Charles IX, il lui dépêcha un courrier pour l'assurer qu'elle serait bientôt reine de France ; et lorsqu'il fut de retour, il lui confirma cette promesse, qu'il espérait bientôt exécuter, parce que Marie était devenue catholique et le prince de Condé protestant.

« La résolution d'Henri III fut fatale à la princesse, car, peu de temps après, elle succomba, le 30 octobre 1574, à un mal très violent, dont les uns accusèrent Catherine de Médicis, les autres le prince de Condé. Henri III en manifesta le plus violent désespoir. »

(1) Est-on curieux de savoir quelles étaient, sous saint Louis, les pièces du costume ; où et comment on devait les suspendre avant de se mettre au lit, et comment on se couchait tout nu, après avoir mis sa chemise sous son traversin. — « Vous devez, écrit un auteur du « temps, étendre sur la perche (véritable porte-manteau, placé près « du lit), vos draps, tels que manteau, surcot, cloche, pourpoint, « enfin tout ce que vous avez de fourrures et d'habits, soit d'hiver, « soit d'été. Votre chemise et vos braies auront leur place sous le « traversin du lit. Et le matin, lorsque vous vous lèverez, *passez* « *d'abord votre chemise* et *vos braies*. Vous mettez ensuite votre

Où trouver une peinture des mœurs d'une époque, sinon dans les pièces de théâtre ou dans les Mémoires contemporains ? Or, si nous ouvrons le recueil des comédies de Cyrano de Bergerac, qui naquit, comme chacun sait, *dix ans après la mort de Henri IV*, nous relèverons, dans *Le Pédant joué* (acte V, scène X), ce passage (c'est un personnage du nom de Gareau qui nous fait part de sa mésaventure conjugale) : « Je me couchois *tout fin nu* auprès de nostre bonne femme... »

Viollet-le-Duc paraît admettre que l'usage de coucher nu était le plus général aux xiiie et xive siècles ; tandis que, avant cette époque, comme à la fin du xve siècle, la chemise était portée la nuit ; mais les assertions de l'érudit architecte (1) ne sont accompagnées d'aucune pièce probante. Nous allons essayer de suppléer à cette lacune.

« blanchet et votre futaine, puis vous affublerez votre chaperon et
« après ce sera le tour des chausses et des souliers, puis des robes
« qui complètent l'habillement ; enfin, ceignez vos courroies et lavez-
« vous les mains ». Au xve siècle, on recommandait aux valets de
ne pas éteindre leur chandelle le soir en jetant leur chemise dessus.
C'est un moyen oublié par Swift dans ses *Conseils aux domestiques*,
au chapitre des différents procédés d'extinction d'une chandelle.

(1) Voici le passage de Viollet-le-Duc auquel il est fait allusion :
« Il est question de chemises de nuit ou *doubliers*, qui semblent être
des robes de chambre faites de toile en double, qu'on portait peut-être
au lit pendant les grands froids : mais les documents du xive siècle,
aussi bien que ceux du xiiie, indiquent que l'usage de se coucher
nu était le plus fréquent, tandis qu'avant cette époque, comme à la
fin du xve siècle, la chemise était portée pendant la nuit. Il est souvent question de personnages surpris la nuit, obligés de se lever
brusquement et ne mettant sur le corps qu'un peliçon ou un surcot. »

Couchait-on avec ou sans chemise à l'époque de la Renaissance ?

Sans répondre directement à la question, nous allons demander à un lettré délicat (1). qui connaît l'histoire de ce temps autant qu'homme du monde, de nous servir de guide ; de la sorte, nous aurons chance de ne pas trop nous égarer.

La jolie dormeuse de l'*Heptameron* (2) conserve sa chemise ; mais était-ce la règle ou l'exception ? Dans les *Comptes du moine adventureux*, « une dame, prête à se coucher, est vêtue d'un manteau fourré et, par le dessous, toute nue ».

Le Bandello parle d'une jeune fille couchée, « qui avait déjà dépouillé sa chemise, et qui saute du lit, sans se vêtir autrement ».

Dans les *Arrêts d'amours*, un jeune homme « soudainement jette la couverture du lit où il estoit couché. et se lève tout nud comme s'il venoit du ventre de sa mère ».

(1) BONNAFFÉ, *Etudes sur la vie privée de la Renaissance*.

(2) « Un lict de toille fort déliée, tant bien ouvrée de blanc qu'il estoit possible de plus, et la dame seule dedans avecq son scofion et la chemise toute couverte de perles et de pierreries. » MARGUERITE DE NAVARRE, *Heptameron*, 2ᵉ journée, nouv. 14.

Ailleurs, une jeune femme « venoit souvent la nuit à la fenêtre, où parfois estoit *toute nue* par l'espace de deux grosses heures, à veoir de quel côté le vent venoit ».

Dans les *Serées*, « un soldat se jette hors du lict, tout nud, et commence à crier : goujat, apporte ma chemise ».

Mais voici venir Brantôme, qu'on est toujours sûr de rencontrer en tels débats, et qui va nous révéler que, pendant l'été, « les femmes couchées dans leur beaux licts, n'y pouvant endurer ni couvertes, ni linceulx (draps, se mettent *en leurs chemises retroussées* ».

Guillaume Bouchet est plus catégorique encore : il raconte l'aventure d'un médecin, qui s'échappait la nuit de son lit, afin d'aller retrouver sa chambrière ; « pour y remédier, quand il dort, sa femme could la chemise de son mari avec la sienne, et se sentant pris il ne bouge, et on dirait que c'est un loup qui s'est pris au piège ».

Que conclure de textes aussi contradictoires? Que nombre de gens couchaient, à l'époque de la Renaissance, sans chemise, mais que cet usage n'était pas général, et dépendait sans doute de la saison, de la latitude et de la fortune.

⁂

Voyons ce qui se passait au xv⁰ siècle.

L'un des cabinets du pavillon de la Ville de Paris, à

l'Exposition universelle de 1878, consacré à l'Assistance publique, renfermait un manuscrit du xv° siècle, intitulé : *Livre de vie active*, par M. Jehan Henry, conseiller du roy et proviseur de l'Hôtel-Dieu. Ce manuscrit, ouvert au titre, montrait une miniature que nous reproduisons et, qui représentait : Prudence, Attrempence, Force et Justice, soignant des malades, couchés deux à deux et *nus*, dans des lits d'hôpital.

Voici encore un texte des plus nets : c'est l'inventaire, après décès, des biens meubles d'un chanoine de Notre-Dame de Paris (1438), publié avec commentaires, par M. L. Douët d'Arcq. On parle bien, dans cet inventaire, précis jusqu'à la minutie, de « nappe de lin », de « pesne de lin », de « deux cueuvrechefs de lin », de « serviettes de lin », de « surplis de toylle », de « rochet », de « draps de chanvre » et de « draps de lin », mais de chemises point n'est question.

Il est certain qu'au xv° siècle, les chemises étaient un vêtement de luxe, comme on le voit par la description du trousseau d'Isabeau de Bavière : cette reine (1) apporta avec elle tout juste *trois* chemises, en venant en France !

(1) Dans les comptes anciens des rois de France, les chemises sont appelées *robes longues*.

La toile de Hollande très belle coûtait très cher. Marie d'Anjou, reine de France, femme de Charles VII, n'avait que deux chemises en toile de Hollande !

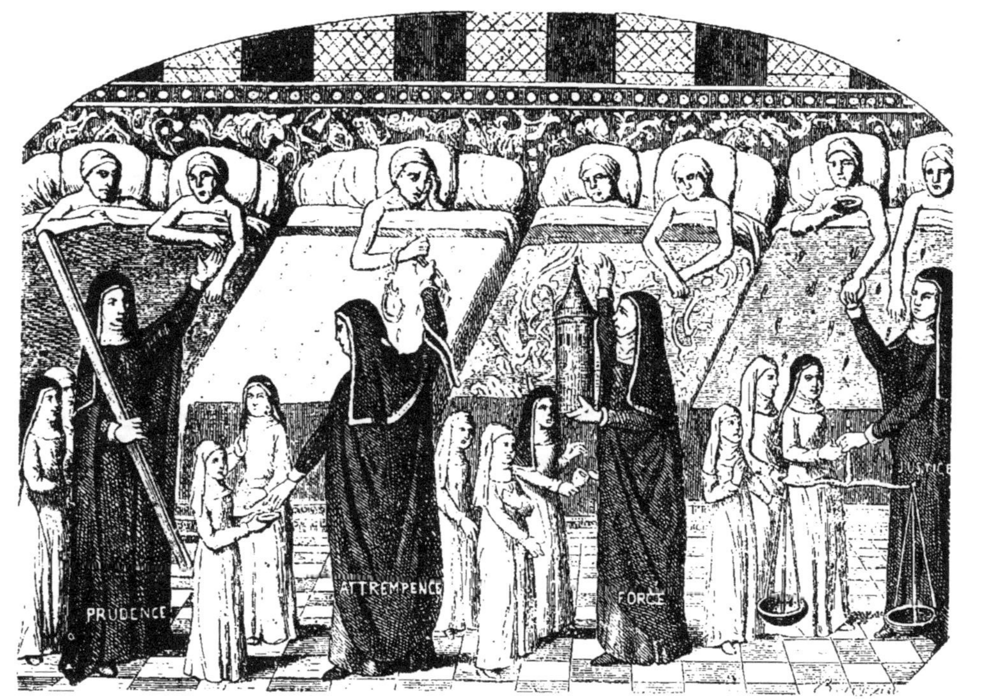

PRUDENCE
ATTREMPENCE
FORCE
JUSTICE

*
* *

Si l'on s'en rapporte d'autre part aux scènes historiées et aux enluminures des manuscrits, force est de reconnaître que nos aïeux ont pu longtemps, sans paraître en souffrir, se passer de chemise la nuit (1).

Dans une copie de la *Chronique de Saint-Denis*, exécutée dans la première moitié du xv°, l'artiste a représenté plusieurs personnages alités et sans vêtements de linge. On voit, entre autres, Charlemagne, au lit de mort, recevant les sacrements, *le buste et les bras nus*, la tête chargée de la couronne impériale (bonnet de nuit très incommode pour s'endormir du dernier sommeil).

Un psautier de la même époque offre une curieuse vignette, où la Vierge Marie est représentée recevant les der-

(1) Ce qui ne veut pas dire qu'à certaines époques de l'année, ils n'aient pas revêtu, la nuit, un vêtement quelconque.

Viollet-le-Duc parle du *doublet*, sorte de robe de chambre faite de toile double, qu'on portait probablement au lit pour se garantir du froid.

Ce n'était point sans doute de ces chemises-là que le sire de Gouberville se servait la nuit ; celles qu'il prenait semblent avoir été d'une étoffe particulière : « Le 16 mai 1560, Th. Girard besongnoyt à lui faire des chaussettes de cresel, et une chemise de nuyct. » A moins que la chemise ne fût pas de la même étoffe que les chaussettes (*Journal manuscrit d'un sire de Gouberville*, de 1553 à 1562).

niers sacrements, la tête surmontée de l'auréole, *le buste
et les bras nus* (1).

Rétrogradons d'un siècle et les miniatures aussi bien
que les poëmes du temps nous prouveront, à n'en pas
douter, que les personnes de toute condition, jusqu'aux
plus nobles, se déshabillaient entièrement avant de se
coucher.

Nous avons eu jadis occasion de voir, dans une revue
de bibliophilie (2), le fac-similé d'une miniature, représentant la fameuse scène biblique de Joseph et de Mme Putiphar (3). Or, celle-ci était figurée *nue* comme un ver dans
son lit ; encore pourrait-on objecter que c'est intention-
nellement que l'artiste l'avait ainsi représentée. Mais que
dire d'une gravure sur bois, datant de la même époque,
où la mère du Christ est assise en son lit, *dans un état
complet de nudité*, les draps ramenés jusqu'à la ceinture
et les mains croisées sur la poitrine? Il fallait que cette
absence de vêtement fût bien dans les mœurs, pour que le

(1) Parmi les neuf grands tableaux peints par Victor Carpaccio,
de 1490 à 1495, pour l'ancienne Scuola di S. Ursula, et qui se
trouvent actuellement dans la 16e salle du Musée de l'Académie, à
Venise, il y en a un, le numéro 533, qui représente « Un songe de
sainte Ursule ». La sainte est couchée, mais ses bras sont hors du
lit, et il est facile de constater qu'elle a une chemise.

(2) *Le Bibliophile illustré*, t. VI.

(3) Un manuscrit miniaturé du xiiie siècle (*Bibliothèque de Dijon,
n° 323*) nous montre Mme Putiphar nue, dans son lit, et la crinière
pendante sur les épaules. Elle s'est relevée sur le séant, laissant
tomber les couvertures sur ses cuisses, et saisit par sa tunique ou par
sa chemise le pauvre Joseph qui se sauve.

graveur n'ait pas songé à faire une dérogation à l'usage,
en la cette circonstance.

Mais il y a mieux : dans une Bible du xivᵉ siècle, que
conserve la Bibliothèque nationale, toutes les femmes qui
accouchent sont *nues* dans leur lit. On y voit Thamar,
nue, accouchant de deux jumeaux ; Rebecca, *nue*, donnant naissance à ses deux fils, Esaü et Jacob ; Rachel,
nue, mais la tête et les épaules couvertes d'un voile, qui
vient d'enfanter Benjamin. Le même voile protège une
femme juive dans la même position (1).

Les textes (2) sont aussi probants que les images et si
nous ne les multiplions pas, c'est pour ne pas en impor-
tuner le lecteur. Pour la période séculaire que nous venons de parcourir, contentons-nous de l'affirmation d'un
savant qui a coutume de ne rien avancer sans preuves :

(1) *La Bible*, nᵒ 6829 (*Bibl. Nat., anc. fonds fr.*), dans sa partie
illustrée au xivᵉ siècle, représente une malade recevant le viatique.
Sa tête est enveloppée d'un voile qui couvre ses épaules, mais
elle est nue sous ses couvertures. La même scène est répétée au
commencement de la partie illustrée au xvᵉ siècle. Il s'agit
ici d'un homme qui est également nu, s'il est coiffé d'un linge
noué.

Dans la partie qui est franchement du xvᵉ siècle, Amon, qui va
prendre de force sa sœur lui apportant un breuvage, est également
nu dans son lit. Mais le même Amon, lorsqu'il met sa sœur à la
porte, s'est levé et a passé sa chemise, afin de se livrer à cet acte
tardivement moral.

(2) Cf. l'*Intermédiaire* (10 octobre 1892, p. 372-3) et surtout le
Glossaire archéologique du Moyen Age et de la Renaissance, de Victor
Gay.

« Au XIVe siècle, écrit Siméon Luce, on avait toujours soin d'ôter sa chemise avant de se mettre au lit (1). »

.·.

Pour le treizième, le *Tableau littéraire de la France* (2), de Joseph de Rosny, confirme ce que nous savions déjà.

(1) C'est également l'opinion de Legrand d'Aussy : « Le poète ne fait prendre une chemise à Saladin qu'au sortir du lit, parce qu'alors l'usage était de coucher sans chemise... Dans le roman de *Gérard de Nevers*, une vieille, qui aide une demoiselle à se coucher, ne peut revenir de son étonnement de la voir entrer au lit en chemise.
Les mœurs n'en étaient pas moins pures : le Chevalier de la Tour-Landry, au XXVe chapitre de son livre *pour l'enseignement de ses filles*, cite l'exemple d'une belle dame qui, au temps où « elle souloyt estre blanche, vermeille et grasse, aimoit festes, joustes et tournois », et souffrait volontiers que le seigneur de Craon « couchast en son lit ; mais ce fut sans villennie et sans y mal penser ». *La vie au temps des Cours d'amour*, d'Antony Méray, p. 248.
(2) Un important manuscrit allemand de la fin du XIVe siècle, à la Bibliothèque nat. (Anc. *fonds franc.*, n° 7164), contenant des poésies de Meinsinger, remarquable par la grandeur de ses miniatures, autant que par la précision des détails du costume ou des choses, nous montre, au f° 282, un amant agenouillé près du lit de sa belle, coiffée d'un voile que maintient un chapel de fleurs, mais entièrement nue dans son lit, dont elle ramène les couvertures sur son buste. L'amant est suivi de son écuyer, et l'une des suivantes de la dame est agenouillée au chevet du lit.
À une époque quelque peu postérieure appartient un *Ovide moralisé*, de la Bibliothèque de Rouen. On y voit trois Danaïdes égorgeant leurs maris, couchés nus dans leurs lits.

On était alors, écrit-il, dans l'habitude de ne se mettre au lit qu'après s'être dépouillé de son dernier vêtement, c'est-à-dire de se coucher sans chemise. On eût fait injure à une femme de partager sa couche, sans s'être soumis à cet usage, et l'on ne conservait, la nuit, ce léger vêtement que lorsqu'on voulait prouver à quelqu'un le peu de cas que l'on faisait de sa personne. De là est dérivée cette expression, si commune dans nos anciens romans : *coucher nu à nu* (1).

Cependant les statuts du grand hôpital de Paris (fondé en 638), qui ont été composés en 1220, défendaient ex-

(1) Notre vieille littérature nous offre fréquemment ce renseignement complémentaire : que la première chose qui se faisait au sortir du lit était... de vêtir sa chemise.

Rutebeuf est très affirmatif à ce sujet : dans *le dit du Secrestain et de la femme au chevalier*, cette bonne dame, qui faisait le lit aussi bon pour le simple berger que pour le prince, sort un matin de son lit, pour aller prier au moutier, dit le poète ; et, en se levant, que fait-elle ?

> La dame qui aler voloit
> Au moustier, si comm'elle soloit,
> *Geta en son dos sa chemise*
> Et puis si a sa robe prise.

Nous trouvons, dans un des plus graves monuments de notre langue romane, la confirmation de cette économie de linge : *L'Ordène de Chevalerie*, où l'auteur, Hues de Tabarie, énumérant à un prince sarrazin les articles du cérémonial usité à la consécration d'un chevalier chrétien, déclare qu'après le bain symbolique, qui le lave de toute souillure morale, le récipendiaire est *couché nu* « en un bel lit », symbole de l'éternel repos. Puis quand il est remis sur pied, il se rhabille, en commençant par la chemise « qui ère de lin ».

Cette nudité nocturne était encore usitée au temps de Charles VII ; son poète, Martial d'Auvergne, nous l'apprend, dans le troisième arrêt d'amour : « Et aussi elle diroit quand se léveroit au matin, *en mettant sa chemise* : Dieu doint bonjour à mon très doulx ami. » MÉNAY, *La Vie au temps des Cours d'amour*, p. 230-231.

pressément aux sœurs et aux frères qui le desservaient, de coucher nus, leur enjoignant de ne pas quitter la chemise pendant la nuit.

Mais attendez : le dominicain Jean de Fano, qui vivait en 1279, dit qu'une femme ne peut accomplir, que du consentement de son mari, les vœux qui peuvent lui déplaire, tels ceux ; de garder la continence, de jeûner hors les temps prescrits, et de coucher en chemise, *in camisiam* (1) *jacere*. Cela prouve qu'en dépit des règlements de l'hôpital de Paris, l'usage de coucher nu était fortement établi.

L'état de nudité de nos premiers parents semblait si peu choquant en ces temps lointains, que le très pieux roi Louis IX (2) se crut autorisé à condamner un chevalier,

(1) Lampridius prétend qu'Alexandre Sévère (de 222 à 225), est le premier qui se soit servi de linge ; avant lui, on n'était couvert, même sur la peau, que d'étoffes de laine ; mais l'usage du linge n'est devenu commun que longtemps après, car ce n'est guère que vers le IVᵉ siècle que l'on a commencé à se servir de **chemises**. Victor d'Utique est le premier qui ait employé le mot *camisia* ; il écrivait au Vᵉ siècle. Le glossaire des *Basiliques* se sert du mot *kamision*, dans le même sens. Isidore de Séville parle aussi de *camisia*, comme d'une tunique de lin qui s'appliquait sur la peau et que l'on conservait la nuit dans le lit : cependant que, sous **Charles V** et **Charles VI**, on ne se servait pas encore de chemises de toile, mais de chemises de serge.

Pour l'antiquité, consulter le *Dictionnaire des antiquités romaines et grecques*, d'Antony Rich.

(2) Le chroniqueur PRIMAT (*Historiens de la France*, t. XXIII, p. 57), raconte ainsi les derniers moments de saint Louis : « Et adoncques, il se sourdi contre son très noble Créateur et issi de son

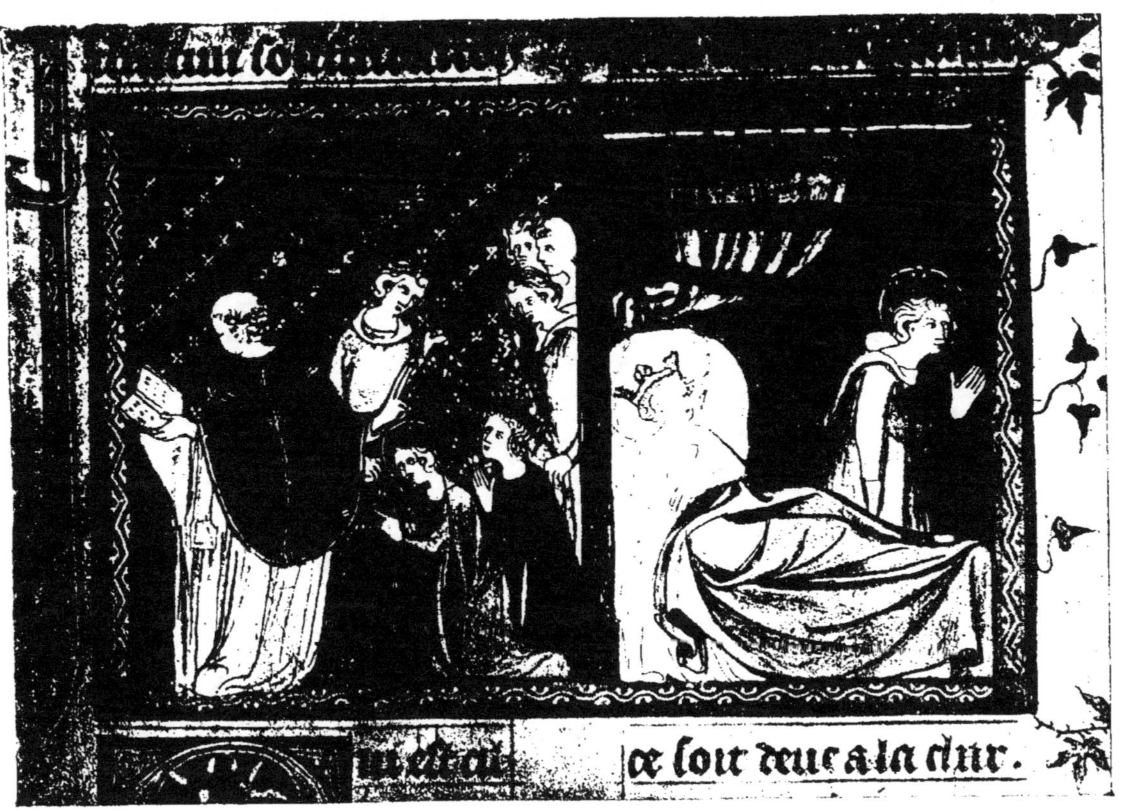
œ loit deue a la dur.

pris sur le fait, d'impureté, à Damiette, à être traîné par
sa complice à travers le camp, lié par la partie coupable,
s'il ne préférait abandonner son cheval et son armure.

Du Cange cite, à propos de délits de ce genre, des punitions où la nudité, étalée en public, joue invariablement
le principal rôle. Dans plusieurs poèmes, lais et légendes, on voit, du reste, de très grandes dames, des
reines même, s'exposer *nues*, certains jours de l'année,
à l'admiration de leurs grands vassaux, sur l'exprès commandement de leurs époux.

*
* *

Jusqu'à présent, nous n'avons parlé que de notre pays,
et encore sommes-nous resté volontairement très incomplet ; mais il s'en faut que cette coutume de coucher nu
soit spéciale à la France (1). S'il en était ainsi, on aurait

lit *et vesti sa chemise* et son mantel dessus, etc. » Le roi Louis IX ne
portait donc pas de chemise dans son lit, et il en revêtait une le jour.

(1) Il y a un récit d'About, à ce propos, tout à fait savoureux ; nous
craindrions de lui enlever de sa saveur en l'abrégeant : « Les
femmes turques dorment toutes coiffées, et les Grecques tout
habillées. Les Romaines, leurs maris, leurs enfants, dorment tout
nus. A Paris, il est malpropre de coucher avec des bas ; à Rome, il
est malpropre de garder la chemise. — Une dame française m'avait
chargé d'un petit cadeau pour sa sœur de lait, mariée à un serrurier
du Borgho. J'y vais le dimanche matin, vers sept heures. Je frappe :

vite fait, en dehors de chez nous, de crier à l'immoralité et au scandale.

En ouvrant le *Chef-d'œuvre d'un inconnu*, de Maître Mathanasius (édition de la Haye, en un seul volume, 1728), nous sommes justement tombé sur cette note piquante :

Il y a des pays où l'on couche avec la chemise, d'autres où on la quitte pendant la nuit, et où quelquefois même on ne la reprend point pendant le jour : c'est de cette manière qu'en usent plusieurs femmes allemandes en hiver, parce que la doublure de leurs habits est une peau de lapin velue et bien passée.

Autre anecdote, qui a pour héros le célèbre Frédéric Barberousse ; elle démontre une fois de plus que les grands événements sont bien plus souvent qu'on ne croit dûs aux petites causes.

L'histoire nous apprend que la ville de Fondi fut détruite et brûlée par le fameux corsaire Barberousse, furieux de n'avoir pu enlever la belle et spirituelle Julie Gonzaga, veuve de Vespasien Colonna, comtesse de Fondi, afin de l'offrir à Soliman II. Julie, surprise au milieu de

Chi é ? répond une voix d'homme. J'expose mon affaire. « Excusez-moi, répondit-il ; je ne suis pas habillé. — Qu'est-ce que cela me fait ? — Entrez alors. » J'entre. Il était nu comme un ver, et faisait de grandes révérences. Il me conduisit ainsi jusqu'à sa femme, qui était dans le même ajustement. Je lui remis la montre d'argent que j'avais pour elle. Elle poussa des cris de joie. A ce bruit, quatre oiseaux sans plumes se levèrent à mi-corps au-dessus d'un lit voisin. C'étaient les enfants de la maison ; deux garçons et deux filles *(Rome contemporaine*, Paris, 1861, in-8).

la nuit, et sauvée *toute nue* par un gentilhomme, que sa
jalouse et ingrate pudeur fit ensuite punir de mort, n'avait
eu le temps que de sauter par la fenêtre, de se jeter sur un
cheval et de gagner la montagne (1).

Le gentilhomme polonais Pasek, auteur de *Mémoires*
fort curieux, et qui fit partie d'une expédition contre les
Suédois, dans la première moitié du xvii° siècle (2), nous
conte, d'autre part, qu'il lui arriva de séjourner en Dane-
mark et d'y être logé chez les habitants du pays. Ce qui le
frappa beaucoup, dit-il, dans les coutumes de ses hôtes,
ce fut de voir les femmes *se mettre nues pour se coucher*,
même en présence des soldats étrangers qu'elles étaient
obligées de loger. Il dit que, dans son pays (en Pologne),
une femme mariée ne voudrait jamais se présenter dans
cet état, même devant son mari.

Après ce qu'on vient de lire, on ne sera pas surpris,
j'imagine, d'apprendre qu'en Abyssinie, pays de mœurs
primitives, le mari et la femme se couchent *avec une*

(1) VALERY, *Naples et ses environs.*

(2) Mais voici une anecdote qui se rapporte à un fait survenu au
xviii° siècle : Jean-Martin de la Colonie, général français, se trouvant, en 1702, aux environs de Baden, couché dans une chambre
d'auberge, il lui arriva l'aventure qu'il raconte en ces termes : « Un
mouvement qui se fit dans la couchette qui était auprès de la mienne
achève de m'ouvrir les yeux ; mais quelle fut ma surprise quand, au
lieu de bandits que je croyais trouver, j'aperçus deux jeunes filles
d'environ dix-huit à vingt ans, les plus charmantes que j'eusse vues.
Elles étaient toutes nues, et, suivant la coutume du pays, elles
avaient mis leurs chemises derrière le chevet de leur lit. » *Mémoires
de M. de La Colonie.* A Bruxelles, 1737. 2 vol. in-12 ; t. I, p. 155.

seule et même camisole pour deux, et dont chaque époux enfile une manche (1) !

Il convient d'ajouter que le fait s'est passé au commencement du siècle, dans le pays où règne aujourd'hui Ménélick ; depuis que ce souverain demi-civilisé dispose du pouvoir suprême, il se peut que cette coutume ait disparu.

.·.

Quoi qu'il en soit, il nous semble légitime de conclure que le costume du premier péché est encore le plus seyant, puisqu'on a eu tant de peine à s'accoutumer à ce vêtement dont nous ne saurions que difficilement nous passer aujourd'hui et que, dans notre langage, pourtant si riche en mots, nous n'avons pas su appeler autrement... qu'une chemise de nuit !

(1) FEUILLET DE CONCHES, *Souvenirs de première jeunesse d'un curieux septuagénaire*, p. 385.

LA TRAITE DES BLANCHES LÉGALE

(De Solon à Louis XV)

C'est à Solon qu'on doit l'institution de la prostitution légale, de la prostitution contrôlée, *patentée* par l'Etat.

L'illustre réformateur ayant fait acheter, pour le compte de la République, des esclaves asiatiques, les enferma, pour servir à la prostitution publique, dans des sortes d'établissements appelés *dictérions* (1), situés à Athènes dans les environs du port. Bientôt des dictérions libres vinrent faire concurrence aux dictérions municipaux, et de nombreux cabarets s'établirent, qui étaient autant de repaires pour la prostitution.

(1) Les dictérions étaient gérés au compte et bénéfice de l'Etat. La taxe exigée des clients variait entre 0,16 et 0,62 centimes. Dans les dictérions privés, le tarif allait jusqu'à un *stataire* d'or (environ 18 fr. 50 de notre monnaie).

A Rome, le *pretium stupri* était plus modique. Pétrone conduit au lupanar un de ses héros, qui acquitte le droit d'un *as*. Moyennant une demi-livre d'argent, on pouvait acheter une virginité (Cf. PASSIER, brochure citée plus loin).

Les dictérions étaient considérés comme lieux d'asiles et, par suite, reconnus inviolables : dans leur enceinte, l'homme marié ne pouvait être accusé d'adultère, le père ne pouvait aller chercher son fils, pas plus que le créancier y poursuivre son débiteur (1).

Dans sa sage prévoyance, Solon (2) avait-il entendu mettre le remède à côté du mal ? Était-ce par mesure d'hygiène qu'il avait fondé les premières maisons de tolérance qui nous soient connues ? Ceux qui soutiennent pareille opinion s'appuient sur cette phrase du philosophe Eubule : « C'est à ces belles filles que tu peux acheter du plaisir pour quelques écus *et cela sans le moindre danger.* » C'est peut-être aller un peu loin dans l'interprétation d'un texte de rédaction obscure ; en faudrait-il induire seulement que la prostitution clandestine ou libre n'était pas sans causer quelque désagrément à qui y avait recours ?

(1) Dᵣ Dupouy, *La Prostitution dans l'antiquité.*

(2) Nicandre, médecin grec, dit que Solon est le premier qui ait bâti un temple à Vénus populaire ; et le poète Philémon, pénétré de l'utilité de cette innovation, s'écrie avec l'accent de l'admiration et de la reconnaissance : « O Solon, tu as été vraiment le bienfaiteur du genre humain, car on dit que c'est toi qui a, le premier, pensé à une chose bien avantageuse au peuple, ou plutôt au salut public. Oui, c'est avec raison que je dis ceci, lorsque je considère notre ville pleine de jeunes gens au tempérament bouillant, et qui se porteraient à des excès intolérables. C'est pourquoi tu as acheté des femmes et tu les as placées en des lieux où, pourvues de tout ce qui leur est nécessaire, elles deviennent communes à tous ceux qui en veulent. » Sabatier, *Histoire de la législation sur les femmes publiques,* 1828.

On ne saurait prétendre, en tout cas, qu'on ne la favo-
risât en haut lieu.

Les courtisanes libres en Grèce étaient tenues, de même
qu'à Rome, de porter un costume spécial, qui les distin-
guât des femmes honnêtes. Ce costume était composé
d'étoffes bariolées, aux couleurs éclatantes, sur lesquelles
étaient appliqués des bouquets de fleurs. Leur coiffure ne
comportait qu'une guirlande de roses. Seules, les femmes
mariées portaient la tunique et le peplum en étoffe unie,
la couronne d'or et les bijoux (1). Les règlements de
police exigeaient, en outre, que leurs cheveux fussent
teints en jaune, couleur qu'elles obtenaient avec une
macération de safran ou d'autres plantes (2).

A Rome (3), les prostituées devaient se coiffer d'une
perruque blonde ou se faire teindre les cheveux en jaune ;

(1) Les Grecs furent les premiers à combattre la prostitution, en
défendant aux courtisanes de porter des bijoux et de l'or dans les
rues ; elles étaient obligées de les faire porter publiquement par
leurs servantes, sans pouvoir s'en parer elles-mêmes (*Intermédiaire
des Chercheurs*, 1888).

(2) *La Prostitution dans l'antiquité.*

(3) A Rome, les maisons de débauche portaient le nom de *lupanars*. L'étymologie de ce nom prenait sa source dans la fable de
l'allaitement de Romulus et Rémus par une louve. Cette louve était
Accia Laurentia, femme du berger qui recueillit les deux enfants
exposés sur le bord du Tibre, et à qui la beauté de ses formes et
la voracité connue de son appétit charnel avaient attiré cette qua-
lification de la part de ses voisins. Les femmes publiques furent appelées louves, *lupæ*, et leurs demeures, *lupanaria*. Leurs chambres
étaient ordinairement construites sous terre et voûtées, *fornix*, d'où
est dérivé le mot *fornication* (SABATIER, *op. cit.*).

dans les rues, elles cachaient leur chevelure sous une espèce de capuchon, le *palliolum*. Au théâtre, au cirque
ou dans les réunions publiques, elles portaient une coiffure qui servait à les faire reconnaître : la mitre, la
nymbe ou la tiare, à leur choix, avec des fleurs et quelquefois une parure d'or ou des pierreries. La mitre, moins
coupée que celle de nos prélats, était, comme celle-ci,
ornée de deux pendants qu'elles ramenaient sur les joues.
Elles devaient avoir les pieds chaussés de sandales, les
brodequins étant réservés aux matrones (1).

Un arrêt de Domitien interdit aux prostituées de se
promener dans les rues en litière : on avait remarqué que
ce véhicule était devenu une alcôve ambulante, où la
courtisane se livrait, tous rideaux tirés, à ses amants de
passage ; l'arrêt de l'empereur était pour mettre un terme
à cet abus.

Des règlements de police imposèrent un vêtement par-

(1) Un écrivain latin, Nonnius, rapporte que les prostituées ont
d'abord usé de vêtements plus courts que les femmes honnêtes et
qu'ensuite elles se revêtirent de la toge : *Sumpsisti virilem togam quam
statim muliebrem reddidisti* (CICÉRON, *Philipp.*, II).

La toge était imposée aux femmes convaincues d'adultère, afin
qu'on pût les distinguer des chastes matrones, qui portaient une
longue tunique ou *stola* (V. MARTIAL, I, II et X). Est-ce en souvenir
de cet usage, écrit M. Ulysse ROBERT (*Des signes d'infamie au Moyen
Age*), que les filles publiques furent, au Moyen Age, astreintes, elles
aussi, à porter des vêtements et des signes pouvant les faire reconnaître, ou voulut-on les assimiler aux lépreux et montrer ainsi que
leur contact n'était pas sans danger ? Cette dernière hypothèse nous
paraît, comme à M. Robert, la plus vraisemblable.

ticulier aux femmes qui faisaient commerce de leur corps :
à la place de la *stole* des matrones, qui retombait jusque
sur les pieds, les filles publiques furent astreintes à porter la tunique courte et une toge ouverte par devant : d'où
leur nom de *togatæ*. A une époque elles se vêtirent — oh
si peu ! — de robes de soie transparentes, à l'exemple des
courtisanes asiatiques, qui avaient mis à la mode ce costume séduisant, mais peu décent.

Les honnêtes femmes portaient des souliers blancs ; les
autres adoptèrent la couleur rouge pour leurs chaussures,
jusqu'au jour où l'empereur Aurélien décréta qu'il se réservait cette couleur, imitant en cela les anciens rois
d'Albe.

Pendant longtemps, les femmes vertueuses se distin-
guèrent par un turban assez large, qu'elles tressaient dans
la chevelure et avec les extrémités duquel on formait quelques nœuds.

*
* *

Pour exercer leur profession, les courtisanes romaines
étaient tenues d'en faire la déclaration devant les autorités ; on vit alors des femmes du plus haut rang se soumettre à cette formalité, pour pouvoir se livrer en toute
sécurité à la plus crapuleuse débauche. Un décret du
Sénat fut rendu, pour interdire aux femmes, dont le père,

l'aïeul ou le mari avait fait partie de l'ordre des chevaliers, de se livrer à la prostitution. Celles qui se rendaient coupables d'une infraction à la loi, étaient reléguées dans une île lointaine.

Les divers empereurs qui se succédèrent au pouvoir rendirent les édits les plus sévères, tout en offrant eux-mêmes l'exemple de la luxure la plus effrénée : c'est ainsi qu'Auguste donna un repas, où les convives étaient vêtus en dieux ou déesses et où il jouait le rôle d'Apollon; on devine les orgies qui s'en suivirent (1).

Tibère passait la nuit à boire, servi par des filles nues, dans la maison du sénateur que, le matin même, il avait accablé de reproches (2).

Caligula qui, le premier, imposa la prostitution et soumit à la taxe les filles publiques, selon le prix qu'on attachait à leurs faveurs, donna l'exemple des pires infamies : c'est ce monstre qui viola Drusille, l'une de ses sœurs, eut un commerce criminel avec ses autres filles, exhibait sa femme nue devant ses amis et déshonorait les dames les plus distinguées de Rome, sous les yeux même de leurs maris (3).

Domitien, qui avait défendu aux prostituées l'usage de la litière, vivait publiquement avec la fille de son frère (4). Ces fous couronnés, se parant des dehors de la vertu, af-

<hr>

(1) Suétone, *Vie d'Auguste*, c. LXIX et suiv.
(2) Suétone, *Vie de Tibère*, c. XXXV, XLII et suiv.
(3) Sabatier, *op. cit.*, p. 62-63.
(4) Suétone, c. VIII et XXII.

fectaient de réprimer avec sévérité les moindres atteintes aux mœurs, alors qu'ils se livraient aux plus honteuses dépravations.

Mais ce sont là faits connus et sur lesquels il serait superflu d'insister.

*
* *

Pendant plus de cinq siècles que dura la domination romaine sur les Gaules, les règlements sur la prostitution restèrent en vigueur ; même après la chute de l'empire, ces lois subsistaient encore et étaient appliquées dans tout l'Occident.

Les Goths montrèrent, dans leur *Code Alaric*, une sévérité qu'on ne trouverait même point dans les lois romaines (1).

« Toute fille ou femme mariée, qui était reconnue se livrer au métier de la prostitution, devait être arrêtée, condamnée à recevoir trois cents coups de fouet et bannie à perpétuité. Si elle reparaissait dans la cité, et

(1) Cependant les Romains condamnaient la femme adultère à se prostituer dans un lieu de débauche. Cette coutume immorale, abolie par l'Empereur Théodose, a été conservée par les Africains d'Alger : dans ce pays, il y a une ferme de femmes publiques, comme ailleurs il existe une ferme de jeux. Lorsqu'une femme mariée manque à ses devoirs, le *mezouard* ou fermier s'en empare et la livre à qui se présente (SABATIER, *op. cit.*, p. 80).

qu'elle tînt la même conduite, on lui appliquait de nouveau trois cents coups de fouet, et on la mettait en service chez quelque personne pauvre, avec défense de paraître aux yeux du public.

« Les pères et mères qui souffraient ce mauvais commerce de la part de leurs filles pour en tirer leur subsistance étaient punis de cent coups de fouet.

« Les filles ou femmes esclaves qui se prostituaient, étaient condamnées à trois cents coups de fouet, et il était fait défense au maître de les laisser rentrer dans la ville ; leur négligence à cet égard leur faisait encourir la peine de cinquante coups de fouet, et les esclaves étaient adjugés aux pauvres.

« Lorsqu'il était prouvé qu'elles s'étaient prostituées pour le profit du maître, celui-ci subissait le même châtiment auquel elles étaient soumises.

« Le juge coupable de dissimulation, faiblesse ou connivence, encourait le fouet et l'amende (1). »

Charlemagne voulut, à son tour, réformer l'état social et améliorer les mœurs ; le premier monument de la législation française contre la débauche publique émane du grand Empereur.

Un capitulaire de l'an 800 prononça la peine du fouet contre les prostituées, et pour empêcher ses sujets de leur donner asile, il décréta que le maître de maison chez qui on trouverait une femme de mauvaise vie, serait con-

(1) *Leg. Visigoth*, 17e lib., titre IV.

damné *à la porter sur ses épaules jusqu'à la place du marché ;* qu'en cas de refus, il y serait conduit lui-même et fustigé avec elle.

On attachait les coupables à un poteau ; on les plaçait quelquefois dans une position très douloureuse et dans cet état ils subissaient leur peine (1).

Par un autre capitulaire, les fermiers d'un libertinage scandaleux furent condamnés à parcourir pendant quarante jours les campagnes, nus de la tête à la ceinture, ayant sur le front un écriteau qui énonçait la cause de la condamnation (2).

Déjà, à cette époque, les filles publiques formaient une corporation (3), qui avait ses règlements, ses coutumes, ses privilèges. Tous les ans, elles célébraient la fête de leur patronne, sainte Madeleine (4), et faisaient à cette occasion une procession solennelle.

Elles étaient confinées dans des lieux spéciaux qu'on appelait *bordeaux* ou *clapiers ;* ceux qui tenaient ces établissements furent désignés sous le nom de *maquereaux* et *maquerelles.*

(1) BALUZE, *Capitul. de Minister palat.*, t. I, pp. 342 et seq., éd. de 1780 ; DU CANGE, *Dissertation sur Joinville,* verbo *Cippus.*

(2) BALUZE, *Capitul*, t. II, col. 1198 et 1563.

(3) Cf. DULAURE, *Des Divinités génératrices.* p. 280.

(4) V. BROC DE SEGANGE, *Les Saints patrons de corporations ;* et DUROUR, *Histoire de la Prostitution,* t. III, pp. 410-411.

.·.

Ces termes de *bordeau*, *bordel*, *maquereau*, etc., aujourd'hui passés dans le langage le plus trivial, ont été longtemps usités dans les actes législatifs et judiciaires, aussi bien que dans les livres et dans la langue usuelle ; c'est pourquoi nous ne croyons pas oiseux de nous expliquer, l'occasion s'en offrant, sur l'étymologie probable de ces différents mots.

Le mot ancien *bordeau*, dont on a fait *bordel*, fut composé, selon quelques auteurs, des deux mots *bord* et *eau*, parce que les lieux de débauche furent d'abord situés au bord des fleuves ou rivières (1).

D'autres disent qu'il vient du mot saxon *bord*, que les Français avaient conservé, et qui signifie loge ou maisonnette ; ce qui indiquerait la petitesse des repaires de la débauche, qui étaient sous ce rapport une imitation des lieux voûtés qu'habitaient les courtisanes de Rome. On les appela *clapiers*, par allusion à ces trous souterrains où se cachent et nichent les lapins (2).

Quant au mot *maquereau*, les uns croient qu'il vient de l'hébreu *machar*, qui signifie vendre, parce que c'est

(1) Bouchet, *Biblioth. du Droit français*, t. I, p. 382.
(2) *Traité des coutumes anglo-normandes*, t. I, pp. 18 et 19 ; Des-essarts, *Dictionnaire de police*, verbo Femme, p. 580.

le métier de ces sortes de gens de vendre les faveurs des filles qu'ils ont l'art de séduire. Il en est d'autres qui le dérivent d'*aquarius* ou d'*aquariolus*, parce que, chez les Romains, les porteurs d'eau se mêlaient communément des intrigues de la débauche, et en étaient les messagers les moins suspects, par l'entrée qu'ils avaient dans les maisons des particuliers et dans les bains publics. Ceux qui sont pour cette étymologie prétendent que d'*aquariolus* nous avons fait, en y ajoutant la lettre *m*, *maquariolus*, et que de là s'est formé le nom de *maquereau*.

Il en est enfin qui le tirent d'un autre mot latin *macalarellus*, parce que, dans les anciennes comédies, à Rome, les proxénètes de la débauche portaient des habits bigarrés ; et ils étayent leur opinion sur ce que ce nom n'a été donné à l'un de nos poissons de mer, que parce qu'il est mélangé de plusieurs couleurs sur le dos (1).

*
* *

Le mot *garce* qui n'est, après tout, que le féminin de *gars* ou de *garçon*, s'emploie encore quelquefois, en pays berrichon et ailleurs, dans le sens honnête de *jeune fille*.

Cette défaveur du mot *garce* doit nous rappeler qu'au Moyen Age, le terme *garçon* fut pendant longtemps pris

(1) DESESSARTS, *idem*, p. 581 ; *Chronique médicale*, 1902, p. 365.

en très mauvaise part ; il avait alors, au masculin, une signification non moins injurieuse que celle que l'on donne aujourd'hui à son féminin *garce*. La réhabilitation de *garçon* ne date guère que de la fin du xvi° siècle (1).

Les étymologistes ont savamment disserté sur l'origine du mot *pute*. Pour certains d'entre eux, *pute* est le même mot que le sanscrit *poutri*, qui signifie *fille*. Le diminutif en serait *puella* ou *pucella* et le péjoratif, si on peut ainsi s'exprimer, *putana*, qui est le mot italien, d'où est dérivé notre terme français. Les philologues nous réservent de ces surprises : *pute* et *pucelle* ayant le même radical, de même que *purus* et *purificare* ! Ne semblerait-il pas plus admissible que le mot en question dérivât de *putere* (in-fecter) ?

Il est à noter cependant qu'il n'a été pris en mauvaise part qu'assez tardivement. Quand un Suisse disait à Mlle de Fontanges : « Vous pouvez entrer ; je sais que vous êtes la putain du Roi », il n'avait pas l'intention de l'offenser. C'est, en effet, sous le règne de Louis XIV que le mot paraît s'être introduit dans la langue, par effraction. Scarron met dans la bouche de Jupiter, parlant à Vénus :

> Il lui dit : petite putine !
> (Du depuis on a dit putain)
> Car notre langue se raffine
> Et toujours se raffinera,
> Tant que françois on parlera (2).

(1) LAISNEL DE LA SALLE. *Croyances et Légendes du centre de la France*, t. II.
(2) *Intermédiaire*, 25 juillet 1886.

A peu près de la même époque daterait le mot de *pier-reuse*. Les carrières servaient alors de refuge aux filles, qui pullulaient, comme de nos jours, dans le faubourg Montmartre et aussi dans le faubourg Saint-Jacques. Le qualificatif argotique de *pierreuses* leur en resta (1).

* *

Puisque nous en sommes sur ce chapitre, voulez-vous nous permettre de vider tout notre sac ? Il est une expression souvent employée et qui a presque droit de cité dans la langue courante : c'est celle de *paillard* ou *paillarde*, appliquée à un homme ou une femme débauchés. En connaissez-vous l'origine ? Hasardons-en, du moins, une explication.

Par une tradition, qui sans doute remontait à la Rome des premiers temps, une couronne de paille, suspendue à la porte des maisons de débauche, leur servit longtemps d'enseigne ; on appelait même, en signe de mépris, les prostituées, des *paillères*.

Ce fut donc, dans l'opinion populaire, un moyen très énergique de reprocher à une fille son inconduite que de répandre de la paille (2) à la porte de sa maison et d'en

(1) Ed. Fournier, *Variétés historiques et littéraires*, t. III, p. 78 (n.).

(2) Quand une sentence de l'Officialité obligeait de faire bénir des

joncher le chemin qu'elle devait suivre pour aller recevoir la bénédiction nuptiale.

Dans l'intérêt des mœurs, le clergé avait même cru, en Allemagne, devoir entrer dans ces idées ; il obligeait les fiancées, dont les désordres avaient été publics, à se noter elles-mêmes d'infamie, en portant, au lieu de fleurs, une couronne de paille.

C'est sans doute aussi par une plaisante allusion aux anciens usages des filles de joie que, dans plusieurs de nos provinces, on attache encore maintenant un bouchon de paille aux bêtes que l'on mène à la foire (1).

Les premières maisons de débauche se donnaient pour des cabarets, et un bouchon de feuilles vertes leur servait d'enseigne. Quand la litière de paille, qu'on y avait d'abord grossièrement étendue, eut été remplacée par des jonchées de laurier, le maître annonça son commerce, en suspendant une branche de laurier à la porte.

> Ce malheur est venu à quelques jeunes veaux
> Qui mettent à l'encan l'honneur dans les bordeaux
> Et ravalant Phœbus, les Muses et la Grâce,
> Font un bouchon à vin du laurier du Parnasse,

rapports de concubinage devenus un objet de scandale, les condamnés se mariaient à l'église Sainte-Marine, la paroisse des prostituées, avec un anneau de paille, et si ce n'était pas une mordante allusion à la litière dont les maisons de débauche étaient garnies, qu'il leur fallait accepter à titre de pénitence publique, au moins n'était ce pas un emblème de la solidité et de la perpétuité du lien qu'ils allaient contracter.

(1) EDELESTAND DU MÉRIL, *Études sur quelques points d'archéologie et d'histoire littéraire.*

a dit Régnier (1), qui savait pertinemment ces sortes de choses. Les lieux de prostitution en reçurent même le nom de *Laures* (2), qu'ils conservent encore dans l'argot. C'est par allusion à cet usage que Brantôme (3) disait d'une de ses héroïnes : « Elle vouloit encore *fringuer sur les lauriers* ; » et qu'on chante dans une ronde, très populaire parmi les enfants, en Normandie :

Nous n'irons plus au bois, les lauriers sont coupés (4)...

*
* *

Mais poursuivons cette digression philologique.

Au Moyen Age, la ville de Lyon avait sa *chasse à Ribauds* ; ce que nous allons en dire n'est que pour faire connaître les principales acceptions du mot *ribaud*.

On donnait, à Lyon, le nom de *Chasse-ribauds* à une

(1) Satire IV.
(2) V. Francisque Michel, *Dictionnaire d'argot*, p. 245.
(3) *Des Dames galantes*, IVe discours.
(4 Naguère encore, en Lorraine, pour célébrer le retour du mois de mai, certainement par un souvenir plus ou moins vague des anciennes fêtes florales, les fêtes les plus impudiques de l'Antiquité classique, les jeunes gens attachaient à leur chapeau une petite branche de laurier ou de romarin (Richard, *Traditions*, p. 174). Cf. Edelestand du Méril, *loc. cit.*

espèce de couvre-feu ou de retraite, que la trompette sonnait, tous les soirs, du haut des tours de Notre-Dame de Fourvière. Aussitôt que ce signal avait retenti, les *ribauds* et malandrins de toute espèce devaient vider les brelans et autres maisons mal famées ; sinon, le *roi des ribauds* les faisait saisir par ses estafiers et conduire en lieu sûr.

Ce même *Roi des ribauds* avait une manière fort originale de procéder à l'arrestation des filles de joie qui s'éloignaient du quartier qu'il leur avait assigné : il lançait sur les délinquantes un immense épervier et les remorquait, enveloppées du filet, jusqu'au cloître Saint-Jean (1).

.·.

C'est sous le roi Philippe II (Philippe-Auguste) (2) qu'avait été créé un corps franc, dont les soldats (*Ribauldr*,

(1) PARADIN, *Histoire de Lyon* ; Aimé GUILLON, *Lyon tel qu'il était et tel qu'il est* (Cf. LAISNEL DE LA SALLE, *op. cit.*).

(2) À vrai dire, l'usage de faire suivre l'armée en campagne d'une troupe, on devrait plutôt dire d'un troupeau de filles de joie, remonte à la plus haute antiquité : Darius et Alexandre ne se faisaient-ils pas suivre d'un nombre considérable de femmes, pour satisfaire à leurs plaisirs ? Les *Mémoires sur l'ancienne chevalerie* mentionnent la même particularité au Moyen Age.

Quant à celles suivant la Cour, les Comptes de la Chambre aux deniers, de 1469-1470, contiennent la note suivante : « A lui (au Roi) encore ledit jour (4 mai 1470), baillé par G^{me} Graffort, archier de sa garde pour donner aux *fillettes de joye* suivant la court pour

Ribauds, Ribaldi), plus audacieux que les autres, s'étaient rendus presque célèbres par leur hardiesse autant que par leur libertinage ; la vie licencieuse qu'ils menaient ne tarda pas à leur conquérir une réputation de débauche, qui fut désormais le synonyme de leur nom.

Réunis en corporation, et suivant en cela l'usage adopté par maintes sociétés, telles que celles des ménétriers, des merciers, etc., les Ribauds décernèrent à leur chef une royauté éphémère, en lui donnant le titre de *roi des Ribaulx*.

La Cour elle-même ne tarda pas à s'y associer, en créant une charge publique, qui avait pour objet la surveillance des tavernes et maisons de débauche tirant un tribut des *logis de bourdeaulx et des femmes bourdelières*, surtout pendant les voyages de la famille royale, autour de laquelle voltigeait un essaim de gentilshommes et de filles de joie, autorisés à la suivre.

Au nombre des étranges prérogatives du roi des Ribauds (1), figurait celle de prélever cinq sols parisis sur

leur may (les étrennes se donnaient au 1ᵉʳ mai) dix escus treize livres, 15 s. t. ».

(1) Il existe, aux archives de la ville de Douai, un cartulaire, dans lequel se trouve une ordonnance des échevins de cette ville, datée de l'an 1242, portant que « les jeux de dés, brelenq, boules et autres, étant interdits au *roi des ribauds*, il percevra à l'avenir, sur chaque femme de folle vie demeurant à Douai, en estuves ou en bourdel, pour bienvenue, pour la première fois, deux gros ; sur chacune de ces femmes, par mois, un gros ; si elles changent de maison en ville, un gros ; sur chaque individu tenant hostel ou bouticle, hébergeant

chaque femme convaincue d'adultère et d'obliger les filles de joie à *faire son lit* pendant tout le cours du mois de mai, c'est-à-dire à l'époque du renouveau, qui annonçait le retour du printemps et des plaisirs amoureux.

Le roi des Ribauds eut le chagrin, à l'avènement de François Ier, de voir le reste de sa vieille suprématie, celle qu'il exerçait sur les prostituées suivant la Cour, passer entre les mains d'une *Dame des filles de joie* (1). ce qui fit tomber son sceptre en quenouille (2).

Les ordonnances de saint Louis n'avaient autorisé dans l'Université que deux asiles de ribaudes : l'Abreuvoir-

ou soutenant telles femmes de folle vie, un gros chaque mois ; sur chaque femme d'estuve ou de bourdel à la Saint-Pierre, un gros, et à la fête de Saint-Remy, un gros ; sur les femmes mariées, filles ou meskines, qui mésuseront de leur corps, le dit Roi pourra prendre à son profit le mantel ou caperon. Il pourra prendre aussi, à son profit, l'habit du ladre venant habiter la ville sans permission ». *Intermédiaire*, 1878, p. 109.

(1) Le registre de l'Épargne, de François II, pour l'année 1560, contient les dépenses faites par les joyeuses filles, *entretenues traditionnellement à la Cour*, entre autres celles relatives à Jehanne Lignière, *dame des filles de joye suivant la Cour*, chargée de départir la somme de 40 livres tournois « pour les estrennes du 1er jour de may ». La coutume de donner des étrennes au 1er mai durait donc encore dans la seconde moitié du XVIe siècle. (Cf. *Intermédiaire*, 10 mars 1886).

(2) V. la curieuse dissertation du bibliophile Jacob : *Le Roi des*

Mâcon et Froidmantel, près le clos Bruneau ; mais Guillot a signalé six ou sept rues où s'exerçait ouvertement la prostitution, et les écrivains du même temps, Jacques de Vitry (1) entre autres, assurent que chaque maison du quartier des Écoles contenait au moins un mauvais lieu (2).

Il paraît ressortir de l'esprit des ordonnances de saint Louis, que toute femme était libre de son corps et pouvait en faire trafic (3) à son gré, pourvu qu'elle ne s'abandon-

Ribauds, histoire du temps de Louis XII, 2 vol. in-8 ; Paris, 1831 ; Dufour, *Histoire de la Prostitution*, t. IV, c. VIII.

(1) Dès le XIe siècle, ainsi qu'en témoigne Jacques de Vitry (historien et prélat français, mort en 1240) dans son *Historia Occidentalis*, (chap. I et VII), Paris était infesté de « filles publiques, partout errantes par les rues et les places de la cité, provoquant les clercs à leur passage et les entraînant comme par violence dans leurs lupanars publics... Dans la même maison on trouve des écoles en haut et des lupanars en bas ; et tandis que d'un côté, on entend les filles se quereller avec leurs amants, de l'autre, retentissent les savantes argumentations des écoliers. La ville la plus fidèle n'est plus qu'une prostituée. » Paxsier, *op. cit.*, p. 10.

(2) Sur la topographie des mauvais lieux, dans le Paris d'autrefois, consulter Dufour, *Histoire de la Prostitution*, t. IV, c. X et XI.

(3) Si nous ne sommes pas renseigné sur le *tarif* des prostituées du Moyen Age, nous avons quelques indications sur ce que payaient de loyer les filles faisant métier de leur corps.

Une maison de la rue Saint-André-des-Arcs est louée à une « femme amoureuse », moyennant 194 francs. Ce devait être quelque hétaïre en renom. Peut-être aussi ce loyer était-il celui d'une collectivité ?

Quarante-cinq ans auparavant, une autre « femme amoureuse » ne payait, dans la même rue, que 52 francs de loyer ; une partie de maison, rue de la Harpe, affectée, suivant les termes du contrat, à l'usage analogue de *chambrettes à fillettes*, ne rapportait annuelle-

nât au péché que dans les *anciens bordeaulx et rues à ce ordonnées d'ancienneté*.

On réglementa plus tard les heures d'entrée et de sortie dans ces clapiers, mais les femmes qui s'y rendaient ne furent soumises, pense-t-on, à aucune inscription.

En 1226, Guillaume III, évêque de Paris, en ayant converti plusieurs, les réunit dans un hôpital, que saint Louis fit bâtir à cet effet. Ce prince fit placer, au dire de Joinville, *grant multitude de femmes en l'ostel qui, par povreté, étaient mises en péchié de luxure et leur donna quatre cens livres de rente pour elles soutenir*. On appela cet hôpital la maison des *Filles-Dieu*.

Le saint Roi ne s'en tint pas à cette mesure. Consultant son amour pour le bien public et la ferveur de son zèle pour la religion, plutôt que l'expérience, il conçut le même dessein que Charlemagne : il voulut anéantir le fléau de la débauche ; en 1254, il rendit une ordonnance, portant que toutes les femmes et filles publiques seraient chassées, tant des villes que des villages ; qu'après qu'elles auraient été averties et qu'on leur aurait fait défense de continuer leur mauvais commerce, en cas de contravention, leurs biens seraient saisis par l'autorité du juge des lieux, ou livrés au premier occupant ; que même elles seraient dépouillées.

Il était fait, en outre, défense à toutes personnes, de leur

ment que 8 fr. 50 ; ce qui paraît correspondre, sous Charles VII, à une prostitution d'ordre assez inférieur. (Cf. d'Avenel, *La fortune privée à travers sept siècles*).

louer aucuns lieux, à peine de confiscation des maisons (1).

Lors de la croisade de 1270, les gens du roi, après la prise de Damiette, établirent, dans le camp même et près du pavillon royal, des lieux de débauche dont ils tiraient profit (2). Saint Louis chassa un grand nombre des gens de sa cour, coupables de cette infamie.

Les désordres qui s'accrurent avec autant de violence

(1) L'interdiction ne s'appliquait probablement pas à ceux qui étaient chargés de faire respecter la loi, car on assure que messieurs du Parlement, juges et avocats, louaient leurs propres maisons *ad tenenda lupanaria*. Contre cet abus s'élèvent avec force les libres prêcheurs du Moyen Age : Messier, Pépin, Maillard ; tous sont de l'avis de Menot, le plus hardi et le plus franc dans ses indiscrétions. Ecoutez ce que dit ce dernier de messieurs du Parlement : « Que ma voix s'élève contre nos seigneurs du Parlement, *dominos Parlamenti*, qui louent leurs maisons aux lénons, aux ruphiens et *meretricibus*, pour en faire des *lupanars*, et ainsi ils favorisent ce qu'ils devaient punir et *louent plains bordeaulx*. Vela bel honneur pour gens de judicature, *facere talia peccata !* » MÉRAY, *La Vie au temps des Libres Prêcheurs*, t. II, p. 196.

(2) A l'époque la plus scandaleuse de l'histoire de la Babylonie et de la Syrie, on taxait la corruption, et cet argent impur était attribué au service des temples ou employé en offrandes.

L'Eglise, d'ailleurs, toléra longtemps le voisinage des maisons de débauche : il fut dit, au xv siècle, que la paroisse Saint-Merri avait intérêt que les bordeaux demeurassent dans les maisons l'avoisinant, *car ainsy ses rentes en valaient mieux*.

Dans une étude fort piquante, *Les Maisons*, parue dernièrement à Rio-de-Janeiro, M. Ferrera da Rosa donne la vue d'une rue de Rio, où toutes les maisons sont des lieux mal famés, loués à des proxénètes par un *ordre religieux* très riche, qui en tire de gros bénéfices, tout en feignant d'ignorer à quel usage elles sont affectées.

que de rapidité dans les maisons de débauche, les firent défendre dans le ressort du Parlement de Paris (1272).

. .

L'idée de « parquer » les prostituées dans des quartiers spéciaux remonte à une date lointaine : dès le commencement du XIIe siècle, Guillaume VII, duc d'Aquitaine et comte de Poitou, avait fait construire, dans la petite ville de Niort, un bâtiment semblable à un monastère, où il recueillait toutes les prostituées. Il voulut en faire une *abbaye* de femmes débauchées. Il y créa des dignités d'abbesse (1), de prieure et autres, dont il gratifia les plus distinguées dans leur commerce infâme.

Depuis longtemps, il existait pareillement à Toulouse un lieu de débauche fameux, auquel plusieurs de nos rois

---

(1) À Nîmes, il y avait une gouvernante ou maîtresse générale des b...., que les ordonnances appellent *abbatissa* (abbesse). Chaque année, le jour de l'Ascension, les consuls lui offraient un cadeau, appelé *osculum et fogassia*. En 1399, l'abbesse reçut pour dix sols tournois de vin.

À Orange, comme à Beaucaire, il y avait une abbesse ou *baylone*. À Beaucaire, elle était soumise à une singulière interdiction : elle ne pouvait coucher plus d'une nuit avec le même individu. En 1414, l'abbesse de Beaucaire, une nommée Marguerite, ayant couché dix nuits de suite avec un de ses clients ou amoureux, dut payer au châtelain une amende de dix sols tournois (PASSIER. *op. cit.*, p. 251).

concédèrent des privilèges : il portait, lui aussi, le nom d'*abbaye*. Charles VI donna en sa faveur des lettres, dont l'une d'elles débute ainsi : « Oye la supplication qui faite nous a esté de la part des filles de joye du bordel de Toulouse, dit *grant abbaye*, etc. » Puis il était ordonné au sénéchal et viguier de Toulouse et autres officiers, de « faire, les dites suppliantes, et celles qui, au temps à venir, seront ou demeureront en l'*abbaye* susdite, *jouir et user paisiblement et perpétuellement, sans les molester ou souffrir être molestées, ores ne pour le temps à venir* ».

Ces lettres sont du mois de décembre 1389.

En 1424, Charles VII accordait des lettres de sauvegarde en faveur de la même maison de la *grant abbaye*, occupée par des femmes publiques, à la demande des Capitouls et du syndic de la ville.

« On voit, par ces lettres », disent les historiens du Languedoc, « que la ville de Toulouse retirait quelque profit de ce lieu de prostitution (1), tant on était, en ce

(1) On lit, dans les *Annales de Toulouse*, de la FAILLE, 1687, in-fol., p. 189 : « Cette année (1424), sur ce qu'on insultait souvent cette maison (la *Grande Abbaye*), en sorte que la ville était privée de ce revenu, les Capitouls s'adressèrent au roi pour le supplier de mettre ce lieu sous sa protection et sauvegarde. »

Charles VII fit droit à la requête des Capitouls, par lettres patentes données au mois de février 1424, dans lesquelles il leur permet de rétablir le bon ordre et la perception régulière d'un impôt sur cette maison de prostitution (*Intermédiaire*, 1877, p. 526).

A Orange, les maisons publiques étaient, vers la fin du xve siècle, en

temps-là, peu réservé à garder du moins les bienséances. »

Une ordonnance de Charles VI avait réglé la marque que les filles de joie de Toulouse devaient porter. Elle fut rendue lors du voyage du roi dans cette ville. Jusque-là, elles avaient été contraintes, par les magistrats de Toulouse, de porter « certains chaperons et cordons blancs » ; ce qui naturellement leur était fort désobligeant, à cause « des injures et vitupères » que leur attiraient ces insignes.

Elles supplièrent donc le roi de les autoriser à se vêtir selon leur plaisir. Il feignit d'y consentir et accorda aux filles de la *Grande abbaye* de porter telles robes et chaperons qu'il leur plairait ; seulement, il leur prescrivit d'avoir « entour de leur bras » une « ensaingne ou différence d'un jaretier en lisière de drap d'autre couleur que la robe, qu'ils auront vestue ou vestiront... (1) ».

régie municipale ; comme à Athènes, la ville avait acheté et meublé une maison qui était gérée à son profit. Il en était de même à Apt.

Les maisons publiques sont actuellement encore une somme de revenus pour les municipalités, dans certaines villes. P. Pansier a fait cette remarque qu'à Avignon, par exemple, en 1898, le budget de la ville porte, en recettes : *Droit de visite des filles soumises*, 5.500 frs. ; en dépenses : *Indemnités aux médecins chargés du service sanitaire*, 1.500 francs. C'est donc 4.000 francs de bénéfices que la ville d'Avignon a prélevés cette année-là. Cet impôt est au moins aussi immoral que celui prélevé sur le jeu ; encore l'argent du pari mutuel sert-il, en définitive, à des œuvres de bienfaisance.

(1) U. ROBERT, *Les signes d'infamie au Moyen Age*, p. 179.

*
* *

Il y avait longtemps qu'on s'était préoccupé de désigner
à l'attention publique les femmes qui se livraient à la prostitution, non seulement en fondant dans chaque grande
cité une sorte de quartier général de la débauche, mais en
imposant à celles qui faisaient commerce charnel une livrée particulière.

Pour établir une distinction entre honnêtes femmes
et filles publiques, Louis VIII avait défendu à celles-ci
de porter certains ajustements, et spécialement des cein-
tures dorées (1). On ne tint point la main à l'exécution de ce règlement, et tout alla comme avant qu'on l'eût
publié. Les honnêtes femmes s'en consolèrent par le témoignage de leur conscience et c'est de là qu'est venu le

(1) La ceinture dorée, d'après M. Ulysse Robert, n'était pas un
signe ; c'était une parure que prirent *d'elles-mêmes* les filles publiques ;
on ne la leur imposa pas.

Pour la France, le premier texte qui soit relatif au port d'un costume spécial aux prostituées est l'extrait des statuts de Marseille, de
1265, *de meretricibus.* Il leur fut défendu de porter certains vêtements et des fourrures et on leur enjoignit d'avoir un manteau rayé,
sans attaches. Ce n'est que plus tard que l'on exigea d'elles des
signes plus apparents et plus caractéristiques ; ce furent des galons,
appelés quelquefois jarretières, et les aiguillettes (U. ROBERT, *Les
signes d'infamie au Moyen Age.* pp. 176-177).

proverbe : *Bonne renommée vaut mieux que ceinture dorée.*

Soit que les règlements restassent lettre morte, soit que l'autorité se relàchât de ses rigueurs, les prostituées se remettaient de temps à autre à porter les mêmes parures que les honnêtes femmes (1). On renouvela les défenses qui leur avaient été faites de porter ces sortes d'habits et d'ornements ; on chercha à les couvrir d'opprobre, à les flétrir par toutes les marques d'ignominie possibles.

Une ordonnance du prévôt (2) de Paris, de l'année 1360, fit défense à toutes filles et femmes de mauvaise vie et

---

(1) Les « filles de joie » avaient tenté, à maintes reprises, de se donner en public l'extérieur et de prendre les vêtements des femmes de la noblesse ou de la bourgeoisie. Plusieurs édits, aux xive et xve siècles, avaient dû leur interdire, sous peine de la prison et de la confiscation des vêtements, de porter la ceinture dorée qui était alors considérée comme un insigne honorable.

Dans les Comptes de la Prévôté de Paris, il est souvent fait mention de ces rigueurs : à la date de 1459, à l'article *forfaitures*, je lis : « Une ceinture ferrée de boucle, mordants et cloes d'argent doré, pesant deux onces et demie, avec une surceinte aussi ferrée de « boucle, mordant et cloes d'argent doré, un Pater noster de corail, « tels quels à boutons et un Agnus Deï d'argent, des Heures à « femmes telles quelles, à un fermoir d'argent doré, et collet de « satin fourré de menu vair, tel quel, advenus au Roy nostre sire « par la confiscation de demoiselle Laurence de Villers, *femme* « *amoureuse,* constituée prisonnière pour le port d'icelles. » SAUVAL, *Antiquités de la ville de Paris,* t. III, p. 366 : cité par le marquis de BELLEVAL, *Nos Pères.*

(2) Un des premiers actes de Hugues Aubriot, dès son entrée en fonctions, *fut d'aller visiter tous les bordeaux de la ville :* curieuse sollicitude chez un prévôt !

faisant péché de leur corps, d'avoir la hardiesse de porter sur leurs robes et chaperons aucunes broderies, boutonnières d'argent, blanches ou dorées, des perles ni des manteaux fourrés de gris, sous peine de confiscation ; leur ordonna de quitter dans huit jours ces ornements ; enjoignit à tous sergents, ce délai passé, de les arrêter en tous lieux, excepté dans ceux consacrés au service divin ; de les amener au Châtelet, pour qu'on leur ôtat et arrachât ces habits et ornements, et adjugea aux sergents cinq sous parisis, pour chacune de ces femmes ou filles trouvées en contravention, et qu'ils auraient dépouillées.

Trois autres ordonnances de police (des 8 janvier 1415, 6 mars 1419 et 26 juin 1420), portèrent les mêmes défenses. Un arrêt du parlement de Paris, du 17 avril 1426, les renouvela. Ces actes mentionnent avec détails les habits et parures dont le port était prohibé aux femmes de mauvaise vie, et qu'ils déclaraient être les ornements des *demoiselles et femmes d'honneur*. A Toulouse, il leur était défendu de porter ni robes ni garnitures de soie. Les habillements saisis étaient vendus *au profit du roi* (1).

(1) On en trouve la preuve dans l'extrait suivant du compte du domaine de Paris, de l'an 1428 :

« De la valeur et vende d'une houppelande de drap pers fourrée par le collet de penne de gris, dont Jehannette, veuve de feu Pierre-Michel, femme amoureuse, fut trouvée vêtue, et ceinte d'une ceinture sur un tissu de soie noire à boucle et mordant, et huit clous d'argent, pesant en tout deux onces, auquel état elle fut trouvée allant à val la ville, outre et par dessus l'ordonnance et défenses sur ce faites ; et pour ce fut emprisonnée, et ladite robe et ceinture dé-

.·.

Ce qui distinguait le costume imposé aux femmes publiques, c'était une partie de l'habillement, tel que le chaperon, ou bien la forme ou la couleur des habits ; le plus communément, c'était une aiguillette, ou une lisière de drap, qui contournait l'un des bras, et de couleur différente de celle de la robe.

La coutume du port de l'aiguillette subsista pendant des siècles (1).

clarée appartenir au roi, par confiscation, en suivant ladite ordonnance, et délivrée en plein marché le 10 juillet 1427 ; c'est à savoir : ladite robe le prix de sept livres douze sols parisis, et ladite ceinture deux livres parisis, qui font neuf livres douze sols parisis, dont les sergents qui l'emprisonnèrent eurent le quart, etc.

« De la valeur d'une autre ceinture sur un vieil tissu de soie noire, où il y avait une platine et huit clous d'argent, boule et mordant de fer-blanc, trouvée en la possession de Jehannette de Neuville, pour ce emprisonnée, etc.

« De la valeur d'une autre ceinture ferrée, boucle et mordant sur un tissu de soie noire à huit clous d'argent, et d'un collet de penne de gris, trouvée en la possession de Jeannette la Fleurie, dite la *Poissonnière*, pour ce emprisonnée, etc... »

(1) Pasquier témoigne qu'elle existait de son temps : « Qui me fait penser, dit-il, qu'anciennement en France, lorsque les choses furent mieux réglées, cette même ordonnance s'observa, dont depuis est dérivé entre nous ce proverbe, par lequel nous disons qu'une *femme court l'esguillette*, lorsqu'elle prostitue son corps à l'abandon de chacun. »

Ce n'est pas à Toulouse seulement que les filles de joie étaient tenues de porter une *aiguillette* sur l'épaule (1). A Lyon (2), une ordonnance de 1475 leur enjoignait, sous peine de prison et soixante sous d'amende, de porter « sur le bras senestre, sur la manche de leurs robes, trois

Sabatier a donné une autre étymologie de ce proverbe bien connu :

Les habitants de Beaucaire, en Languedoc, avaient établi une course où les prostituées couraient en public la veille de l'ouverture de la foire célèbre qui se tient chaque année dans cette ville. Celle qui avait atteint la première le but fixé, avait pour prix un paquet d'aiguillettes ; et c'est là, sans doute, la vraie origine du proverbe que nous venons de rapporter.

Le même usage était suivi en Italie. Le gain de la course ou *Palio*, était une pièce de brocart ou de velours, ou d'autres étoffes précieuses.

Tamizey de Laroque n'admet pas l'étymologie de Sabatier. (Cf. *Revue Critique*, 24° année, avril 1890, p. 329).

(1) Dans le livre des *Pénalités anciennes* du conseiller DESMAZE (Paris, Plon. 1866), nous relevons ces lignes : « Le 6 décembre 1484, il est décidé que les filles de vie malvaise et dissolute porteront, pour ensaigne, en la ville d'Amiens, une aiguillette rouge de quartier et demi de long sur le brach dextre, au-dessus du quente (coude), sans qu'elles puissent avoir mantelles ou failles, pour couvrir ladite ensaigne, n'y porter aussi charpitures d'or ne d'argent, sur peine de confiscation et de banissement. »

(2) De même à Dijon, elles étaient soumises à l'obligation d'avoir autour du bras une bande d'étoffe blanche. Une ordonnance municipale de Besançon, dont j'ignore la date, prescrit que « lesd. filles d'esteuves ou bordeaux porteront et seront tenues de porter sur le bras droict une *esguillette* rouge, à différence des femmes de bien, afin que chascung puisse connoistre leur pauvre estat... Fairont aussi lesd. maistres (de l'estuve) aux garsses dissolues et de mauvaises vies porter l'esguillette rouge comme celle du bourdeaul... »

doigts en dessous de la jointure de l'espaule, une esguillette rouge, pendant en double du long du bras, demy
pied. » Les filles de Nevers portaient cette aiguillette sur
la manche droite (1).

D'après un autre document, daté du XV° siècle, les ai
guillettes étaient rouges et se portaient à l'épaule gauche,
pour bien indiquer que le cœur de ces filles était à qui
voulait se le payer.

Plus tard, cette marque distinctive de servitude fut
aussi imposée, par certains seigneurs, au personnel de leur
maison chargé spécialement des équipages de chasse, et
l'on finit par donner les aiguillettes à des régiments de
cavalerie, aux aides de camp et aux officiers d'ordonnance
de généraux. Ces insignes ont été maintenus non seulement sous la monarchie constitutionnelle et l'Empire,
mais également sous la Ire, sous la IIe, et même sous la
IIIe République (2).

**

Nous ne sommes pas jusqu'à présent sortis de la cour
de France et l'on pourrait en induire que Paris a mérité de
bonne heure d'être surnommée la Nouvelle Babylone.

(1) L. ROBERT, op. cit., p. 182.
(2) Intermédiaire, 1879, loc. cit.

Mais laissez-vous conduire à la capitale de la chrétienté, à la cour des Papes, et vous ne tarderez pas à vous convaincre que les mœurs n'y furent pas moins équivoques.

Dès 1326, les courtisanes affluaient à Avignon, au point de provoquer l'indignation, pourtant peu facile à s'émouvoir, du poète Pétrarque. Quelques années auparavant, au concile de Vienne, l'évêque Guillaume Durandi avait demandé qu'on reléguât les prostituées dans des endroits écartés et qu'on ne les vît plus aux portes des églises (1), des hôtels des prélats (2), voire même du palais des Papes.

(1) « Dès l'année 1495, il y avait ici (à Strasbourg) soixante maisons de débauche ; il s'en établit jusque dans la cour de la cathédrale. Un décret du magistrat les en expulsa en 1521. Les femmes publiques qui s'y trouvaient étaient nommées *munster schwalbe*, c'est-à-dire les *hirondelles de l'église*. » CADET DE GASSICOURT, *Voyage en Autriche*, p. 14.

(2) Le clergé, sans égard aux menaces de ses supérieurs et aux commandements des rituels, s'était abandonné à une licence effrayante ; c'est ce que le duc Charles III de Lorraine signale en ces termes, dans une ordonnance du 1er janvier 1583 :

« Nous sommes aussi advertis qu'au moyen de l'impunité de la « mauvaise et impudique vie d'aucunes femmes et filles mal famées « d'incontinence, le vice prend de jour à autre plus d'accroissement, « nommément à l'endroit d'aucunes personnes ecclésiastiques, les « maisons desquelles icelles femmes et filles débordées fréquentent « presque ordinairement, et ce, avec d'autant plus de prétexte et de « licence qu'elles résident en maisons séparées, chose qui redonde « au scandale public, vitupère de la qualité et condition desdites « gens d'église, et opprobre de leur ordre, etc. : » il leur enjoint, en conséquence, de cesser leur fréquentation avec lesdits ecclésiastiques, et même de quitter leur voisinage dans la quinzaine, sous peine de 50 francs et du fouet avec bannissement en cas de récidive.

Il demandait aussi que le maréchal de la cour n'eut plus le droit de prélever une taxe sur les femmes publiques ; ce qui assimilait ce haut fonctionnaire à un véritable *roi des ribauds* (1).

Ces plaintes furent-elles entendues ? Il est probable que non : les abus n'en continuèrent pas moins comme par le passé, car, en 1372, des criées étaient faites, par ordre du viguier, pour qu'aucune femme de mauvaise vie ne pût porter un manteau, ni un voile, ni un chapelet d'ambre, ni un anneau d'or, sous peine d'une amende ou de la confiscation des bijoux (2).

Des faits qui précèdent, peut-on conclure à la vraisemblance des statuts que le médecin Astruc, le premier, a

L'habitude était enracinée de manière à ne pas céder si vite ; sept ans après il fallait répéter la même défense et la rendre plus rigoureuse. C'est ce qui fut fait le 14 février 1600, avec menace du fouet et du bannissement perpétuel, *de plano*, sans attendre la récidive. Alors fut imaginée une fraude que la discipline avait pourtant proscrite à satiété : les ecclésiastiques prirent chez eux ces femmes à titre de servantes. Ce fut l'objet d'une troisième ordonnance, publiée le 9 septembre 1624, laquelle fut suivie de nombreuses poursuites sur tous les points du pays. Dans un procès de cette nature, à La Mothe, la prévenue Barbe Populus est sans plus de façon qualifiée de *chambrière et garce* de messire Gaspard Poirot, curé de Saint-Thiébaut. Leur enfant fut mis en nourrice, par ordre de justice, pendant le jugement de son appel au Parlement de Paris (DU-MONT, *La Justice criminelle des duchés de Lorraine et de Bar*, t. II).

(1) BALUZE, *Vitæ pap. Aven.*, t. I, f° 810. — *Mém. sur la vie de Pétrarque*, t. I, p. 69.

(2) *Archives de la mairie d'Avignon*, citées par J. CORNIER (*Revue archéologique*, 2e année, 1re partie, pp. 159-160).

attribués à la reine Jeanne de Naples, et qui sont considérés comme les premières mesures de prophylaxie contre
les maladies vénériennes ?

D'après M. J. Courtet, qui a étudié le problème avec
le plus grand soin, rien ne serait moins prouvé que la
paternité royale de ce document, qu'il croit, pour sa
part, absolument apocryphe (1). Astruc aurait été victime
d'une mystification, de la part d'un certain M. de Garcin,
lequel aurait composé de toutes pièces, en vieil idiome
provençal, le document qu'il avait envoyé comme authentique au crédule médecin du roi. Nous avouons, pour
notre part, que l'argumentation, si ingénieuse soit-elle,
du rédacteur de la *Revue d'archéologie*, ne nous a qu'à
moitié convaincu (2) ; néanmoins, elle laisse planer un
doute sur l'authenticité du document dont Astruc s'est
porté si imprudemment garant, et cela suffit pour que
nous le reproduisions à notre tour, au simple titre de
curiosité.

(1) C'est Yvaren qui, le premier, contesta l'authenticité de ces
statuts (*Opuscules de médecine*, Avignon, 1880; mais, auparavant,
dans le *Journal des Connaissances médico-chirurgicales*, 1835). Son
avis n'est pas partagé par l'historiographe de la prostitution, P. De-
roun (*Histoire de la Prostitution*, IV, pp. 251-263).

(2) Depuis la publication de notre étude sous sa forme primitive,
a paru un très intéressant travail de notre érudit confrère avignon-
nais, M. P. Pansier (*Janus*, 1902, sur *Les statuts de la reine Jeanne* ;
il semblerait en résulter que ceux-ci auraient été fabriqués de toutes
pièces. Pour nous, le procès reste pendant.

.·.

C'est en 1347 (1) que Jeanne Ire, reine des Deux Si-
ciles et comtesse de Provence, aurait promulgué le règlement qu'on va lire, pour la discipline du lieu public de
débauche de la ville d'Avignon. Ce monument, écrit en
langue provençale, est trop extraordinaire et trop curieux
pour n'être pas traduit en entier (2).

— 1 —

L'an 1347 et le huitième du mois d'août, notre bonne
reine Jeanne a permis un lieu particulier de débauche
dans Avignon, et elle défend à toutes les femmes débauchées de se tenir dans la ville, ordonnant qu'elles soient
renfermées dans le lieu à ce destiné et que, pour être connues, elles portent une aiguillette rouge sur l'épaule
gauche.

— 2 —

Item, si quelque fille, qui a déjà fait faute, veut continuer ce mauvais train de vie, le porte clefs ou capitaine

(1) Cf. le règlement contre la prostitution édicté en 1371 (Duroux,
op. cit., t. IV, pp. 47-48).
(2) Ces statuts ont été traduits du provençal en latin par M. Pansier ; nous ne voyons qu'avantage à les donner en français.

des sergents l'ayant prise par le bras, la mènera par la
ville au son du tambour, avec l'aiguillette rouge sur
l'épaule, et l'établira à domicile dans le lieu public de la
débauche, en lui défendant de sortir dans la ville. à peine
du fouet pour la première fois, et du fouet et du bannissement en cas de récidive.

— 3 —

Votre bonne reine ordonne que la maison de débauche
soit établie dans la rue du *Pont troué*, près du couvent
des frères Augustins, jusqu'à la porte Saint-Pierre, et que,
du même côté, il y ait une porte d'entrée qui fermera à
clef. pour empêcher qu'aucun homme aille voir les femmes
sans la permission de l'abbesse ou baillive, qui tous les
ans sera élue par les consuls. La baillive gardera la clef et
avertira les jeunes gens de ne causer aucun trouble et de
ne faire aucun mauvais traitement aux filles de la maison ;
autrement et à la moindre plainte. ils n'en sortiront que
pour être conduits en prison par les sergents.

— 4 —

La reine veut que, tous les samedis, la baillive et un
chirurgien préposé par les consuls. visitent toutes les
femmes et filles du lieu de débauche, et s'il s'en trouve
quelqu'une qui ait contracté du mal provenant de paillar-
dise. qu'elle soit séparée des autres pour qu'elle ne puisse
point s'abandonner et donner du mal à la jeunesse.

— 5 —

Item, si quelqu'une des filles devient grosse, la baillive prendra garde qu'il n'arrive aucun mal à l'enfant, et elle avertira les consuls qui pourvoiront aux besoins de cet enfant.

— 6 —

Item, la baillive ne permettra absolument à aucun homme d'entrer dans la maison le vendredi saint, ni le samedi saint, ni le bienheureux jour de Pâques, à peine d'être chassée et d'avoir le fouet.

— 7 —

La reine défend aux filles de joie d'avoir aucune dispute ni jalousie entre elles, de se rien dérober, non plus que de se battre ; elle veut au contraire qu'elles vivent ensemble comme sœurs ; qu'en cas de querelle, la baillive les accorde et qu'elles s'en tiennent à ce qu'elle aura décidé.

— 8 —

Que si quelqu'une a dérobé, la baillive fasse rendre à l'amiable l'objet du larcin ; et si la voleuse se refuse à le restituer, qu'elle soit fouettée dans une chambre par un sergent ; si elle retombe dans cette faute, qu'elle soit fouettée par le bourreau de la ville.

— 9 —

Item, que la baillive ne permette à aucuns juifs d'entrer dans la maison ; et s'il arrive que quelqu'un d'eux, s'y étant introduit en secret et par finesse, ait eu affaire à quelqu'une des filles, qu'il soit mis en prison pour avoir ensuite le fouet par tous les carrefours de la ville.

*
* *

Contre l'authenticité de ces statuts, on a fait surtout valoir cet argument, que le Nouveau-Monde n'étant point découvert à l'époque de leur date, ils n'auraient pu prescrire la visite dont parle l'article 4, à raison de la « maladie vénérienne » qui n'était point encore connue en Europe. Mais, outre que ce règlement a un air de vérité qui persuade, il est à remarquer que l'article 4 en question ne désigne pas *nominativement* la maladie vénérienne.

On aurait plutôt lieu de s'étonner qu'une reine de vingt-trois ans se soit occupée d'organiser un lieu de débauche, dans un temps où elle était forcée de quitter son royaume, pour échapper à la vengeance d'un ennemi implacable. Mais Jeanne, reine peu prude, à l'abri du danger dans sa ville d'Avignon (1), cédait-elle peut-être à l'esprit du temps

(1) Les étudiants avaient, à Avignon, sur les filles publiques, le droit dit de *bataculo*, c'est-à-dire la licence, certain jour de carnaval,

et pensait-elle faire œuvre pie, en publiant ces statuts.

Le règlement qu'on vient de lire serait, en tout cas, s'il n'est pas apocryphe, le plus ancien que l'on connaisse sur la matière.

.·.

En Angleterre, la prostitution ne semble pas avoir été réglementée avant l'année 1430 (1). Les étuves publiques,

de trousser et de fesser publiquement toute courtisane qu'ils rencontraient. Ce droit pouvait d'ailleurs être racheté *pour un écu par femme* (LAVAL, *Histoire de la faculté de médecine d'Avignon* ; Avignon, Seguin, éditeur, 1889, t. I, p. 45).

Les étudiants jouissaient du reste, vis-à-vis des prostituées, d'une grande tolérance : le propriétaire, disent les règlements, ne peut réclamer si un étudiant reçoit des courtisanes chez lui, car il devait prévoir que les étudiants sont libertins et que par nature ils recherchent les femmes (PANSIER, *loc. cit.*).

(1) Cependant on assure que le premier règlement sur la prostitution, en Angleterre, dû à Henri II, remonterait au XII° siècle (1161). Ce règlement portait :

« Qu'aucun maître d'étuves ne souffre ou permette qu'une fille aille et vienne librement lorsqu'il l'a engagée à son service.

« Qu'aucun maître d'étuves ne garde une femme en pension, mais qu'elle prenne pension au dehors à sa fantaisie.

« Qu'il ne prenne pour la chambre d'une femme plus de 14 pence par semaine.

« Qu'il ne garde pas les portes ouvertes dans les jours consacrés.

« Qu'il ne garde aucune fille dans sa maison les jours consacrés, mais que le bailli s'assure qu'elles ont été renvoyées.

presque toujours destinées à la débauche, appartenaient au lord-maire de Londres ; il les donnait à ferme à des Flamands. Henri VI confirma les privilèges que ses prédécesseurs avaient accordés à ces maisons, dont le nombre fut réduit sous Henri VII. Elles devaient avoir des marques distinctives, qui consistaient en des figures peintes sur le mur.

En Suisse, si nous nous en rapportons à Voltaire, il y avait, sous la protection de l'évêque, comme prince de Genève, de pareils lieux dans cette ville ; les filles légalement prostituées payaient une taxe au prélat, et le magistrat élisait tous les ans la reine du bordel, comme on disait alors, afin que toutes choses se passassent en règle et avec décence.

Sur l'Espagne et ses lieux de débauche, un voyageur,

« Qu'aucune fille ne soit gardée contre la volonté qu'elle témoignerait d'abandonner son péché.

« Qu'aucun maître d'étuve ne reçoive une femme de religion ou une femme mariée.

« Qu'aucune femme ne prenne d'argent pour coucher avec un homme à moins qu'elle ne couche avec lui toute la nuit jusqu'au matin.

« Q'aucun homme ne soit entraîné ou attiré dans une aucune étuve.

« Les constables, baillis et autres devront visiter toutes les étuves chaque semaine.

« Qu'aucun maître d'étuves ne garde une femme atteinte de la dangereuse affection de la lèpre, et qu'il ne vende ni pain, ni ale, ni viande, ni poisson, ni bois, ni charbon, ni aucune provision. » (Paxssien, *loc. cit.*).

qui visita le pays au commencement du XVIᵉ siècle, nous fait connaître de curieuses particularités :

« La maison publique de Valence est grande comme une petite ville, fermée à l'entour de murs avec une seule porte... En ce lieu sont trois ou quatre rues pleines de petites maisons, où en chascunes y a filles bien gorgiases, vestues de velours et de satin. Et sont de deux ou trois cents filles : elles ont leurs maisons celles tendues et accoustrées de bons linges.

« Le taux ordonné est de quatre deniers de leur monnoye, lesquels à nous valent un gros. En Castille ne paient que quatre malvidis, dont se prend le dixième denier comme les autres choses cy après déclarées (une manière d'impôt sur le revenu !), et ne peut-on plus demander pour la nuit...

« Il y a deux médecins ordonnés et gagiés pour chacune semaine visiter les filles à savoir si elles ont aulcunes maladies pocques ou aultres secrettes pour les faire vuider du lieu. S'il y en a aucune malade de la ville, les seigneurs d'icelle ont ordonné lieu pour les mectre à leurs dépens, et les foraines sont renvoyées où elles veulent aller.. » (1).

Ainsi il résulte clairement de ce passage qu'en Espagne, dès 1501, la prostitution était réglementée et taxée ; qu'on y pratiquait déjà la visite médicale et l'isolement des malades atteintes de mal vénérien ; enfin qu'on préle-

______

(1) D'après Phillippe de Lalaing, cité par PASSIER, *op. cit.*, p. 24.

vait, là comme ailleurs, un véritable impôt sur la débauche.

∴

Vers la fin du xiie siècle, il existait déjà à Venise un lieu public de débauche, établi par arrêt du Sénat.

A Rome, il y en avait un auprès du palais du Pape, dont le maréchal de la cour tirait une espèce de tribut. Le pape Jules II, pour éviter de plus grands maux, donna, le 2 juillet 1510, une bulle, qui autorisait l'établissement d'une pareille maison dans un quartier désigné.

Les papes Léon X et Clément VII confirmèrent cet établissement, à condition que le quart des biens, meubles et immeubles, des courtisanes qui l'habitaient, appartiendrait, après leur mort, au couvent des religieuses de Sainte-Marie-Madeleine (1).

Grâce à la démoralisation générale et plus encore à l'éducation recherchée, qui est la caractéristique des courtisanes de la Renaissance, le mépris où on les avait tenues jusqu'alors s'était peu à peu évanoui ; on ne leur ménageait ni les distinctions flatteuses ni les marques de respect, et elles étaient souvent placées sur un pied d'égalité parfaite

(1) Rodocanachi, *Courtisanes et Bouffons*. Nous avons emprunté à cet excellent opuscule, trop rarement cité, les curieux détails qui vont suivre.

avec les femmes de vie régulière : en ce temps-là, on avait, en Italie, beaucoup de peine à distinguer la vertu du vice triomphant, surtout s'il se présentait sous des traits féminins.

Devant les tribunaux, les dépositions des courtisanes avaient autant de poids que celles des témoins de moralité non douteuse. Dans les églises, leurs riches sépultures se voyaient à côté de celles des plus hauts personnages. Aux fêtes, aux banquets, dans les cérémonies publiques même, les courtisanes prenaient place ouvertement à côté des dames les plus respectées. Chacun a présent à l'esprit, entres autres faits nombreux du même genre, le fameux banquet des cinquante courtisanes, que César Borgia offrit aux dames romaines et qui se termina comme certaines fêtes, dites d'Adam, dont le petit Luxembourg fut le théâtre, sous la Régence.

Il n'était pas jusqu'aux églises, où l'on n'accordât les meilleures places aux courtisanes. D'ailleurs, il faut le reconnaître, les honnêtes femmes d'un côté, les courtisanes de l'autre, faisaient tout ce qu'il fallait pour que la confusion, j'allais dire l'assimilation, fût complète : celles-là menaient souvent la vie la plus dissolue ; celles-ci, au contraire, se comportaient le plus décemment du monde.

Le cas était fréquent d'une courtisane vivant entourée des siens, dont elle était le soutien, et élevant ses enfants fort honnêtement ; si honnêtement même, que la fille de l'une d'elles, de la célèbre Impéria, dont les conseils valaient mieux apparemment que l'exemple, préféra se donner la mort, plutôt que de satisfaire aux caprices du gouverneur de la ville de Sienne, où elle s'était retirée.

Ainsi il n'y avait pas à Rome, (1) au temps des Borgia, de barrière entre les femmes honnêtes, ou qui faisaient profession de l'être, et celles qui ne l'étaient pas. Les hommes fréquentaient indifféremment chez les unes et chez les autres. En toute circonstance, on traitait les courtisanes comme de grandes dames (2).

*
* *

Dans leur habillement, les courtisanes n'étalaient pas un moindre luxe. Les lois n'y mettaient encore, aucun empêchement.

Voici en quels termes une courtisane fait l'inventaire de sa garde-robe :

« Mes vêtements sont de velours et de soie, entremêlés d'or, de perles et de pierres fines ; j'ai plus de cent chemises de soie frangées d'or, et des escarpins, des brode-

(1) M. C. Corosieri, dans un savant travail utilisé par M. Rodocanachi, nous apprend que le pape Alexandre Borgia louait en ce lieu plusieurs maisons de tolérance (acte du 23 juin 1496).

Ces maisons de tolérance se retrouvaient encore dans ce quartier au temps de Sixte-Quint, ainsi qu'en témoigne Pompeo Tigonio. (Cf. RODOCANACHI, *Courtisanes et Bouffons*).

(2) Étant à Florence, Tullia fut dispensée de porter le voile jaune infamant.

quins, des mules à profusion ; au cou, je porte un collier qui vaut deux cents ducats d'or pour le moins ; je possède du linge qui est plus blanc que neige et en telle quantité que celui qui le voit en demeure stupéfait : il est tout imprégné de rares senteurs, et moi-même j'aime à être parfumée de musc et de civette, dont m'ont fait présent de riches seigneurs. Il ne saurait y avoir ni miasmes délétères, ni contagion là où je suis, tant je répands autour de moi de suaves odeurs. »

Chose bizarre, le costume qu'elles affectionnaient le plus était le costume masculin. Non seulement elles sortaient dans la rue, mais elles allaient à la messe, en habits d'homme ! L'ambassadeur mantouan, tout en admirant leur air réservé, s'en étonne un peu ; ce qui prouve que cette mode était particulière à Rome. Quel pouvait être le but des courtisanes en se travestissant de la sorte ? Était-ce pour jouir complètement d'une liberté qu'on leur marchandait pourtant si peu ? Était-ce par pur caprice ? Nous l'ignorons.

Les statuts de Milan, du 23 avril 1502, déterminent le vêtement que les filles devaient avoir, pour être distinguées des femmes honnêtes : ce vêtement était un manteau de futaine noire, de la largeur d'une tierce. Toute contravention à ce statut entraînait les délinquantes à une amende de dix livres impériales, partagée par moitié entre la ville et le délateur ; en cas de non-paiement de l'amende, elles étaient fouettées, sans autre forme de procès.

Plus tard, par l'ordonnance du 27 août 1541, le manteau de futaine fut remplacé par un manteau de soie blanche, assez large et assez long pour couvrir les épaules et la poitrine, et qui devait être vu de tous. Il y avait, en cas de contravention, une amende de dix écus d'or, la fustigation et l'exposition au carcan pendant une journée. De plus, chacun avait le droit d'arracher aux filles publiques leurs vêtements, lorsqu'elles étaient trouvées en contravention.

La fustigation s'administrait à nu, en plusieurs endroits différents, particulièrement devant la maison où le délit avait été commis, sous les regards d'une populace avide de scandale, qui courait abreuver d'ignominie la coupable, en lui prodiguent les risées, l'insulte et les vociférations.

.·.

A l'égard de ceux qui prostituaient (1) des femmes et filles d'une vertu équivoque, ou se livrant de plein gré à la

(1) Le crime de *lenocinium* était sévèrement puni : à Nîmes, en 1480, rapporte Ménard, dans son Histoire de cette ville, on jugea quatre individus accusés de débaucher et prostituer des femmes ; l'un, Amand Benoit, dit Manson, fut condamné à être pendu ; le deuxième, Guillaume Bonin, à avoir la main coupée, à être fustigé et banni à perpétuité ; le dernier, Louis Lucquet, à être banni. Le jugement fut exécuté (Ménard, *Histoire de la ville de Nimes*, t. III, pp. 267 et 344).

débauche, on les condamnait, savoir : les hommes au fouet, aux galères, au bannissement à temps ; les femmes au fouet, à la flétrissure, au bannissement perpétuel hors du ressort des Cours.

Certains parlements ajoutaient le carcan ; d'autres, l'amende et la confiscation des biens ; d'autres enfin, adoptant un système plus modéré, réformaient les sentences des juges inférieurs, et se contentaient, dans le cas de grossesse, au lieu de les punir du fouet, d'ordonner qu'elles seraient attachées à une perche, les épaules découvertes, et que l'exécuteur des hautes œuvres, armé de verges, les promènerait, en cet état, dans l'intérieur de la ville, sans les frapper.

Le fait de maquerellage, par séduction de filles ou femmes honnêtes, comporta d'abord la peine capitale. Cette jurisprudence s'adoucit plus tard : on condamna la maquerelle à être promenée sur un âne, le visage tourné vers la queue, avec un chapeau de paille ou une mitre sur la tête (1), et des écriteaux devant et derrière, portant les mots *maquerelle publique* ; ensuite à être fouettée, marquée de la lettre M, et bannie à temps ou à perpétuité du

(1) Par ordonnance, le magistrat de Strasbourg décida, en 1388, qu'un chapeau noir et blanc, en forme de pain de sucre, placé par dessus leur voile, serait l'insigne caractéristique des filles de joie et qu'une amende de trente shillings serait imposée aux contrevenantes.

Le Parlement anglais ordonna, en 1352, aux femmes de mauvaise vie de porter une coiffure distincte de celle des femmes honnêtes et des vêtements rayés de diverses couleurs.

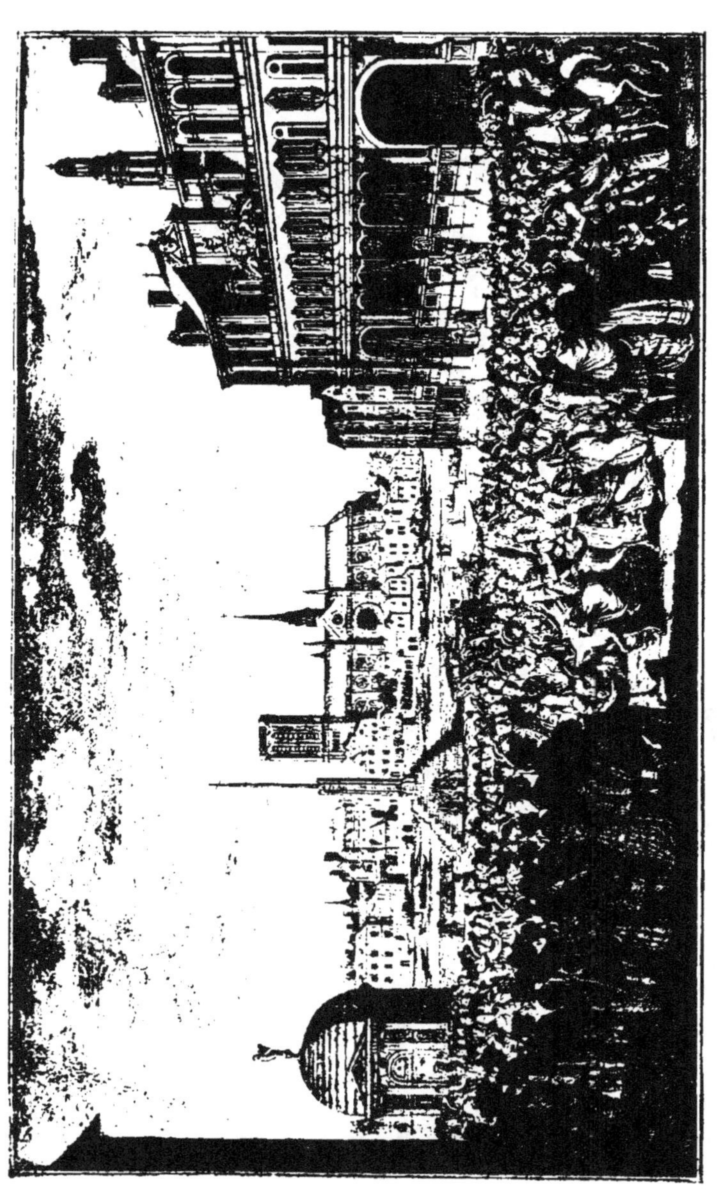

royaume, de la ville, ou seulement de la rue qu'elle habitait.

Le parlement de Toulouse se distinguait par l'application d'une peine vraiment singulière. La patiente, les mains liées derrière le dos, coiffée d'un casque en pain de sucre, qui était garni de plumes, de grelots et d'un écriteau, portant les mots *maquerelle publique*, était conduite à pied par l'exécuteur de la haute justice, de l'hôtel de ville au pont de la Garonne, et de là tout le long du quai, d'où un bateau transportait le digne couple à un rocher, au milieu de la rivière. L'exécuteur faisait entrer sa compagne de navigation dans une cage de fer, la trempait trois fois dans l'eau, en ayant soin de la retirer assez à temps pour qu'elle ne fût pas étouffée ; après quoi, il la menait *toute fraîche* à l'hôpital de la Grave, où elle était condamnée à demeurer le reste de ses jours, dans le quartier de la Force.

Ce spectacle, que les Gascons trouvaient très plaisant, attirait presque tous les habitants de la ville, et le Parlement n'abandonna cet usage, que lorsqu'il dut se conformer à la jurisprudence du Parlement de Paris, qui devint générale dans le Royaume.

A Agen, les vagabonds et les prostituées étaient chassés de la ville ; mais avant de les bannir, on leur infligeait le plus souvent des peines infamantes, telles que le fouet, le collier (carcan ou pilori), etc. Parfois le jugement portait que la condamnée devait traîner une charrette par la ville : la femme attelée à un chariot grotesque, sur lequel on entassait des ordures et des immondices, parcourait les rues de la ville, en suivant un itinéraire désigné, et poursuivie des huées de la foule (1).

Mais le plus singulier de tous les châtiments était la *baignade* ou immersion dans un cage de fer. Ce mode de correction ne paraît guère remonter qu'à la seconde moitié du Moyen Age. En Italie, en Angleterre, et dans bon nombre de villes de France, il était appliqué aux blasphémateurs (2), avant de l'être aux femmes libertines.

L'immersion en cage était très répandue au XVIe siècle. A Agen, elle attirait, comme ailleurs (3), un grand concours de monde. L'immersion avait lieu soit en Garonne, soit dans les fossés de la ville ; on en voit la relation dans le livre-journal des consuls de la ville, jusqu'à la veille du XVIIe siècle.

Le spectacle était-il moralisateur ? Il est permis d'en douter ; « c'était plutôt un divertissement pour les

(1) *Un châtiment singulier*, par J. ANDRIEU. Agen, 1885.

(2) *Dict. de Du Cange*, verbo *Blasphemare*.

(3) A Pamiers, avant 1420, et à Montauban, en 1581 et en 1607, cette peine visait les blasphémateurs. A Toulouse, on l'appliquait, en outre, aux prostituées et aux proxénètes, mais elle fut réservée dans la suite aux femmes de mauvaise vie (dès 1623). A Marseille, on punissait de la sorte quiconque jurait en jouant et ne pouvait pas payer l'amende. A Cahors, on fit des immersions fréquentes, dans le Lot, et l'appareil dont on faisait usage doit figurer au musée de la ville. A Angoulême, on plongeait directement dans l'eau, en la suspendant par une corde passée sous les bras, toute femme convaincue d'être « chicaneuse et médisante ». Les exécuteurs devaient avoir une rude besogne !

spectateurs qu'une peine pour les coupables (1). » Ces châtiments d'un autre âge devaient peu à peu tomber de l'odieux dans le ridicule, puis finalement disparaître (2).

.

Sous Louis XIII, puis sous Louis XIV, des mesures sévères furent prises contre les filles de mauvaise vie. On créa des refuges et des maisons de retraite pour les enfermer et les convertir ; on les expulsait de la ville ; on les fustigeait publiquement. Le conseil de ville de Nîmes fit chasser, en 1649, toutes celles qui étaient étrangères, après leur avoir rasé la tête et les avoir chargées de plumes de coq. « suivant la coutume, usage et privilège desquels cette ville est en possession ».

A Boulogne, on les bannissait au son des cloches, en les menaçant d'être flétries à la face de la main du bourreau, si elles rentraient.

A Bayonne, on va jusqu'à couper le nez à des servantes libertines (3). On rétablit même dans cette ville,

(1) *Réflexions singulières sur l'ancienne coutume de la ville d'Agen* (Agen, 1666) ; 7ᵉ réflexion, pp. 136-137.

(2) Sur la baignade des prostituées, cf. DUFOUR, *Histoire de la prostitution*, IV, pp. 189-191, et sur d'autres coutumes singulières, même ouvrage, c. xv ; DELAURE, *Histoire physique, civile, etc., de Paris* : et du même, *Singularités historiques*.

(3) Voir aussi MILFALT, *De quelques anciens usages méconnais* : sur

sous Louis XV, le singulier usage du Moyen Age dont nous venons de parler : les filles de mauvaise vie étaient enfermées dans une cage de fer, que l'on fixait avec des cordes au parapet d'un des ponts et plongées à plusieurs reprises dans l'eau, au milieu des huées des assistants.

A Bordeaux, en 1759, on sévit contre ceux qui les logent, en murant les portes de leurs maisons (1).

En 1691, le seigneur de Saint-Mirel avait le pouvoir « de prendre et lever en l'endroit des filles de joye qui se trouvent en ladite ville de Moncontour, de chacune des dites filles lorsqu'elle fait son entrée en la dite ville, soit à la porte-neuve ou ailleurs, 5 sols, un pot de vin et un chapeau de fleurs au dit jour et feste de Pentecôte (2). »

Célestin Port, dans son *Dictionnaire historique, etc., de Maine-et-Loire*, cite, à l'article *Somloire*, un droit féodal assez curieux :

Entre autres privilèges singuliers, le seigneur (de Somloire) jouissait du droit de faire prendre, par son sergent, de chaque « femme jolie » *ou de mœurs légères*, passant sur sa chaussée, deux deniers, ou de couper la manche du bras droit, ou de disposer d'elle une fois à son choix. Un arrêt du présidial d'Angers, du 4 mars 1600, sup-

les femmes de mauvais gouvernement (*Mém. Soc. Éduenne*, 1880, pp. 356-362).

(1) *La Ville sous l'ancien régime*, par Alb. Babeau, t. I, pp. 335-336.

(2) *Documents de criminologie rétrospective*, par les Drs A. Corre et P. Aubry.

prima cette pratique malhonnête, et fut confirmé par un
second arrêt du Parlement du 6 mars 1601, qui main-
tint en même temps, malgré l'arrêt antérieur du Présidial, son autre droit qui lui était contesté (1).

Mais ceci n'est rien à côté de l'usage qui s'observait à
Montluçon à l'égard des prostituées. Celles qui arri-
vaient nouvellement dans cette ville, étaient tenues de
payer, pour traverser le pont, un droit de péage, dont
elles se rachetaient par une incongruité. Je ne dirai pas en
quoi elle consistait ; on n'a qu'à lire l'extrait suivant de la
Chambre des Comptes, de l'aveu de la terre du Breuil,
rendu par Marguerite de Montluçon, le 27 septembre
1498 : *Item it et super filiâ communi, sexus videlicet viri-
les quoscumque cognoscente de nove in villâ Montislucii
eveniente, quatuor denarios semel aut anum bombum, sive
vulgariter* un pet, *super ponteus de castro Montislucii
solvendum* (2). Le latin dans les mots brave l'honnêteté !

*
* *

A Rome (3), à la Cour pontificale, on avait imaginé
d'autres moyens, plus efficaces, de combler le déficit du

(1) *Intermédiaire*, 1889, p. 537.
(2) DE LAMARE, t. I, livre III, p. 525, rapporté par SABATIER,
Histoire de la législation, etc.
(3) Cf. RODOCANACHI, *loc. cit.*

budget papal, et on ne se faisait pas scrupule d'y recourir.

Les courtisanes avaient coutume d'aller en carrosse, tout comme les dames de qualité, alors que les prélats et les Juifs devaient s'en abstenir. Il leur fut interdit, sous peine d'amendes, qui pouvaient atteindre jusqu'à cent et cent cinquante écus, de s'en servir désormais.

Tout cela n'était encore que vexatoire. Mais voici qu'on renouvela, à leur intention, une coutume des vieux âges, ou qu'à tout le moins on en aggrava la rigueur : un droit de patente assez élevé leur fut imposé. Le droit de patente devint cette fois proportionnel et fut fixé au dixième du loyer annuel de chaque courtisane. Dans ces conditions, l'impôt rapportait plus de mille écus par an. Comme il y avait alors à Rome quatre cents filles, exerçant publiquement et enregistrées, chacune était donc taxée, en moyenne, à raison d'un peu plus de deux écus.

Sous le successeur de Paul IV, l'affable et bienveillant Pie IV, se place un incident, qui eut pour cause ou pour prétexte les courtisanes, et qui peint au vif la cour romaine à cette époque. Le gouverneur de Rome, inspiré par le cardinal Borromée, auquel s'étaient joints le cardinal Svileto et le cardinal Alessandrino, c'est-à-dire les chefs du parti rigoriste, publia, sans même consulter le pape, une ordonnance, défendant aux femmes de mauvaise vie d'habiter près des églises et aux filles âgées de moins de *sept ans* de vendre dans la rue de la chicorée. (Il paraît que la *chicorée* remplaçait à Rome, en ce temps-là, le bouquet de fleurs actuel).

Défense fut faite aux recluses de sortir de ce qu'on appela dès lors, d'un terme pittoresque. leur « sérail », *serraglio*, excepté à certains jours et à certaines heures. Le châtiment réservé à celles qui auraient transgressé cette prescription n'était rien moins que la fustigation.

Et ce n'était pas là une vaine menace, comme sous les pontificats précédents, lorsqu'il s'agissait d'empêcher tel ou tel excès. Plusieurs femmes, surprises dans les rues de la ville à des heures indues. en firent la cuisante expérience.

Telle était d'ailleurs, on l'a vu, l'habituelle punition infligée, pour tous leurs méfaits. aux femmes galantes et aussi, dans certains cas spéciaux. à celles que leur situation sociale, à défaut de leurs mœurs, faisait qualifier d'honnêtes.

La chose se passait. en général. sous la custode, en présence des autres prisonnières et même devant les prisonniers, dans la cour de la geôle. Il arrivait parfois, quand le délit avait eu un certain retentissement, qu'on châtiât la coupable en public, et comme on ne manquait pas. en la circonstance, d'annoncer l'exécution d'avance, elle attirait toujours un grand concours de peuple. Trois mille personnes, rapporte un chroniqueur, entouraient la courtisane Nina, quand on la conduisit au pont Saint-Ange, expier vertement quelques propos un peu vifs adressés à un prédicateur en chaire.

Un des soldats chargés d'exécuter la sentence prenait la coupable sur son dos. afin que, de toutes parts, on pût constater que justice était faite consciencieusement. Si la faute avait été de nature particulièrement scabreuse, les verges étaient d'orties.

L'avantage pécuniaire du bourreau était très minime : un soldat qui avait fustigé deux courtisanes reçut deux écus et demi ; un autre, qui en avait fustigé vaillamment sept de suite, eut six écus, pas même un écu par patiente ! Mais, comme, sous un pape aussi attentif à réprimer le vice que Pie V, les condamnations se succédaient rapidement, le métier ne devait pas laisser d'être lucratif.

Malgré toutes ces rigueurs, les filles s'obstinaient à sortir la nuit et le jour, mais surtout la nuit, de leur quartier. Le pape résolut donc de l'entourer d'une muraille, comme on avait fait naguère pour le ghetto des Juifs (1), au temps de Paul IV.

Les travaux furent commencés sur le champ (19 octobre 1569) et si activement poussés, qu'un mois après ils étaient achevés. On n'avait ménagé que deux portes, que l'on fermait à la nuit tombante. Ainsi encagées, les filles ne pouvaient plus déshonorer les rues de la ville, si ce n'est au su et au vu de l'autorité. Et, de fait, force leur fut cette fois de se résigner, au moins temporairement.

Enhardi par ce premier succès, le vigilant pontife décréta que, pendant tout le carême, les portes du sérail

(1) À une époque, on fit enterrer les prostituées de nuit et on leur assigna un emplacement spécial dans les cimetières, à côté des Juifs (V. Rodocanachi, *Courtisanes et bouffons*, p. 171).

resteraient closes, qu'aucun homme n'y pourrait pénétrer
et qu'aucune femme n'en sortirait. C'était rendre la mor--
tification obligatoire, et l'intention était louable, mais c'était
aussi, par contre-coup, priver les filles de leur gagne-
pain et les condamner à mourir de faim. Le pape com-
prit, tout le premier, qu'il ne pouvait exiger d'elles un
pareil sacrifice, et il consentit à ce que, tant que durerait
la défense de communiquer, il fut alloué aux recluses, par
le Saint-Siège, une pension alimentaire (8 février 1570).

⁂

Si nous retournons en France, nous verrons, jusqu'aux
approches de la Révolution, appliquer aux prostituées les
anciens règlements, qui les assimilent non à des malheu-
reuses, mais à des coupables. Vers la fin du xviiie siècle,
on les assujettit encore, dans certains endroits, à porter un
costume distinctif ; on les enferme dans les maisons de
force ; on les chasse parfois hors des murs, avec défense
de rentrer en ville, sous peine d'être attachées au pilori,
avec l'écriteau infamant de *prostituée publique*. On fait
défense aux propriétaires, locataires et logeurs, de louer
ou sous-louer des maisons, appartements ou chambres,
à des filles ou des femmes de débauche ; une ordonnance
de police de 1780 interdit même à tous marchands et
autres personnes de leur louer ou prêter des hardes, vête-

ments ou ajustements pour se parer, à peine de trois
cents livres d'amende et de confiscation des dits objets.
Cette même ordonnance, confirmée par une autre, postérieure de quatre années, faisait défense aux cabaretiers et
autres marchands de boissons de recevoir chez eux des
femmes de débauche, à peine de cent livres d'amende :
les cafés étant, dès cette époque, des repaires de prostitution.

Un inspecteur de police était spécialement chargé de la
surveillance des filles : il avait, comme on disait alors,
dans ses attributions, le *département des demoiselles* (1).
On devine les abus, les malversations, les marchandages
dont il se rendait coupable. À défaut du tribut en argent que
chaque prostituée et chaque tenancière lui devait, il choi-
sissait, au gré de son caprice, telle jolie fille qui lui agréait
et s'en réservait la primeur.

De temps en temps, pour distraire l'attention de quelque
grave événement, ou simplement pour amuser la badau-
derie des Parisiens, l'inspecteur ordonnait un enlèvement.
On enlevait ainsi trois à quatre cents femmes à la fois ;
celles qui avaient des ressources étaient relâchées, moyennant
finances ; celles qui étaient reconnues malades étaient di-
rigées sur l'hôpital ; quant aux autres, on les conduisait
en prison. Au bout de quelques jours, elles devaient comparaître à l'audience du lieutenant de police.

Cette audience était publique ; c'était un sujet de récréa-

(1) SABATIER, *op. cit.*

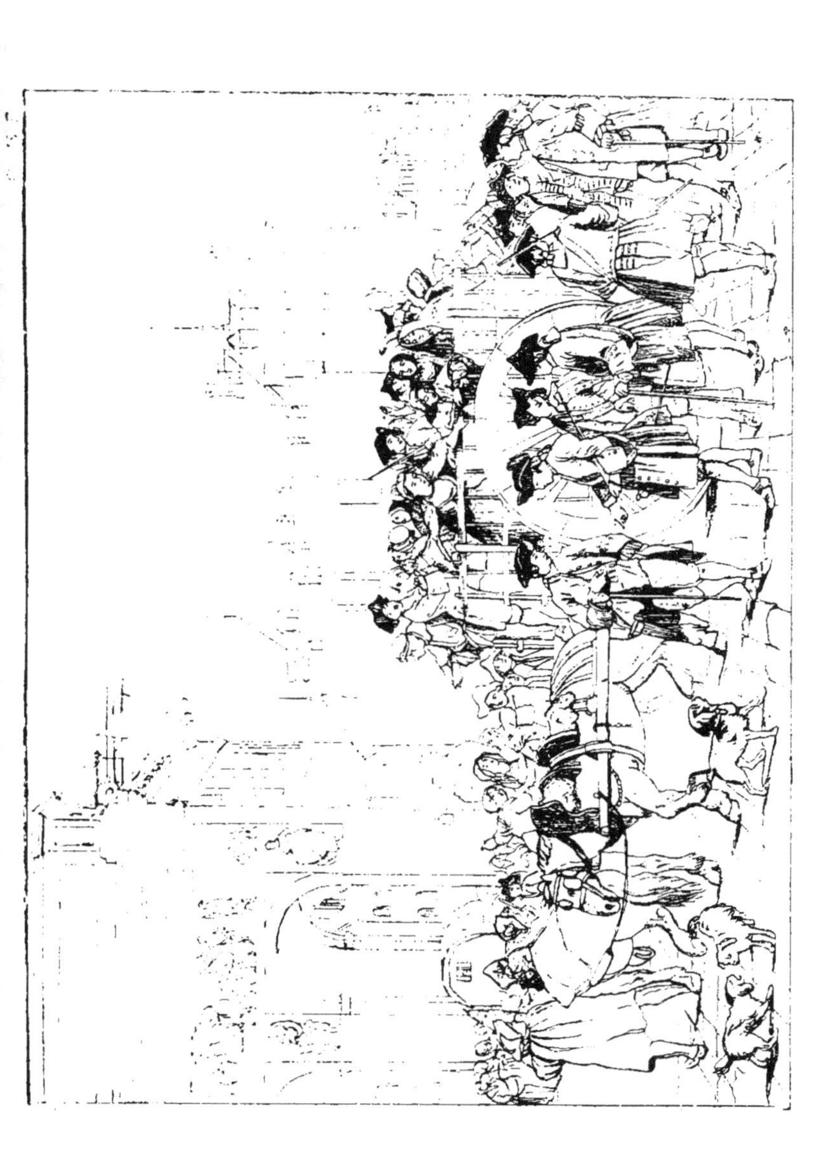

tion pour les vieux libertins et les jeunes filles, qui s'y rendaient en nombre. On amenait les femmes dans une voiture ou un chariot couvert, jusqu'au bas de l'escalier du Châtelet, et de là elles étaient conduites, sous bonne escorte, à la salle du tribunal.

On les entendait jurer, crier, se débattre, menacer ou insulter les passants, proférer les paroles les plus lubriques, les provocations les moins déguisées ; tandis que d'autres se lamentaient, déchiraient leurs habits, imploraient la pitié des spectateurs.

Il y en avait qui se découvraient de la manière la plus indécente et bravaient en quelque sorte la colère ou l'indignation du magistrat par leurs postures, leurs grimaces ou leurs propos injurieux. Celui-ci, impassible, prononçait gravement sa sentence : *A l'hôpital !* et distribuait, selon son humeur ou l'inspiration du moment, trois, six ou douze mois, à l'aventure.

Ces prévenues n'avaient pas de défenseur ; elles devaient écouter leur sentence à genoux ; elles n'avaient, en aucun cas, de recours à une autorité suprême.

Outre les filles qu'on enlevait la nuit, par ordre de police, il y en avait une catégorie qu'on ne pouvait arrêter chez elles que *par ordre du roi :* c'était le plus souvent à l'instigation de maris ou d'amants trompés, de parents scandalisés, que ces arrestations arbitraires étaient pratiquées. C'était la lettre de cachet mise à la disposition des particuliers assez fortunés ou assez puissants pour mettre en mouvement l'autorité.

Ces abus de pouvoir, ces atteintes à la liberté individuelle, cette répression, livrée à l'arbitraire, d'un fléau qui trouvait un perpétuel aliment dans les excès de la nature même, devaient produire un résultat inverse de celui que l'on recherchait.

L'exemple partait, d'ailleurs, de trop haut pour ne pas être suivi ; pendant trop longtemps, nos rois avaient encouragé les désordres et la licence par l'éclat de leurs désordres que, loin de dissimuler, ils se faisaient gloire d'afficher.

Henri III avait-il mis de la vergogne à caresser publiquement ses mignons ?

Catherine de Médicis n'invitait-elle pas aux jeux — qui n'étaient pas des jeux innocents — des honnestes dames et damoiselles de la Cour ? Ne tolérait-elle pas qu'on frappât des médailles en l'honneur de cette fière duchesse de Valentinois, qui s'indignait d'être traitée de concubine et se faisait honorer comme une reine ?

Et le bon roi Henri, qui a pourtant une belle page dans l'histoire et dont on nous vante à tout propos les qualités si françaises, doit-il être aussi loué d'avoir produit dans les assemblées, dans les cérémonies officielles, sa *charmante Gabrielle*, qu'il combla de dignités pendant sa vie et dont il porta le deuil comme d'une femme légitime ?

Les exemples de Louis XIV furent de plus dangereuse conséquence encore, parce qu'on devait d'autant plus imiter ce monarque, qu'il rapportait tout à lui, et prétendait tout modeler à son image. Quelle influence dut avoir

sur la moralité publique le spectacle de ce roi, logeant ses
maîtresses dans son propre palais, se faisant suivre d'elles
dans ses campagnes, les faisant placer dans le même carrosse que l'épouse, pour donner au peuple l'agrément d'ac-
clamer ensemble les *trois reines !*

La voie était désormais ouverte à tous les déportements ;
et nous assisterons tour à tour aux orgies du Palais-Royal,
aux bacchanales du Luxembourg, aux scandaleuses liai-
sons du roi Bien-Aimé qui, abdiquant toute majesté, ira
chercher dans un bouge la fille Vaubernier, pour l'élever
au rang de comtesse du Barry !

On comprend de quel faible secours pouvait être l'arsenal
des lois pour lutter contre une peste qui, du haut en bas
de l'échelle, avait tout pénétré, tout gangrené. Les varia-
tions d'une législation tour à tour prohibitive, protectrice
ou tolérante, s'opposaient à l'effet même des règlements
qu'on édictait. Les mesures de rigueur dépassaient le
plus souvent le but ; quant aux pratiques de tolérance,
elles ne furent appliquées qu'à de longs intervalles, dans
des moments de lassitude ou d'impuissance, ce qui fit
mal interpréter l'esprit qui les avait dictées.

Nous n'aurions garde d'aborder, à l'occasion d'une
revue historique, le délicat problème, toujours à l'étude :

la prostitution doit-elle être libre ou réglementée ? Nous es-
timons qu'il faut, avant tout, instruire et moraliser la jeunesse ; qu'il est nécessaire de la mettre en garde contre le
danger, et se débarrasser avant toute chose de ce préjugé
qu'il y a des *maladies honteuses*.

Il n'y a que des maladies, et des maladies d'autant plus
curables qu'elles nous seront plus tôt dévoilées.

Le jour où on ne considérera plus, comme les
lépreux de jadis, les infortunés, victimes d'une malchance,
un progrès immense sera réalisé.

Plus de maisons closes, plus d'hôpitaux clos ; pour tous
et toutes, le droit commun ; voilà notre *delenda Carthago*.

Mais c'est une autre Bastille à conquérir !...

COMMENT ON SE PRÉSERVAIT DE « L'AVARIE »
AU SIÈCLE GALANT

Quand Théophraste Renaudot, ce philanthrope doublé
d'un homme d'affaires, se mit en instance auprès de la
reine mère pour obtenir le privilège de sa *Gazette*, il solli-
cita en même temps l'autorisation de fonder des sortes de
Bureaux d'adresses, où l'on pourrait aisément se procurer
les objets de toute nature qu'il annonçait.

Or, parmi ces objets, il n'avait eu garde d'oublier toute
une série de remèdes, qu'il avait eu soin, rendons-lui
cette justice, de choisir parmi les plus efficaces, et pour
lesquels il s'engageait à donner un supplément d'infor-
mation à qui voudrait bien prendre la peine de venir
se renseigner à ses *Bureaux*.

En même temps que Renaudot cherchait à écouler ses
produits, par le moyen de publicité aussi ingénieux que
neuf qu'il venait d'imaginer, un autre, non moins habile,
mais beaucoup plus charlatan, Nicolas de Blégny, avait
l'idée de composer une sorte *d'Almanach*, qu'il avait bap-
tisé *le Livre commode des adresses* et où étaient détaillées

par le menu toutes sortes de drogues et de médications
empiriques, dont il s'était, sans autre façon, assuré le mo-
nopole de vente.

Où le médecin Renaudot mettait des formes, l'apothicaire de Blégny ne gardait aucune mesure. Avec l'hypocrisie en moins, le négoce de l'un n'était guère plus
répréhensible que l'industrie de l'autre ; mais on est plus
disposé envers Renaudot à plus d'indulgence, en faveur des
multiples services que devait rendre sa nouvelle invention.

Et puis, il faut bien le dire, ce n'est qu'incidemment
que Renaudot donne l'hospitalité dans sa *Gazette* à quelque réclame de mauvais aloi ; encore est-il le plus souvent, comme nous l'avons dit plus haut, de bonne foi,
tandis que Blégny est un adroit compère, qui s'entend comme personne à vanter sa marchandise et à la
débiter aux crédules qui se laissaient prendre aux appâts
de ses boniments.

Cet aventurier sans scrupules a eu tous les bonheurs :
non seulement il a réussi à occuper ses contemporains
de son encombrante personnalité ; mais encore il a trouvé,
longtemps après avoir disparu, de complaisants biographes,
pour préserver sa mémoire de l'oubli où sombrent d'ordinaire les trop bruyantes renommées.

C'était pourtant un de ces empiriques vulgaires, qui
viennent on ne sait d'où et s'en retournent au néant qui
les a vus naître. Était-il chirurgien ? Était-il apothicaire ?
S'appelait-il de Blégny ? Naquit-il à Paris ou vit-il le jour
sur les bords du Rhône ? On n'a là-dessus que des con-

jectures, bien qu'il ait pris le soin de nous instruire en maintes circonstances des moindres particularités de son existence tourmentée (1). Il se donnait tous les titres qui lui paraissaient propres à capter la confiance du public et ne s'embarrassait pas de ses droits. L'essentiel était qu'il mît en pratique la maxime connue : *Vulgus vult decipi, decipiatur.* Et si le moyen employé était immoral, au moins pouvait-il dire que le succès justifiait ses entreprises.

Une des premières maladies auxquelles Blégny s'attaqua est, ne l'a-t-on pas pressenti, une de celles qui étaient le plus répandues à son époque comme à la nôtre, *l'avarie,* comme l'a nommée, par un agréable euphémisme, un dramaturge de notre connaissance ; Blégny l'appelait, lui, la « grosse maladie ». Il la guérissait, disait-il, « sans régime et sans retraite », par le seul moyen du mercure d'or (2).

Des charlatans parisiens, exploitant l'appréhension qu'on avait, en ce temps-là, de la « retraite » imposée aux blessés de Vénus, guérissaient, à les entendre, « la plus antique, la plus opiniâtre et la plus abandonnée v...... avec des remèdes bénins, familiers et d'un prix modique ». Ils promettaient — déjà ! — de guérir la maladie vénérienne la plus invétérée, en quatre, cinq ou six semaines, sans

(1) Voir l'article que nous lui avons consacré, dans la *Chronique médicale* (1902).

(2) ABRAHAM DE PRADEL, *Le livre commode des Adresses de Paris,* édit. Fournier, t. I.

crainte de la récidive. Plus prudent, Blégny ne fixait pas de délai ; il n'était pas ainsi exposé aux déceptions. Mais il voyait d'un mauvais œil tous ces « affronteurs » — ainsi désignait-il les guérisseurs qui osaient lui faire concurrence, — et les accablait de ses épigrammes.

Le portrait qu'il trace de l'un d'eux mérite d'être recueilli :

« Ce nouveau docteur, écrit-il, qui avoit fait afficher l'année dernière, en 1676, en placarts jaunes, avoit bien prevû qu'il falloit promettre quelque chose de surprenant pour s'attirer des dupes ; il assuroit qu'il guérissoit en cinq heures les maladies (1) vénériennes et cela sans retour et sans suites fâcheuses. Mais il avoit aussi, comme les autres, un moyen pour se tirer d'embarras ; il vouloit qu'elles fussent nouvelles et que personne n'y eust encore fait de remèdes et quand, après avoir escroqué quelque argent et donné son bolus, les malades se plaignoient de la continuation de leurs maux, il soutenoit à tort et à travers qu'avant luy on y avoit travaillé, ou que la matière y avoit esté receue plusieurs jours auparavant (2). »

Le charlatan visé par Blégny n'était pas le seul à recourir à ces pratiques. D'autres allaient plus loin et ne

(1) Blégny emploie le mot technique.
(2) Cf. Le Maguet, *Le Monde médical parisien sous le grand Roi.*

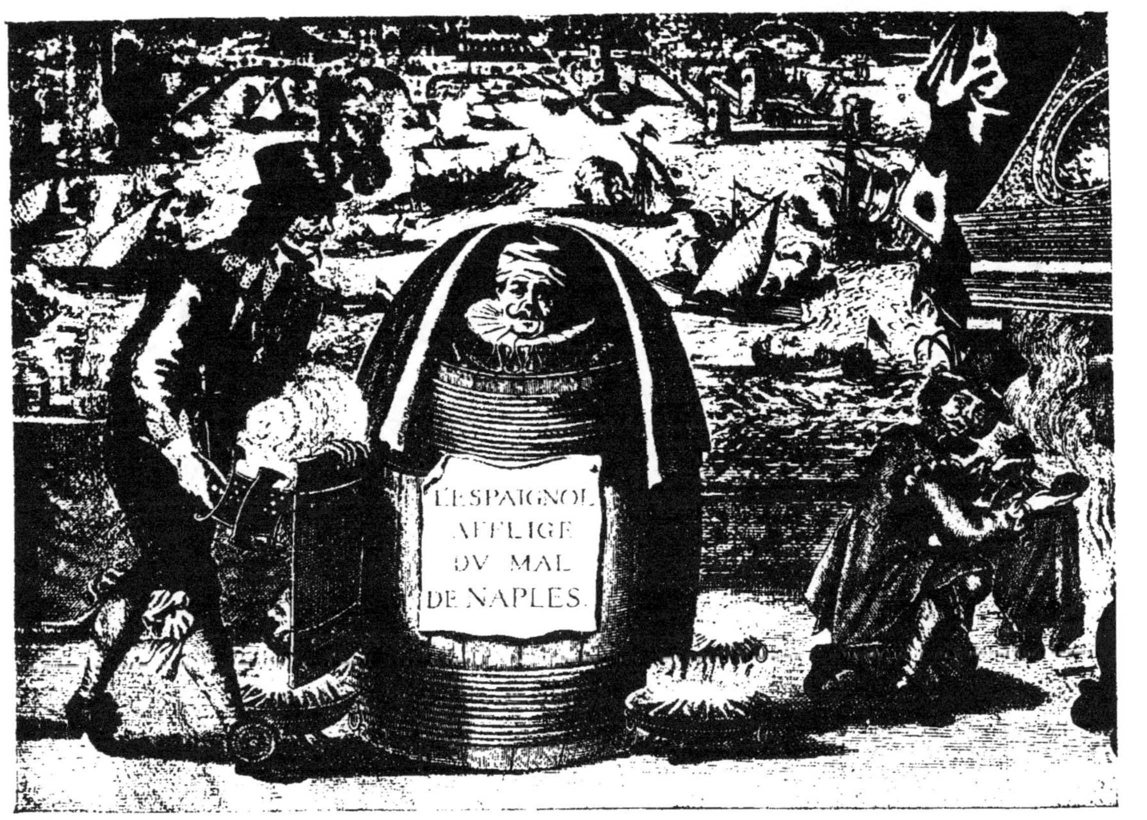

L'ESPAIGNOL
AFFLIGE
DV MAL
DE NAPLES.

craignaient point, par exemple, de s'entendre avec un
apothicaire de leur connaissance, pour vider plus à l'aise
et mettre plus à sec la bourse de leurs pratiques communes. Ils criaient bien haut qu'ils donnaient leurs soins
gratuitement, et, en effet, ils ne recevaient de l'argent de
personne : à peine les riches leur payaient-ils une modeste redevance. Mais ils laissaient entendre à leurs malades, « qu'en sacrifiant pour eux leur temps, leurs soins
et leurs peines », ils ne pouvaient pas leur donner, par
surcroît, les drogues qui leur étaient nécessaires ; et ils
les adressaient chez un droguiste affidé, qui ne manquait
pas de leur vendre « trois escus la livre de chiendent et
une demy pistole celle de l'autre plante, qu'ils font passer
pour esquine et salseparcille » ; ils faisaient ensuite « tenir l'argent reçu à ces fourbes, en retiran: d'eux les
drogues vendues et la rétribution de laquelle ils estoient
convenus pour le droit d'aides et de complices » (1).

D'autres étaient plus avisés encore, et ici le moyen
employé dépasse toute imagination. Leurs femmes (c'est
toujours de Blégny qui nous renseigne), et ce témoignage nous est bien, il faut l'avouer, quelque peu suspect — leurs femmes avaient le soin « de procurer
la v...... aux jeunes gens par des intrigues scandaleuses;
et on m'a mesme dit qu'un de ceux qui font ici le plus
de bruit, faisoit distribuer des billets pour la guérison
des maladies vénériennes, à une revue générale que le

_____

(1) On pratiquait déjà la *dichotomie !*

roy fit il y a quelques années, dans la plaine d'Ouille, tandis que sa femme semait par tout le camp ces pernicieuses maladies, par le moyen de sept ou huit filles publiques et gastées qu'elle y avoit amenées exprès » (1).

Nous ne savons jusqu'à quel point la téméraire affirmation de Blégny est fondée ; en tout cas, nous en retiendrons que, déjà à cette date, il existait des spécialistes pour « avariés » ; que, dès cette époque, on traitait « les malades des deux sexes » par des spécifiques dont on vantait l'efficacité, tout comme aujourd'hui la prônent, dans nos édicules, de prétendus « confrères » que n'entravent ni la morale ni les préjugés.

*
* *

Dès le XVII⁰ siècle, les charlatans avaient deviné la part qu'ils pouvaient tirer de cette mine dont la veine n'est pas à cette heure épuisée. Un médecin anglais, qui visitait la France vers 1698, ne manque pas de le consigner sur ses tablettes :

« Tout le monde ici s'en mêle, et dit avoir son spécifique pour ces maladies : apothicaires, barbiers, femmes, moines. Je m'amusois à lire sur les murs en tous lieux de

(1) *L'Art de guérir les maladies vénériennes, expliqué par les principes de la nature et de la mécanique,* par N. DE BLÉGNY. In-12 (1677).

la ville, mais surtout dans le faubourg Saint-Germain, les affiches de ces charlatans, imprimées en lettres grosses comme la main :

DE PAR LE ROY

Remède infaillible et commode pour la guérison des maladies secrètes, sans garder la chambre.

« Une autre :

PAR PERMISSION DU ROY

Manière très aisée et très sûre pour guérir sans incommodité et sans que personne s'en aperçoive les maladies vénériennes, etc.

« Une autre :

PAR PRIVILÈGE DU ROY

L'antivénérien du médecin indien pour toutes les maladies vénériennes telles qu'elles (sic) puissent être, sans aucun retour et sans garder la chambre. Il est très commode et le plus agréable du monde (1). »

Les spécifiques antivénériens étaient du reste connus dès le XVIe siècle (2). On savait, par exemple, que le copahu, entre autres remèdes, après avoir passé pour une

---

(1) LISTER, *Voyage à Paris*, 1698 (édit. de la *Soc. des Bibliophiles*, 1873. pp. 210 et suiv.).

(2) V. *Les Contes d'Eutrapel*, édit. de 1732, t. II, p. 132 ; cité par Édouard FOURNIER, *Le Vieux-neuf*, t. II.

panacée à tous les maux (1), était infaillible contre la go-
norrhée. Les guérisseurs, dont le nom s'étale dans nos
modernes vespasiennes, n'ont décidément rien inventé.

⁂

On pourrait dire de certains médicaments ce que l'on a
dit de certaines découvertes : qu'ils ne réussissent jamais
si bien que quand ils viennent en leur temps. Songerait-

(1) « L'huile de copahu est un baume admirable, quand elle n'est
pas falsifiée, lisons-nous dans le *Fureteriana*. On en trouve peu de
bonne à Paris, son odeur approche de celle du cidre. J'en ai deux
petites bouteilles que je conserve très précieusement, depuis que j'en
ai fait des expériences presque incroyables. Il est ordinaire que cette
huile guérit des plaies en moins de vingt-quatre heures, quand on y
en met d'abord sans autre appareil. C'est ce que j'ai expérimenté sur
plusieurs soldats blessés. C'est aussi ce qui a fait passer pour sor-
ciers quelques fraters et quelques soldats qui en avaient et qui s'en
sont servi dans les armées.

« J'ai éprouvé sur moi-même qu'elle est admirable pour les exco-
riations, pour les contusions. Une personne se coupa le doigt il y a
quelque temps jusqu'à l'os et négligea sa blessure ; de manière que,
me trouvant chez lui lorsqu'il y regardoit, je vis qu'elle étoit en très
mauvais état et que les suites en étoient fort à craindre. Je me hasar-
dai de lui vouloir guérir son mal avec mon huile. Il avoit le doigt
et la main enflés, la plaie ouverte, les chairs noirâtres ; j'y mis de
l'huile avec un peu d'onguent vert pour ne pas la laisser refermer
tout d'un coup en l'état qu'elle étoit ; en moins de quatre jours son
doigt fut guéri et les chairs revenues » (*Vieux neuf*, loc. cit.).

on à s'étonner que certaines préparations aient joui de leur plus grande vogue précisément sous le règne du roi paillard entre tous, le bien aimé Louis XV? Jamais vit-on, plus qu'à cette époque, surgir des remèdes précieux, héroïques et sûrs contre « le mal français »?

A tous les coins de rue, se lisent des affiches dans ce genre : « Traitement populaire du mal vénérien pour les adultes, pour les enfants, administré gratuitement dans Paris par ordre du gouvernement. »

Ici, on vend les *bains antivénériens* de Baumé, qui ne sont autre chose qu'une solution de sublimé ; là, on débite le chocolat antivénérien (1) ; un peu plus loin, se

(1) Ce chocolat était en vente chez un apothicaire du nom de Martin. « Martin, apothicaire de Monseigneur le comte d'Artois, rue « Croix-des-Petits-Champs, vis-à-vis celle du Bouloi, vend des phar- « macies portatives garnies en or, argent, meublées en crystaux, « porcelaines, etc. Il vend aussi toutes sortes de chocolats : le cho- « colat de santé, le chocolat purgatif ; on se purge *agréablement* en « en prenant une tablette, et le *chocolat antivénérien*, qu'il tient de « l'agrément de M. Le Fébure, baron de S. H., docteur en médecine « et de plusieurs académies !...

« M. Le Fébure était déjà *avantageusement connu dans la répu-* « *blique des lettres et jouissait d'une réputation très méritée* pour la « guérison des maladies vénériennes ; mais qui pourrait aujourd'hui « *balancer à se confier à* ce docteur *qui possède*, comme nous le « voyons par son ouvrage immense, la pratique de tous les auteurs « qui *se sont mêlés* de traiter cette affection et qui nous les a rédigés « avec tant d'art que nous pouvons dire que nous possédons le traité « des traités sur cette matière, puisqu'il a rassemblé ce que chacun a « dit de meilleur. Ce livre est par conséquent indispensable pour « ceux qui guérissent et qui sont dans le cas d'être guéris de ces

délivre le remède antivénérien *végétal* du sieur Agirony (1).

C'est dans le même temps qu'un grand seigneur, le duc de Bouillon, obtenait un privilège pour les sachets destinés à détruire la vermine (*pediculi pubis* et autres parasites) ; *sachets sans mercure*, était-il dit dans le brevet (2).

.·.

Pendant tout le xviiiᵉ siècle, les charlatans purent se donner libre carrière ; jamais temps ne fut plus propice à leurs exploits.

« maladies et utile enfin aux médecins de tous les ordres. » Cf. Goulin, *Mémoires littéraires et critiques pour servir à l'histoire de la médecine*, 1775, p. 255.

(1) Dans l'*État de médecine* pour 1776 (p. 214 et suiv.), nous relevons cette annonce :

> *Secrets autorisés par lettres*
> *patentes et privilège du Roi,*

Agirony, botaniste, rue du Four-Saint-Honoré, vend son remède antivénérien végétal, et son baume sudorifique pour les fluxions de la tête, par Lettres patentes du 21 juin 1769, enregistrées au Parlement, le 9 juillet 1770, pour quinze années consécutives. Il donne un petit livre avec ce titre : *Des bons effets du remède végétal*, in-12, 41 p. S. d.

(2) Locke, *Voyage à Paris*.

Deux d'entre eux surtout méritent plus qu'une brève mention, car leur nom se trouve lié à l'histoire même de la société galante de cette époque.

L'un est le sieur Keyser, dont Louis XV avait acheté le secret, pour en faire profiter ses sujets (1). Le sieur Keyser vaut la peine qu'on vous le présente.

« C'était, dit un mémorialiste (2), un empirique fameux par ses dragées antivénériennes. M. le maréchal de Biron (3) l'avait mis fort en vogue, par l'expérience

(1) En 1786, le maréchal de Ségur avertit qu'on trouvera à l'avenir et par ordre du Roi, « des dragées antivénériennes du sieur Keyser, chez le sieur Yvrié, chargé d'en faire la distribution. »

Dans une autre circonstance, le roi ordonne que la composition du remède de M. l'abbé Quiret « pour guérir la *galle* » et la manière de l'administrer, sera imprimée et envoyée au prieur de la Charité de Grenoble.

Enfin, en 1788, c'est M. le comte de Brienne lui-même qui avertit M. de la Bove, « que le sieur Mittié, docteur régent de la Faculté de Paris, a découvert un remède antivénérien, uniquement composé de végétaux, et dont il a déjà fait l'expérience par ordre du gouverneur, en 1782, dans le dépôt de mendicité de Saint-Denis. Sa Majesté a ordonné qu'il fût fait une nouvelle épreuve du remède dans l'hôpital militaire de Grenoble sur les soldats vénériens de cette place ». Le Père Elisée était alors le chirurgien-major de l'hôpital de Grenoble (Cf. la *Médecine à Grenoble*, par le Dr Bordier, p. 146).

(2) *Mémoires secrets de Bachaumont*, t. III (édit. Ravenel), p. 382.

(3) Le maréchal de Biron avait créé un hôpital spécial pour son régiment des gardes françaises ; cet hôpital était situé rue des Bourguignons, au faubourg Saint-Marceau.

« Ce seigneur, voyant périr d'un mal funeste un grand nombre de soldats de son régiment, quoiqu'on les eût traités suivant la méthode des frictions mercurielles, a cru devoir, depuis cinq ans, les confier

qu'il avait fait faire de son remède en faveur des soldats de son régiment, dont le grand nombre est souvent infecté des suites de libertinage et de la débauche.

« Il était devenu l'Esculape de cette troupe, et il y avait des hôpitaux établis, dont il avait l'administration et où il exerçait ses cures. La Faculté de Médecine, toujours opposée aux curations qui ne s'exercent pas suivant ses principes, avait beaucoup de ses membres adversaires du sieur Keyser ; en sorte que l'utilité de son remède n'était pas sans beaucoup de contradictions et devenait un problème très embarrassant pour ceux qui en auraient eu besoin, malgré l'avantage apparent qu'il présentait et les facilités à s'en servir, ainsi que le coût très médiocre dont il était. »

Keyser (1) avait donné ses soins à des clients de marque ; il en est au moins un sur lequel nous possédons, par un heureux concours de circonstances (2), des informations précises.

aux soins du sieur Keyser, dont le spécifique antivénérien était dès lors fort accrédité. Les lumières, l'expérience et la probité du sieur Keyser paroissent avoir justifié la confiance dont M. le maréchal de Biron a bien voulu l'honorer. Le sieur Keyser demeure près le Pont Rouge, rue et isle Saint-Louis. » Jèze, *État ou tableau de la Ville de Paris*, p. 8 (cité par Alf. Franklin, *Les médicaments* ; Plon, éd.).

(1) Dans l'*État de médecine*, pour 1776, nous relevons : « Veuve Keyser, *Isle S. Louis*, vend les dragées anti-vénériennes ; on sait que M. Richard a publié la recette par ordre du Roi, dans le second volume de ses observations, M. Thion de la Chaume d'après lui et M. Le Fébure de Saint-Ildephont, dans sa biographie. »

(2) Grâce à l'opportune publication du livre de M. Caron, les Pe-

Il s'appelait M. de Fontanieux et était intendant du garde-meuble de la Couronne ; un gros personnage, comme on voit. Il avait pincé ce qu'on appelait alors une « galanterie », dans des conditions que nous allons rapporter.

« Le baron Warscberg, malgré qu'il entretenait la D^{lle} Laforest, voyait encore les filles de la Varenne ; il puisa dans le flanc de Mlle Dorville ce poison destructeur, qu'il procura à la D^{lle} Laforest, qui, de son côté, en fit présent à M. Saimson, mousquetaire, avec qui elle guerluchonnait, lequel par la même voie en fit cadeau à la D^{lle} Laforest de la Comédie-Italienne, qui, sans façon, la voitura à M. de la Ferté, intendant des Menus-Plaisirs, qui de même, par inadvertance, en gratifia la D^{lle} Rozetti, qui de même la souffla à de Fontanieux, qui, moins généreux que les ci-devant nommés, a jugé à propos de lui faire couper la racine par le sieur Keyser, fameux pour ces sortes de maladies. »

*
* *

Keyser avait un rival qui, lui aussi, était très appelé et avait peine à suffire à sa nombreuse clientèle : c'était le

<hr>

tites maisons galantes de Paris au xviiie siècle, qui fourmillent de si amusantes indiscrétions (Paris, Daragon, éditeur, 10, rue Notre-Dame de Lorette).

sieur Guilbert de Préval, médecin de la Faculté de Paris.

Celui-là prétendait avoir trouvé un préservatif infaillible contre le virus vénérien. Il entreprit même, à ce sujet, une expérience qui fit grand bruit.

Un riche célibataire, M. de Saint-Laurent, qui possédait une de ces petites maisons galantes (1), comme les grands seigneurs de ce temps-là en avaient tous, avait prêté sa demeure au médecin de Préval, pour ses essais.

Le 6 mai 1771, en présence du duc de Chartres et du prince de Condé, il s'était fait présenter une fille publique, « la plus hideusement affectée du mal immonde », et s'étant, « comme les anciens lutteurs, frotté de son huile miraculeuse, il s'était livré à plusieurs reprises aux actes les plus voluptueux et les plus lascifs que la passion puisse suggérer ».

De son côté, le lieutenant de police avait ordonné qu'on fît des essais avec le fameux préservatif, et le duc de Beaufort, fils du duc de Duras, l'avait expérimenté à son tour, mais sans succès.

Guilbert de Préval, un mois après sa première expérience, l'avait réitérée devant le chirurgien du comte de la Marche. Cet Esculape lui avait choisi une fille « gan-

(1) M. de Saint-Laurent avait fait inscrire sur la porte de sa maison l'inscription italienne :

Son'piccola ma garbata,
Je suis petite, mais jolie.

(*Les Petites maisons galantes*, de CAPON, p. 24.)

grenée de la peste vérolique jusque dans la moelle des os ». Guilbert de Préval se soumit pendant neuf jours à la visite du chirurgien-expert, qui ne constata rien d'anormal et fit son rapport en ce sens.

Inquiète de ces expériences, la Faculté ordonna que Guilbert de Préval serait rayé du tableau, prétextant qu'une telle prostitution publique d'un de ses membres était déshonorante et infâme.

Dans le décret, rendu à cette occasion, figurait ce considérant :

« La Faculté, n'ayant jamais eu rien de plus à cœur que de maintenir la pureté des mœurs et la bonne réputation de ses membres, et d'écarter loin d'eux jusqu'au moindre soupçon d'infamie, s'est, dans tous les temps, occupée avec le plus grand soin à leur inspirer l'éloignement et l'horreur que méritent la conduite perverse et l'imposture des empiriques et des charlatans.

« Quelle vive douleur n'a-t-elle pas éprouvée, en apprenant que M. Guilbert de Préval, l'un de ses membres, avait oublié la dignité et la noblesse de son état au point de vendre un prétendu remède anti-vénérien, qu'il vantait avec autant de fausseté que d'impudence, comme préservatif ; qu'il n'avait pas rougi de se prostituer publiquement, par une expérience infâme et monstrueuse, avec une fille de mauvaise vie, pour procurer à son remède plus de réputation et de crédit ! »

Cet arrêt de la Faculté n'était qu'un des multiples incidents (1) de l'interminable procès dont nous allons rappeler en quelques lignes les épisodes principaux.

Guilbert de Préval l'avait d'abord emporté sur son redoutable adversaire, et il était intervenu deux jugements provisoires dont il se prévalut. Pendant quatre ans, néanmoins, la procédure suivit son cours. Enfin, le 2 mai 1776, le Parlement rendait un arrêt, rétablissant le docteur de Préval dans la jouissance et la perception de tous les droits utiles, des émoluments, sportules, jetons, dont il avait été privé depuis le 8 août 1772, jour du premier décret, qui le rétablissait, en outre, dans le droit de recevoir les thèses, d'y être placé suivant son rang de dispute et de recevoir également les annonces et affiches des cours (2).

Par le même arrêt, la Cour ordonnait qu'il serait tenu une troisième assemblée, suivant les traditions de la Faculté, dans laquelle il serait permis au sieur de Préval de se présenter, pour se défendre contre les griefs qui lui étaient imputés.

Cette troisième assemblée fut tenue le 5 juin 1776. Les

(1) Cf. le *Catalogue des Factums et autres documents judiciaires*, par CORDA, t. IV, p. 563 (1896).
(2) *L'Espion anglais*, t. VI. A Londres, 1783.

décisions précédentes y furent simplement et purement confirmées. C'est alors que le sieur de Préval, recourant de nouveau à la protection des tribunaux, obtenait un second arrêt, plus ambigu que le premier, mais qui le rétablissait dans tous ses droits.

Fort de cette décision, notre homme se présentait à la Faculté, le jour d'un acte public, en robe et dans ses fonctions de docteur-régent. Ayant pris paisiblement sa place, sans aucune protestation ou réclamation de la part de ses collègues, il s'enhardit et vint quelques jours après à une séance plus importante ; celle où devait se régler l'élection d'un nouveau doyen.

L'assemblée était composée de 71 docteurs. De Préval put se glisser subrepticement au milieu de ses confrères sans être tout d'abord remarqué. Mais on ne tarde pas à l'apercevoir et sa présence cause un sentiment mêlé d'étonnement et d'indignation. Presque tous les docteurs se lèvent de leur siège et le Doyen lit alors à haute voix le décret, aux termes duquel la Faculté persistait dans l'exclusion qu'elle avait prononcée.

A peine le doyen a-t-il achevé sa lecture, que Guilbert proteste avec véhémence, prend à partie chacun de ses collègues, les somme de déclarer s'ils veulent désobéir aux ordres de la Cour. A cette interpellation, le mécontentement éclate de toutes parts et plusieurs voix demandent qu'on donne ordre aux appariteurs de chasser le factieux.

De Préval ne se tint pas pour battu. Il en appela au Parlement, qui donna tort à la Faculté. En manière de représailles, les membres du docte corps ne parlaient de rien moins que de suspendre tous les services médicaux publics. Mais cette motion ne prévalut pas ; la grève fut conjurée et la Faculté se contenta de consigner dans ses archives le décret dont nous avons fait connaître plus haut la teneur (1).

* *

En dépit de cette opposition de ses pairs, Guilbert de Préval avait pour lui l'opinion et les grands. Un souverain

(1) Dans un *Précis*, qui n'est qu'une sorte de commentaire du décret en question, la Faculté exposait ainsi les motifs de sa décision :

« Ce n'est point pour avoir découvert un remède soit préservatif, soit curatif, que la Faculté a rayé le sieur de Préval, c'est parce qu'il a osé s'annoncer comme inventeur et distributeur d'un remède secret, ayant la propriété de préserver de gagner aucun mal vénérien ; secret chimérique et dès lors funeste.

« C'est pour avoir, dans la vue d'accréditer la vente de ce prétendu spécifique, osé faire sur sa personne des essais publics, dont l'homme le plus dissolu ne pourrait soutenir, l'on ne dit pas le spectacle, mais le récit.

« C'est pour avoir, par cette expérience infâme, offert avec l'impunité un appât pour le vice, avoir anéanti les mœurs autant qu'il était en lui et ouvert la porte au libertinage.

« C'est enfin pour avoir déshonoré le titre et la profession du médecin, en se prostituant, pour accréditer un secret qu'il vendait, comme médecin... Tels sont les motifs qui ont excité la sévérité de la Faculté de Médecine. »

Ces décisions avaient été prises à la presque unanimité des membres ; 6 d'entre eux seulement, sur 130, s'étaient déclarés en faveur du rebelle.

de l'Europe, instruit des propriétés de son remède, l'avait
fait expérimenter par son premier médecin et par ses médecins et chirurgiens ordinaires. Il avait fait séquestrer et
traiter les sujets atteints avec le remède de Préval, et le
procès-verbal constate qu'après le traitement, les malades
avaient « le teint brillant » et « une santé parfaite » ; un
an plus tard, la guérison s'était maintenue.

Des expériences furent également faites dans les hôpitaux (1) ; on prit, notamment à Bicêtre, des malades des
deux sexes, six hommes et quatre femmes.

(1) Et nous pourrions ajouter dans les maisons de tolérance, à
preuve ce curieux passage de l'*Espion anglais* ou *Correspondance entre
deux milords* (t. I, pp. 292 et suiv.) :

« Ces jours derniers je dînai chez une femme avec le Président de
la Tournelle ; il fut question de la maison de Mme Gourdan et l'on
fit la partie entre hommes d'y aller avec lui. Je trouvai ce lieu digne
de vous être décrit en certaines parties, en raison des recherches et
des ressources de libertinage qu'on y trouve.

« Je ne vous parle point du *sérail*, le mot seul caractérise cette
salle d'assemblée commune à toutes les maisons de cette espèce...

« Je passe à la piscine. C'est un cabinet de bain où l'on introduit
les filles que l'on recrute sans cesse pour la Gourdan dans les provinces, dans les campagnes et chez le peuple de Paris.

« Avant de produire un pareil sujet à un amateur, qui reculerait
d'effroi s'il le voyait sortant de son village, ou de son taudis, on le
décrasse en ce lieu. On lui adoucit la peau, on la blanchit, on la par-
fume ; en un mot, on y maquignonne un cendrillon comme on pré-
pare un superbe cheval.

« On nous ouvrit ensuite une armoire où étaient les différentes
essences, liqueurs et eaux à l'usage des demoiselles. On nous fit remarquer l'*eau de pucelle* : c'est un fort astringent avec lequel la
dame Gourdan répare les beautés les plus délabrées, et rend ce qu'on

Les hommes furent transportés à l'hôpital de Biron ; les femmes, chez une garde-malade de la rue de Beaune, la femme Marchais (1).

ne peut perdre qu'une fois. A côté était *l'essence à l'usage des monstres* : c'en est une dont on fait rarement emploi ; cependant on nous dit que cette savante appareilleuse en faisait quelquefois l'application sur de petites novices dont elle hâtait ainsi la maturité en faveur des personnages du plus haut rang dont l'appétit avait besoin d'être excité par la fraîcheur, l'élasticité, l'ingénuité de l'enfance, mais chez qui la vigueur ne répondait pas aux désirs.

« En revanche, nous ajouta-t-on, voici une liqueur dont il se fait ici une grande consommation. On nous montra en même temps une multitude de flacons du spécifique du docteur Guilbert de Préval. Il prétend qu'il est à la fois indicatif, curatif et préservatif du mal... de Vénus. On nous assura que la dame Gourdan, très intelligente, s'en servait dans le premier cas ; que par des injections qu'elle faisait à une... aspirante qui se présentait chez elle, elle jugeait bientôt si elle n'était point saine, à des convulsions involontaires que la nymphe éprouvait sur-le-champ ; que d'autres fois, par une expérience plus sûre encore, elle en donnait en boisson, et que, dans les vingt-quatre heures, les symptômes les plus caractérisés se développaient sur une beauté fraîche, paraissant jouir de la meilleure santé ; que dans le troisième cas, enfin, elle n'avait pas d'autre recette, celle-ci étant la plus commode, la plus courte et la moins dispendieuse ; qu'au moyen de cette utilité variée, elle faisait grand cas de l'inventeur du spécifique et avait avec lui une intimité très étroite... »

(1) Il est manifeste que la drogue du sieur Préval devait être à la fois curative et prophylactique.

En quoi consistait le préservatif ? Nous ne saurions le dire au juste. Mais si nous ignorons sa composition, nous sommes mieux fixé sur la façon dont on s'en servait. Dans une instruction sur la manière dont on doit faire usage de cette eau, pour se préserver du mal vénérien, il est dit :

« Quiconque voudra se servir de cette eau prenne un gobelet ou

Le 18 juin 1772, commença cette expérience mémorable, qui fut suivie par des magistrats et des médecins avec tout le soin désirable. Bien que ces derniers eussent refusé de signer le procès-verbal de guérison, les magistrats avaient pu constater les heureux résultats du remède ; c'était tout ce que demandait Préval.

Mais ce succès ne fut que passager ; la Faculté finit par triompher de son tenace adversaire (1).

* *

Guilbert de Préval laissait après lui des imitateurs : avec lui ne pouvait disparaître une maladie qui fait, encore aujourd'hui, la fortune des spécialistes.

autre vase, fait non d'aucun métal, mais de terre ou de verre ; qu'il y plonge la partie qu'il voudra rendre invulnérable au virus vénérien ; qu'il l'en abreuve avec soin et à plusieurs reprises lorsqu'il se sera exposé au commerce d'une femme suspecte ou même décidément gâtée. Quant aux femmes, qu'elles s'en fassent des injections *fréquentes* et profondes. » *Espion anglais*, t. VI, p. 216 (n.).

(1) Guilbert de Préval osa présenter une requête à « MM. de la Grand'Chambre », dans laquelle il ne craignit pas de demander à la Faculté de gros dommages-intérêts. L'avocat général avait rendu des conclusions favorables. Néanmoins, après une heure et demie de délibération, les magistrats prononçaient une sentence toute à la satisfaction de la Faculté. Celle-ci obtenait gain de cause sur tous les points ; les décrets d'expulsion étaient confirmés et le sieur de Préval condamné à tous les dépens.

Un des chroniqueurs de la vie parisienne à la veille de la Révolution (1), nous apprend que, plus que jamais alors, s'exerça « l'empire du charlatanisme », celui-ci ayant surtout pour base « la maladie vénérienne ».

« Partout, écrit-il, des annonces séduisantes remplissent nos mains : on n'entend parler que de spécifiques décorés de belles épithètes.

« On ne parle point de l'application du mercure ; on vous le fait avaler sous les jolis noms de dragées, sirop, élixir, tablettes, chocolat ; bientôt nous aurons la brioche antivénérienne. Que de dupes et de victimes !

« Ainsi, malgré l'observation journalière, qui constate que tous ces prétendus spécifiques tombent bientôt dans l'oubli et le mépris, on s'en sert. On vous offre publiquement une méthode, *douce, aimable, sûre*, qui guérit d'une manière prompte, paisible et radicale ; et l'imprudente jeunesse s'accoutume à croire que le danger est moins sûr que le remède. »

Ces lignes sont toujours d'une inquiétante actualité.

Peut-on espérer que les ligues de défense sociale, récemment créées, arriveront à les faire oublier ? Qui pourrait se flatter d'extirper un mal dont les racines sont si lointaines et si profondes ? Ce sont les mœurs qu'il faudrait réformer et c'est une besogne qui, nous le savons tous, n'est pas l'œuvre d'un homme ni d'un jour.

(1) *Tableau de Paris*, par S. Mercier, t. II : ch. *Annonces des spécifiques*.

— APPENDICE —

Le xviii° siècle, le siècle galant entre tous, devait voir
éclore une invention que d'aucuns considèrent comme un
bienfait, et que d'autres estiment encourager la prostitution : nous voulons parler de ce *vêtement* protecteur, qui
porte encore le nom de l'homme à qui on l'attribue : le
condom.

On a discuté, il y a quelque temps, dans les journaux
spéciaux, cette question : *Condom a-t-il existé ?* Le Dʳ Bré-
mond, qui assure avoir fait une minutieuse enquête à ce
sujet, prétend qu'il a vainement cherché le nom de ce philanthrope méconnu dans les dictionnaires biographiques les
plus accrédités aussi bien de France que d'Outre-Manche
(le sieur Condom était, suppose-t-on, sujet britannique :
perfide Albion, voilà bien de tes coups !).

Pourtant des auteurs sérieux n'ont pas mis en doute son
existence : entre autres MÉRAT qui, dans un article assez
ignoré ou plutôt bien oublié aujourd'hui, fixait sa natio-
nalité et presque la date de sa naissance ; nous en reproduisons les premières lignes :

« REDINGOTES ANGLAISES. — On donne ce nom, à Paris,
à de petits sacs préparés avec l'appendice cœcal de quelques quadrupèdes, et qui servent à préserver les parties
génitales de l'absorption du virus vénérien. M. Cullerier

donne à cette espèce de gant le nom de *capote de santé*. *Il y a environ soixante-cinq ans que cette invention fut faite à Londres par un nommé Condom, dont elle a retenu le nom dans le pays.* M. Swediaur remarque que cette découverte, dont l'utilité eût dû valoir à son auteur la reconnaissance de ses compatriotes, ne fit que le déshonorer dans l'opinion publique, et qu'il fut même obligé de changer de nom, bien qu'il communiquât son procédé sans aucune vue d'intérêt et qu'il n'en fît point l'objet d'une spéculation mercantile. »

L'article étant écrit vers 1812, Condom serait donc né dans les premières années du XVIII° siècle, puisque l'invention daterait du milieu du même siècle. Malheureusement, on néglige de nous fournir les preuves de ce qu'on avance gratuitement.

A défaut d'acte de naissance, nous avons pu découvrir une amusante épître, reproduite dans les Mémoires secrets du temps, qui atteste que l'usage de l'accessoire que les Anglais appellent, par représailles sans doute, *french cloath, french preservatives, french letter, french cigarettes, french specialities*, était à cette époque déjà suffisamment répandu.

M° Linguet, l'avocat bien connu, avait sacrifié, dans le temple de Mme Gourdan, au culte de Vénus, avec une des Vestales chargées d'y entretenir le feu sacré et il en avait gardé un cuisant souvenir. Il crut devoir en avertir le public dans une *Épître*, où il faisait entendre à la courtisane d'utiles conseils, qu'il lui transmettait, pour leur

donner plus de poids, par la bouche même de la grande
prêtresse du lieu — du mauvais lieu.

La pièce est un peu... osée, mais, pour le siècle galant,
elle est encore très suffisamment gazée. La voici :

Épitre de Mme Gourdan à Mlle la Caille.

Bel enfant de l'Amour, vous que ce Dieu propice
Aurait dû préserver de ch... et de... p.....
Dites-moi quel est donc le monstre, le cruel,
Qui, d'un encens impur souillant le sacrifice,
N'a pas craint d'infecter la prêtresse et l'autel ?
Si vous le connaissez, nommez, nommez le traître ;
Pour le salut commun faites-nous le connaître.
Pouvait-il ignorer, le dangereux mortel,
Qu'à mille honnêtes gens il préparait des larmes ;
Que le premier venu peut prétendre à vos charmes ;
Et que par moi formée aux combats de Vénus,
Vous ne sûtes jamais ce que c'est qu'un refus.
Du Condom *cependant vous connaissez l'usage,*
La Caille, et l'on peut lire aux fastes de Paphos
Que, dans les temps heureux de votre apprentissage,
A chaque compagnon de vos galants travaux
Vous saviez le chausser avec beaucoup d'adresse.
Je conviens avec vous que la délicatesse
D'une fille d'honneur en doit beaucoup souffrir,
Mais, ma chère, n'importe, il s'y faut asservir :
Il n'est eau de Préval, ni vinaigre qui tienne :
La v..... s'en f... ; vous connaissez la mienne,
Ces vains palliatifs n'ont pu me prémunir,
On ne nous donne, hélas ! qu'infidèles recettes ;
Le Condom, c'est la loi, ma fille, et les prophètes !

(*Mémoires secrets de Bachaumont*, t. IV, pp. 256-8).

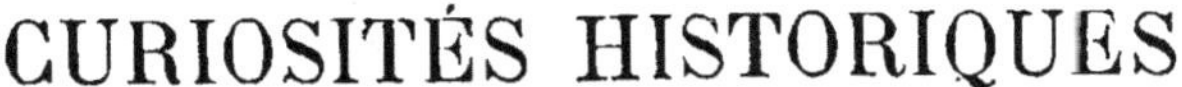

CURIOSITÉS HISTORIQUES

LES LIVRES DE MÉDECINE QUE LISAIENT
NOS ROIS ET LEURS FAVORITES

L'amour des livres est-il une passion exclusive ; n'est-ce pas plutôt un plaisir de dilettante, que sentent ceux-là seuls pour qui cette jouissance prime toutes les autres d'ordre moins relevé ?

Dieu nous garde d'envier ces doux maniaques. qui se mettent en quête de l'édition « originale », toute souillée de maculatures, imprimée sur vulgaire papier à chandelle, de préférence aux livres, beaucoup plus modernes, dont le papier, à grandes marges. et le caractère, largement et nettement gravé, reposent l'œil. en même temps qu'ils flattent le goût.

Nous ne prendrions pas davantage souci de ces ouvrages « habillés dans une belle robe de maroquin noir, couverte d'arabesques d'or », comme tel bibliophile grand seigneur de notre connaissance se plaisait à les collectionner. Nos visées sont moins ambitieuses, et nous nous trouvons pour satisfait. quand un livre évoque en nous un souvenir. éclaire une physionomie, fixe un point

d'histoire, repaît, pour tout dire, notre curiosité toujours
en éveil.

A cet égard, les livres qui ont figuré sur les rayons
d'une bibliothèque princière sont, pour qui sait les inter-
roger, pleins de confidences imprévues.

.·.

Voici, par exemple, un petit volume, très utile, comme
le titre l'annonce, « aux médecins et aux apothicaires ».
Il traite à la fois de physique et de chimie et contient, en
plus, maintes recettes de remèdes secrets (1). Une reine en
fit sa lecture favorite ; elle l'avait placé dans sa bibliothèque
intime, une armoire à quatre vantaux, où elle renfermait
ce qu'on pourrait appeler ses livres de chevet : *la Conso-
lation sur la mort du feu roy Henry*, qui lui rappelait son
époux défunt ; *les Prophéties des Sibylles*. dont se devait
accommoder son esprit superstitieux.

Ce sont, en outre, des livres de géographie, de navigation. d'architecture. qui décèlent sa curiosité incessante ;

(1) Voici le titre exact du volume : THESAURUS EVONYMI PHILIATRI
*de remediis secretis Liber physicus, Medicus et partim etiam Chymicus.
medicis et pharmacopolis præcipue necessarius.* Lugduni apud Balt
Arnolletum, 1555, in-16 (Nombreuses figures : veau, mosaïque, tr.
peinte, ciselée et dorée, aux armes et chiffres de Catherine de Médicis.)

un traité manuscrit du jeu des échecs, qui délasse la reine des soucis de la politique (1).

Catherine de Médicis aimait d'une façon générale les beaux livres (2) : c'était, du reste, un goût héréditaire (3). Elle était arrivée à réunir sur presque toutes les branches des connaissances humaines ce qui avait paru à son époque de plus intéressant. Cette collection célèbre, qui fait aujourd'hui partie de la Bibliothèque nationale, comprenait sept cent soixante seize numéros, inventoriés (4) sous les titres suivants : *Théologie, Philosophie, Poésies, Rhétorique* et *Grammaire, Mathématiques, Histoire, Médecine* (5), *Droit,* et subdivisés chacun en livres grecs, latins

(1) Cf. *Inventaire de Catherine de Médicis,* par Edm. BONNAFFÉ.

(2) Sur quelques reliures de Catherine de Médicis, voir *Gazette des Beaux-Arts,* XV, 128.

(3) Lors de son mariage, en 1533, elle avait apporté en dot à Henri II les manuscrits de la célèbre bibliothèque de Laurent de Médicis. Elle ne s'en tint pas là : un Italien de sa famille, le maréchal Strozzi, qui possédait une très riche collection de livres, formée en partie de celle du cardinal Ridolphe, neveu de Léon X, étant passé au service de la France, elle attendit sa mort pour s'emparer de sa bibliothèque, qu'elle fit semblant d'acheter et qu'elle oublia de payer (*Les Femmes bibliophiles,* par QUENTIN-BAUCHART).

(4) L'inventaire, dressé en 1589 par les commissaires de la Chambre des comptes, peu de temps après la mort de Catherine, contenait 776 articles estimés 16.200 livres : les ouvrages de médecine étaient répartis de la manière suivante :

Medica græca. 58
Medica latina. 11

(5) La Bibliothèque Mazarine possède, aux armes de Catherine, un

et hébreux. Elle avait acquis, en outre, plusieurs manuscrits, dont certains de la plus grande rareté.

Dans la *librairie* (lisez la bibliothèque) de Catherine de Médicis, on ne relevait pas moins de cinquante-huit ouvrages de médecine grecque, onze de médecine latine. Deux d'entre eux sont venus jusqu'à nous ; nous citerons seulement le livre suivant, dont nous avons retrouvé mention sur un catalogue : *Histoire des hommes illustres de la maison de Médicis*, dédiée à Catherine de Médicis, mère du roi de France, par *Jean Nestor, médecin*, orné de curieuses et jolies figures allégoriques et de gracieuses lettres initiales gravées sur bois.

Catherine, désolée d'une situation qui se prolongeait, cherchait dans des breuvages mystérieux le remède à la stérilité à laquelle elle semblait condamnée : « La sérénissime dauphine, écrivait le Vénitien Matteo Dandolo, « (vers 1540), est d'une bonne complexion, sauf pour ce « qui regarde les qualités physiques propres à en faire une « femme à enfants (*sic*). Non seulement elle n'en a point « fait encore, mais je doute qu'elle soit jamais pour en « avoir, bien qu'elle ne manque point d'avaler toutes les « médecines capables d'aider la génération. »

ouvrage intitulé : *Pharmaceutices Libri Duo*... Parisiis, apud Egidium Gorbinum, 1571, ainsi décrit par M. Quentin-Bauchart :

« Pet. in-8, mar., noir, fil., semis de larmes sur les plats et sur le dos, chiffre K couronné dans les angles, armes peintes au milieu d'un riche cartouche en vélin blanc couvert d'arabesques et appliqué au milieu des plats, tr. dor. »

On devine avec quelle hâte fébrile elle dut parcourir l'ouvrage, relatif à la matière qui tant la préoccupait, de Guillaume Chrestien, « médecin ordinaire du Roy et de Messieurs ses enfants », et dont la première partie, dédiée au roi Henri II, était intitulée : *Le livre de la génération* ; la seconde, au dauphin : le *Livre d'Hippocrate* ; la troisième, les *Mois des femmes*, adressé « à très illustre et très prudente dame, Diane de Poitiers, duchesse de Valentinois ».

Dans la dédicace de ce dernier livre se trouve exposée tout au long l'explication de l'intimité qui unissait la reine Catherine de Médicis à Diane de Poitiers.

« Une autre plus expresse raison, Madame, écrivait Chrestien, m'induit à vous adresser ce fructueux livre : c'est la grande sollicitude que vous avez toujours eue, et avez de jour en jour plus grande, de conserver la santé et bonne disposition du Roy et de la Reyne, quand ils sont sains, et de la leur faire diligemment restituer et recouvrer, quand ils tombent quelquefois en maladie, comme vous fistes dernièrement à la dite dame (la Reine) qui, devant la prise de Metz, fut si grièvement malade à Joinville, que sans votre diligence et bonté d'esprit, elle estoit presque désespérée... pareillement à Sedan, tôt après la prise d'Ivoy, le Roy estant malade d'un flux dysentérique, là où la *Royne et vous* n'aviez cessé jour et nuict de procurer sa guérison... et avez toujours exercé tel amour et pitié tant en eux, comme envers Messeigneurs et Dames leurs enfants ; car non seulement avez eu soin de la conception et nativité d'iceulx, mais aussi à les faire duement nourrir par femmes nourrices vigoureuses... et semblablement à les faire instruire et enseigner par bons et doctes précepteurs, tant en vertu comme en l'amour de Dieu. »

Les mœurs bourgeoises de notre siècle s'accommoderaient mal de cette alliance des deux souveraines, celle de la main droite, et celle non moins puissante de la main gauche, unissant leurs efforts pour assurer le bonheur de leur Roi. Mais en ce temps on ne songeait pas à trop s'en étonner : la belle Agnès Sorel n'avait-elle pas été *procurée* à Charles VII par la reine Marie d'Anjou ?

Ce n'est plus aujourd'hui un mystère que l'épouse de Henri II entretenait avec Diane de Poitiers les plus affectueuses relations. L'ancienne maîtresse de Henri II, en abdiquant les privilèges de la jeunesse, avait bravement accepté ceux de la femme qui se sent vieillir. Sur la fin de sa vie, elle était devenue à la fois garde-malade, pourvoyeuse de médecins et de nourrices, et cela chez la reine (la légitime épouse n'alla-t-elle pas faire ses relevailles chez la concubine ?), qui ne refusait ses soins ni à elle-même, ni à ses enfants.

Diane a pénétré si avant dans l'intimité de l'auguste couple qu'elle forme en quelque sorte le sommet du triangle conjugal et vient en compléter l'harmonie. Son action s'étend jusqu'à l'alcôve, dont elle s'est peu à peu constituée l'arbitre souveraine ; c'est par elle que le roi aime la reine ; c'est par elle qu'il est tenu d'accomplir ses devoirs d'époux. Le soir elle le poussera vers cette couche où nul désir ne l'attire (1). Obséquieuse jusqu'à la domesticité, la courtisane prodiguera à la reine ses services. en toute occasion. avec une sollicitude sans bornes.

La favorite assiste la reine dans ses accouchements ; elle dicte le choix des nourrices ; elle prononce sur leur complexion et juge de la qualité de leur lait ; elle fixe l'époque du sevrage, remplace la nourrice devenue incapable de remplir son office. Elle est encore consultée, quand se déclare une épidémie contagieuse et que les enfants royaux peuvent courir quelque risque ; alors elle indique une résidence plus salubre, plus favorable pour la santé des jeunes princes. Elle ne se contente pas de prévenir les médecins, elle envoie elle-même chercher les médicaments.

.·.

Comme la reine. la duchesse de Valentinois, dont Brantôme nous a laissé un si joli crayon, était une des grandes dames bibliophiles de son temps ; elle faisait, par exemple, un choix singulier d'ouvrages (2) ; Il y a tel opuscule de notre ancêtre Thierry de Héry. qu'elle devait

----

(1) *Lettres inédites de Diane de Poitiers,* publiées par G. GUIFFREY, *Introduction.*

(2) Ainsi le suivant : PALFYN Jean, Descriptions anatomiques des parties de la femme qui servent à la génération, avec un traité des monstres. *Aux armes du duc de Valentinois.*

feuilleter sans témoins, car le titre, tout au moins, en était
quelque peu compromettant. C'est un exemplaire que possède la Bibliothèque nationale, sur peau vélin, avec les initiales peintes, le chiffre et les emblèmes de Diane de Poitiers. Et le titre ! *La méthode curatoire de la maladie vénérienne, vulgairement appelée grosse vairolle, et de la di-
versité de ses symptômes.* Les « belles et honnestes
dames » de notre temps mettraient quelque hésitation à
accepter un pareil cadeau, mais la peu chaste Diane
l'accueillit gracieusement et le mit en belle place dans sa
bibliothèque (1).

Elle devait, au reste, beaucoup s'intéresser à la médecine, à en juger par le nombre d'ouvrages médicaux
qu'on a retrouvés à son chiffre. Ainsi, la belle maîtresse de
Henri II avait orné de ses croissants l'ouvrage technique
dont suit le titre : *La dissection des parties du corps
humain, divisé en trois livres, avec les figures et déclarations des incisions, composées par Estienne de la Rivière,
chirurgien ;* Paris, Simon de Colines, 1546, in-8. Ce magnifique ouvrage, relié en maroquin blanc, avec volutes
et rinceaux en noir bordé d'argent, tranché d'or, présentait, dans les ornements de la reliure, le chiffre, les
croissants entrelacés, les flèches, les carquois et les fleurs
de lys, qui constituaient l'emblème de la célèbre favorite.

---

(1) Le volume, relié aux armes royales, a fait partie, cela n'est
point douteux, de la Bibliothèque de Henri II, mais rien ne prouverait, au dire d'un bibliophile expert en ces matières, que ce prince
en ait fait hommage à sa maîtresse.

La belle maîtresse de Henri II avait également orné de
ses croissants : *La manière de traicter les playes faites tant
par harquebuses que par flèches*, d'Amb. Paré (1551),
avec dédicace à Henri II. Le chiffre du roi, entrelacé à celui de Diane, orne le frontispice, peint en or et en couleurs,
surmonté de trois croissants.

*
* *

A cette époque, une dame, même du meilleur ton, ne se
formalisait pas de recevoir l'hommage d'un livre un peu...
scabreux. Laurent Joubert, médecin de Henri III, chancelier
de l'Université de Montpellier, etc., ne dédiait-il pas son
Traité des Erreurs populaires, « traitant la médecine et le
régime de santé », à « très haute, très excellente et studieuse
princesse Marguerite de France, très illustre Royne de
Navarre, fille, sœur et femme de Roys » ? Le médecin,
pour se justifier de sa hardiesse, écrit (1) que, s'il s'adresse
à la princesse, c'est qu'elle a « le jugement exquis,
l'honneste curiosité, le désir studieux de savoir toutes
choses » ; et aussi le loisir « de vaquer à un tel passe-
temps qui lui servira de grande récréation quelques heures
du jour ».

(1) Cette épître ne se trouve pas, il est vrai, dans toutes les édi-
tions ; elle figure, en tout cas, dans l'édition de Rouen (1604).

Les langues venimeuses des « envieux » pourront, ajoutait-il, trouver malséant qu'on propose à S. M. de tels sujets d'études, « duquel je suis contraint, en quelques endroits, tenir des propos qui semblent trop sales et charnels » ; mais ne peut-on honnêtement parler de toutes les actions naturelles, « non encore que de toutes parties du corps humain les plus secrettes et cachées, que les chastes ne craignent point de voir en public par les anatomies ? » Et il rappelle que la « très vertueuse princesse Livie Romaine, femme de l'empereur Auguste », au dire de l'historien Dion, sauva la vie à des hommes qu'on allait mettre à mort, « parce qu'ils s'étaient rencontrés devant elle tout nuds, disant que pour le regard des femmes pudiques ceux-là ne différaient en rien des statues ».

La dédicace est du 1ᵉʳ janvier 1578 ; c'était donc un véritable cadeau d'étrennes que Joubert envoyait à la princesse.

Il y a, dans cet ouvrage, tels chapitres sur la conception et la génération, sur « l'enfantement et gésine », qui durent faire rougir la docte princesse, s'ils n'allèrent pas jusqu'à la scandaliser.

.·.

Le duc Sigismond d'Este, prince de Ferrare, le comte de la Mirandole avaient agréé des dédicaces qui aujourd'hui paraîtraient non moins singulières que les précédentes.

Lorsque Fracastor projeta de tracer en vers le tableau d'une peste nouvelle et de composer un poème sur les données antipoétiques d'une description médicale, il ne surprit personne en choisissant, pour lui dédier les malheurs du berger Syphilus, le célèbre Bembo, prince de l'Eglise, secrétaire intime et familier du pape Léon X.

« Illustre Bembo, s'exclame-t-il, gloire de l'Italie, si ton maître Léon t'accorde quelque repos, s'il te permet de quitter pour un instant le gouvernail du monde et de consacrer aux muses un court loisir, daigne jeter les yeux sur ces vers, tout indignes qu'ils soient de ton génie.

« Mon œuvre n'est qu'un essai médical, mais souviens-toi qu'Apollon lui-même ne crut pas déroger à sa dignité divine en cultivant l'art de guérir. Tel sujet, d'ailleurs d'apparence légère, offre parfois un intérêt sérieux. Le mien sous une allure frivole fera comparaître devant toi les grandes lois de la nature, et les mystérieuses origines d'un épouvantable fléau. »

« Je ne sais quel médecin, dit Fréron (*Année littéraire*. 1770, t. VIII), dédia un traité des maladies vénériennes à l'abbesse de Caen. » Fréron n'avait pas tant lieu de s'étonner : dans un traité, imprimé à Rome en 1500 (le titre indique assez la nature de l'ouvrage : *De morbo fœdo et occulto his temporibus affligente*), le médecin espagnol Petrus Pintor (1), en dédiant son livre au pape

(1) Pierre *Pinctor* ou *Pintor*, médecin d'Alexandre VI, mort dans sa quatre-vingtième année, aurait composé son livre à l'âge de 76 ans.

Alexandre VI, exprimait des vœux pour que sa Sainteté fût préservée de ce vilain mal.

Nicolas Massa avait placé son traité des maladies vénériennes sous l'égide du Cardinal Charles Borromée ; Ulric de Hutten invoquait, pour son traité du Gaïac (1), la panacée en vogue, le patronage du Cardinal Albert, électeur de l'Empire ; tout comme Gaspard de Torella avait dédié à Louis de Bourbon, évêque d'Avranches, son *Tractus contra pudendagram seu morbum gallicum*, qu'il envoya plus tard à César Borgia (2), le frère de Lucrèce, qui y dut puiser d'utiles renseignements.

(1) Eq. Ulrich de Hutten, *De Guaiaci medicina et morbo gallico liber unus*. Ce titre est au haut d'une page, qui est remplie par les armes gravées d'Albert de Brandebourg, cardinal au titre de saint Chrisogone, archevêque de Mayence et de Magdebourg, électeur, primat d'Allemagne, archichancelier du saint Empire romain, etc., auquel le livre est dédié.

(2) Les deux traités qui furent terminés le premier mars et imprimés le dernier jour d'octobre, à Rome, 1500, ont pour titre : *Dialogus de dolore cum tractatu de ulceribus in pudendagra evenire solitis* (Bibl. Mazarine, n° 15361 ; — Bibl. Nat., t. XXIII, r. Réserve, in-8° ; caractères gothiques). Ces deux livres furent écrits à Blois en 1499, pendant que César Borgia, dont G. de Torella était le médecin, se trouvait à la cour de France. A la dédicace du dialogue : *Illustrissimo ac certuosissimo domino D. Caesari Borgia, de Francia duci Valentino, sanctae Romanae Ecclesiae gonfaronario et generali capitaneo :* Gaspard Torrella *Episcopus sanctae Justae natione Valentinus*, est ajoutée, pour le traité, cette phrase : *Sanctitatis domini nostri Alexandri sixti praelatus domesticus et medicus*, qui prouve bien que G. Torella fut médecin d'Alexandre VI, en 1500, et non pas avant (Dr E. Turner, *L'étymologie du mot* Syphilis).

Un certain Candidus (quel nom de circonstance !) ne dédia-t-il pas à un abbé le traité *De genitura hominis*, qui fut imprimé en 1486 à Augsbourg, chez J. Froschanet ?

En 1498, Sébastien Aquilanus ou Aquilinus offrait son traité de *Morbo Gallico* à Louis de Gonzague, très révérend évêque de Mantoue (*ad Excellentissimam Mantuæ Marchionem, Ludovicum de Gonzaga, eumdemque Reverendissimum Episcopum*) (1).

Une exception est pourtant à signaler. De Béthencourt écrivant son livre : *le Carême de pénitence, nova pœnitentialis quadragesima*, disait formellement qu'il ne le dédiait à personne, dans la crainte de faire soupçonner son patron d'être atteint du mal dont le remède était discuté. C'est le cas de rappeler le raisonnement, naïf ou prudent, du médecin espagnol Jean Almenar, qui, dans son traité de *Morbo gallico*, se refuse à croire que la maladie en question soit produite chez les ecclésiastiques par des

(1) Mais on a vu mieux que tout cela : le Dr E. Turner a décrit, dans sa monographie, un opuscule intitulé : *El modo de adoperare el legno de India occidentale. Salutifero remedio a ogni piaga et mal incurabile.* Au-dessous de ce titre, dans le coin gauche d'une grande image à allure mystique, on lit : *Franciscus Delicado composuit in alma urbe anno 1525.*

Le privilège, donné pour dix ans par Clément VII, est daté du 4 décembre 1526, in-4°, de huit feuillets non numérotés. Caract. goth. (Bibl. Mazarine, n° 15459). Ce curieux petit traité est placé (ainsi que l'annonce le frontispice gravé, trop long à décrire) *sous l'invocation de la vierge Marie, de saint Jacques Majeur et de sainte Marthe !*

causes analogues à celles qui agissent sur le reste des mortels. Il aimait mieux y voir un effet de la corruption de l'air ! (1).

On ne sera plus surpris, j'imagine, de voir Mazarin agréer, sans y faire objection, l'hommage de la *Callipédie* ou l'art de faire de beaux enfants, du sieur Claude Quillet, à qui son livre valut, du reste, une abbaye.

.·.

L'astucieux cardinal, qui s'était donné la mission de veiller sur l'éducation du jeune prince, qui devait un jour être le Grand Roi, se montrait plus sévère dans le choix des livres qui lui étaient destinés, que lorsqu'il ne s'agissait que de lui-même (2) : tout au plus lui permettait-il *Les Charactères des passions*, par le sieur de la Chambre, médecin de Mgr le chancelier Séguier, et membre de l'Académie française ; les *OEuvres de la Framboisière*, conseiller et médecin ordinaire du Roy ; ou *Le bon usage du thé, du café et du chocolat pour la préservation et la guérison des maladies*, par M. de Blégny, conseiller, médecin artiste ordinaire du Roy et de Monsieur. Comme on le voit ?

(1) *Bulletin de l'Alliance des Arts*, t. V (1846-47).

(2) Nous avons vu passer en vente le livre suivant, aux armes du cardinal Mazarin : l'*Homme, de René Descartes, et un traité de la formation du fœtus du mesme auteur, avec les remarques de Louys de la Force*. Après tout, c'était un livre de physiologie !

la bibliothèque de Louis XIV n'était pas riche en livres
de médecine. Le roi s'en rapportait à ses médecins de tout
ce qui concernait le soin de sa santé, et il faut croire
qu'il ne s'en trouva pas trop mal, puisqu'en dépit des innombrables purgatifs et des copieuses saignées qu'il eut à
subir, il atteignit les limites de l'extrême vieillesse. Ne
faudrait-il pas en voir l'explication dans ce fait, que son
bréviaire favori était le *Vray régime de vivre pour la conservation de la santé du corps et de l'âme*, de Lessius, et
aussi les traités de L. Cornaro, dans lesquels ce macro-
bite enseigne le moyen grâce auquel *il a vécu sain et ro-
buste jusqu'à l'âge de cent ans, avec l'entier usage de ses
sens, sans se servir d'aucune médecine* ?

.·.

Sous le règne de Louis XV, on constate un véritable
engouement dans la haute société pour les livres de science
pure, et spécialement de médecine.

Le comte de Maurepas montre avec orgueil à ses visi-
teurs les sept volumes des *Essais et observations de médecine de la Société d'Edimbourg*, traduits de l'anglais par
le célèbre oculiste Demours ; les *Recherches sur les maladies chroniques, particulièrement sur les hydropisies et sur
les moyens de les guérir*, par le médecin Bacher (1).

(1) Paris, 1766, in-8.

M. de Sartines, le lieutenant-général de police, n'a pas
voulu entreprendre le voyage aux eaux de Bourbon-l'Ar-
chambault, sans avoir lu au préalable l'essai sur ces eaux
minérales et médicinales (1), publié par un médecin de
l'endroit.

L'abbé Terray, le contrôleur des finances, se délecte à
parcourir le *Traité des maladies des femmes en couches
avec la méthode de les guérir* (2).

L'exemple partait de haut : Marie Leczinska se con-
solait de l'abandon de son royal époux, en lisant le
Traité des affections vaporeuses des deux sexes, de
M. Pomme fils (1765) (3), tandis que Louis XV cherchait
à s'instruire à l'abri des indiscrets, en se plongeant dans
la lecture de la *Nouvelle méthode de traiter les maladies
vénériennes par la fumigation, avec les procès-verbaux
des guérisons opérées par ce moyen*, de Pierre Lalouette
(Paris, 1776, in-8°). Le Bien-Aimé pouvait y trouver des
indications précieuses, et nous comprenons de reste qu'il
dut souvent le parcourir, dans les rares loisirs que lui
laissaient la politique et les plaisirs.

En 1768, M. Raulin, conseiller médecin ordinaire du

(1) Par M. Fraye. L'ouvrage est édité à Moulins, chez la veuve
Faure et Vidalin, 1778, in-12.

(2) Paris, Vincent, 1771.

(3) Vendu 375 francs par Porquet en 1885. L'exemplaire était en
maroquin rouge, avec large dentelle sur les plats, pièces d'armes aux
quatre angles et sur le dos, etc. (V. *Cabinet d'un Curieux*, du baron
Double.)

roi, offrait à Louis XV son *Traité de la Conservation des enfants*. Quelle agréable ironie, et comme le roi galant devait s'écrier, *in petto* : « Peu m'en chaut, je n'en ai cure. »

De quelle utilité pouvait bien être à l'amant de la du Barry l'exemplaire dont nous transcrivons ici le titre, et que nous avons eu la bonne fortune d'avoir sous les yeux : *Abrégé de l'art des Accouchements*, par Mme Le Boursier du Coudray (Paris, Debure, 1777, in-8°), avec figures imprimées en couleurs, relié en veau et portant sur les plats un cartouche aux armes de France, avec la légende : *Menus plesir du roy* (sic)? Louise Bourgeois était une des sages-femmes les plus distinguées de son temps. Elle resta toujours en grande faveur auprès des souverains et déjà, en 1609, elle avait dédié à la Royne ses *Observations diverses sur la stérilité, perte de fruict, fécondité, accouchements et maladies des femmes et des enfants nouveaux naiz, amplement traitées et heureusement practiquées par Louise Bourgeois, dite Boursier, sage-femme de la Royne, œuvre utile et nécessaire à toutes personnes...*

.˙.

Que les courtisanes cherchent dans la lecture un délassement à leurs monotones bien qu'absorbantes occupations, nous aurions mauvaise grâce à leur en faire re-

proche. Pour distraire les blasés séniles qu'elles ont charge
d'amuser, leur esprit inventif ne saurait toujours suffire ;
la bibliothèque devient dès lors l'arsenal et l'école de la
favorite. Demandez plutôt à la Pompadour qui lui fournit les armes de gouvernement, les termes des choses
d'Etat, l'art de toucher à la politique sans gaucherie, la
facilité de parler sur les plus graves questions d'autorité
et sur les plus grands conflits de prérogatives avec l'accent
et presque la compétence d'un ministre (1). Ce n'est
certes pas dans les *Observations sur l'histoire naturelle, sur
la Physique et sur la Peinture*, du sieur Gautier, qu'elle
avait trouvé de quoi s'instruire de tout cela.

Mme de Pompadour avait, il est vrai, reçu une éducation brillante ; elle aimait les arts et protégeait les artistes. Artiste elle-même à ses heures, elle peignait et des-
sinait à la perfection.

Toute autre était la du Barry, qui ne rêvait qu'aux
moyens de faire valoir ses charmes, dépensant tout son argent à augmenter sa garde-robe ou à rehausser le luxe
de ses appartements. Mme du Barry sacrifiait peu à l'ac-
quisition des livres, mais elle rachetait la quantité par
la qualité. Elle paraissait surtout tenir à la beauté de
l'exécution typographique.

Presque tous les exemplaires sortant de la bibliothèque
de ses appartements au château de Versailles, ou provenant de son habitation de Louveciennes, sont en parfait

____

(1) De Goncourt, *Madame de Pompadour*.

état de conservation. Les ouvrages scientifiques n'y sont pas en nombre : les romans de Crébillon fils, ornés des gravures les plus licencieuses, l'intéressaient davantage. On relève toutefois dans son catalogue : *Les poésies de Haller*, traduites de l'allemand ; l'*Histoire naturelle* de Buffon, qui appartient aujourd'hui à M. Sardou ; une œuvre purement technique, dont on ne s'explique guère la présence en ces lieux : *Lettres et observations à M. Janin, maître en chirurgie et oculiste de la ville de Lyon*, sur l'ouvrage qu'il vient de publier, ayant pour titre : *Mémoires et observations anatomiques, physiologiques et physiques sur l'œil*, par l'abbé Desmonceaux. Les beaux yeux de la favorite auraient-ils vilainement larmoyé, et avait-elle essayé d'y porter remède ? A moins que n'ayant fait abus du fard, sa vue en ait souffert, auquel cas elle eût pu trouver d'utiles conseils dans le *Rouge végétal à l'usage des Dames*, avec une lettre à M** sur les maladies des yeux, *causées par l'usage du rouge et du blanc*.

*
* *

Aux armes du Dauphin, père de Louis XVI, nous n'avons rencontré, dans nos excursions bibliographiques, qu'un volume (1), dont l'énoncé seul est suffisamment ex-

(1) Nous relevons cependant sur un catalogue l'ouvrage suivant, aux armes du Dauphin, père de Louis XVI : *Le Manuel des Dames*

plicite : *Observations chirurgicales sur les maladies de l'urèthre, traitées suivant une nouvelle méthode, par Jacques Daran, conseiller-chirurgien ordinaire du Roi par quartier, et ci-devant chirurgien-major des hôpitaux de l'empereur Charles VI.*

Daran était un opérateur des plus habiles. Il fut le premier à faire usage des bougies emplastiques et médicamenteuses dans la cure des rétrécissements de l'urèthre, mais il garda longtemps le secret sur la composition de son remède, qu'il vanta à maintes reprises sur le ton du plus éhonté charlatanisme.

On parlait un jour devant Mesdames de France du chirurgien Daran : « Qu'est-ce donc, dit l'une d'elles, que ce M. Daran et ses bougies ? — C'est, répliqua M. de Bièvre, qui semait le calembour en prodigue, c'est tout simplement un homme qui prend nos vessies pour des lanternes. »

.·.

Le duc Louis-Philippe d'Orléans, père de Philippe-Égalité, et qui, devenu veuf, épousa en secondes noces Mme de Montesson, était un philanthrope dans le sens

de *Charité*, ou formules de médicaments à préparer, dressées en faveur des personnes charitables qui distribuent des remèdes aux pauvres dans les villes et dans les campagnes : Paris, 1758.

où on entendait cette vertu civique, au siècle qui a enfanté
Rousseau et les encyclopédistes. Il était grand ami de
Jean-Jacques qui, de Montmorency, allait souvent lui
rendre visite à Saint-Prix.

En 1762, Rousseau avait publié son *Emile*, qui opéra,
comme on sait, une véritable révolution dans l'hygiène
de l'enfance. Piron, ayant eu connaissance du plan d'éducation que le philosophe génevois avait tracé pour son élève,
et qui ne commençait qu'à l'âge où celui-ci sortait des
mains de sa nourrice, exhorta le philosophe à faire remonter ses conseils jusqu'au moment où l'enfant quitte le sein
de sa mère. Comme Rousseau s'excusait de ne pas avoir
abordé le sujet, prétextant que c'était plutôt affaire aux
médecins, l'auteur de la *Métromanie* lui remit, pour entraîner sa conviction, un ouvrage qu'il venait de lire,
l'assurant qu'il y trouverait tout ce qui était nécessaire
pour compléter son plan (1). Jean-Jacques fit de nombreux emprunts, qu'il ne chercha même pas à déguiser,
au *Traité de l'Education corporelle des enfants en bas-âge*,
du citoyen J.-C. Desessartz, membre de l'Institut natio-
nal, de la Société de médecine et dernier doyen de la
Faculté de Paris. Et c'est grâce sans doute aux relations
de Rousseau avec le duc d'Orléans, que celui-ci fut gra-
tifié de l'exemplaire du livre de Desessartz, dont le baron
Double nous a donné la description (2).

(1) Avertissement de la 2ᵉ édition du *Traité de Desessartz*, p. XI.
(2) *Le Cabinet d'un Curieux*.

∴

Il y a quelques années, on adjugeait en vente publique un exemplaire de dédicace, offert, disait le catalogue, par le « sanguinaire » Marat à Marie-Antoinette.

Marat, le farouche *ami du peuple*, baisant la main de celle dont il devait faire tomber la tête, vous devinez de quels commentaires on avait accompagné la mention de l'ouvrage ! Et pourtant, l'explication était des plus naturelles : Marat, docteur en médecine, et « médecin des gardes du corps du comte d'Artois », ne pouvait-il, à l'époque, avoir des attaches avec la famille royale, sans que ses convictions de démagogue en fussent le moindrement atteintes (1) ?

Ce n'était pas le seul livre de médecine que Marie-Antoinette conservait dans sa bibliothèque. Si elle n'avait jamais possédé que des ouvrages de science pure, on ne lui eût pas imputé à crime ses lectures graveleuses : l'*His-*

(1) Le livre a pour titre : *Découvertes de M. Marat, docteur en médecine et médecin des gardes du corps de Monseigneur le Comte d'Artois, sur le feu, l'électricité et la lumière, constatées par une suite d'expériences nouvelles qui viennent d'être vérifiées par MM. les Commissaires de l'Académie des Sciences. A Paris, de l'Imprimerie de Closier, rue Saint-Jacques, 1779.* Il fut adjugé, à la vente Double, au prix fabuleux de 8.020 francs !

toire naturelle de M. de Buffon (1), ou la *Flore française* de Lamarck (2), pas plus que les neuf volumes de l'*Histoire de la Société royale de médecine*, ou les trois volumes du *Journal de médecine militaire*, « publié par ordre du Roi », ne devaient figurer dans le catalogue des *Livres du Boudoir*, paru il y a une trentaine d'années (3). Vous y auriez vainement cherché l'inoffensif « traité sur les cors, verrues, durillons, oignons, engelures, les accidents des ongles et leurs difformités (4) », de M. Laforest, chirurgien-pédicure de Sa Majesté et de la famille royale ; pas davantage n'y auriez trouvé le compte-rendu de la Séance publique de la Faculté de médecine de Paris, du 9 décembre 1779 (5). Nul doute cependant que la Reine, qui s'intéressait au sort des enfants trouvés, et ce sentiment est à sa louange, ait parcouru avec attention cet ouvrage, qui contient, entre autres pièces, un mémoire sur la question (6).

(1) La Bibliothèque nationale possède aujourd'hui cet ouvrage.

(2) Ce livre se trouve également au dépôt public de la rue Richelieu.

(3) L. LACOUR, *Catalogue des livres du boudoir de Marie-Antoinette*. Paris, Gay, 1862, in-18.

(4) Il appartenait il y a quelques années au baron Jérôme Pichon, le fastueux bibliophile.

(5) Ce volume est ensuite passé entre les mains du comte de Provence, ainsi qu'en témoigne un catalogue du libraire Claudin, catalogue que nous avons eu sous les yeux.

(6) *Séance publique de la faculté de Médecine de Paris, tenue le 9 décembre 1779*. Paris, de l'imprimerie de Quillau, 1780. In-4°, maroquin rouge, dos et coins fleurdelisés, fil., tr. dor. (*Aux armes*

On a plus de peine à s'expliquer l'usage qu'elle pouvait
faire des *Mémoires et Observations anatomiques, physiologiques et physiques sur l'œil* (1772) : mais on se laisse
suggestionner par le titre de cet opuscule, écrit par un
docteur anglais, sous le pseudonyme d'Abraham Johnson :
*Lucina sine concubitu ou Lucine affranchie des lois du
Concours* (1), suivi du *Concubitus sine Lucina, ou le Plaisir
sans peine.* Sans pousser plus loin l'analyse de cette fantaisie érotico-scientifique, disons seulement que l'auteur
essaie d'y démontrer que la femme peut se passer de
l'homme pour la reproduction de l'espèce, grâce à des ani-
malcules qui flottent dans l'air, et qui suffisent pour la
fécondation. Un zélé défenseur de la monarchie (2) veut
bien nous assurer que l'exemplaire ayant appartenu à
Marie-Antoinette est tellement neuf et d'une telle fraîcheur
qu'on peut affirmer qu'il n'a jamais été lu, ni même
ouvert ; nous l'en croyons sur parole, mais quel était donc
le singulier conseiller qui dictait le choix des lectures de la
Reine !

Que Marie-Antoinette ait eu à sa disposition les ouvrages de physique de Brisson, l'*Histoire de l'Électricité*,

de *Marie-Antoinette*). Contient un rapport sur les Enfants trouvés,
auxquels s'intéressait la Reine, et divers mémoires du baron des Es-
sartz, mon trisaïeul (L. DOUBLE, *op. cit.*).

(1) Ce livre, au dire de M. Quentin-Bauchart, aurait été vendu
1250 francs à la vente des livres de lord Gosford (1882).

(2) QUENTIN-BAUCHARD (Em.), *Bibliothèque de la reine Marie-Antoinette au château des Tuileries*, catalogue authentique, publié d'après
le manuscrit de la Bibliothèque nationale ; Paris, Morgand, 1884.

de Priestley, le *Mémoire sur le danger des inhumations précipitées*, par M. Pineau, c'étaient là questions à l'ordre du jour à la fin du dernier siècle, où les plus nobles dames suivaient les leçons de chimie de Rouelle, et les cours d'anatomie de Vicq-d'Azyr : aussi ne sommes-nous qu'à demi surpris, malgré un rapprochement qui force le sourire, de trouver chez la reine l'*Exposé des moyens curatifs et préservatifs contre les maladies pestilentielles des bêtes à cornes*, par le savant M. Vicq-d'Azyr.

C'était le temps des bergeries florianesques et des bolsseins de Trianon. C'était aussi l'époque où l'apothicaire Parmentier luttait contre la routine, pour faire adopter l'usage alimentaire de la pomme de terre, qu'il a plus que personne contribué à acclimater chez nous. Parmentier trouva, comme on sait, en la personne de Louis XVI un protecteur puissant, et, grâce à ce monarque, toute la cour mit bientôt à la mode le tubercule jusqu'alors dédaigné.

La princesse de Lamballe, belle-fille du duc de Penthièvre, et la plus intime amie de Marie-Antoinette, ne dut pas être une des adeptes les moins enthousiastes, si l'on en juge par le livre trouvé en sa possession, dont nous rapportons seulement le titre : *Traité d'Agriculture, où l'on enseigne le moyen de conserver toute l'année la pomme de terre en nature*, par M. le Chevalier de Saint-Blaise, de l'Académie des Arcades de Rome. Peut-être eût-il mieux valu étudier avec M. de Mirabeau l'art de conserver les trônes qu'avec M. de Saint-Blaise l'art de conserver les pommes de terre, mais emportée par le tourbillon qui entraînait tout, cette société, éprise d'un sentimentalisme humanitaire hors de saison, dansait sur le volcan qui allait en engloutir les derniers débris (1).

Ce ne sont pas toujours des lectures aussi frivoles, hâtons-nous de le reconnaître, qui occupent les princes et princesses de sang royal.

Encore ne nous risquerions-nous pas à affirmer que la comtesse de Provence ait souvent parcouru les opuscules de chimie de Lavoisier qu'elle avait en sa possession, ou le *Dictionnaire portatif de santé*, de Vandermonde. Nous irons jusqu'à présumer qu'elle était plus intéressée par les vignettes et les bois de l'*Anatomie des parties de la génération de l'homme et de la femme*, de Gautier-Dagoty (2).

Mêmes réflexions nous sont suggérées par les livres médicaux aux armes de la comtesse d'Artois, épouse de celui qui devait s'asseoir sur le trône de France sous le nom de Charles X. Nous ne jurerions pas que les yeux de

(1) L. DOUBLE, *Le Cabinet d'un Curieux*, p. 67.

(2) Paris, Brunet, 1773. Cet ouvrage est conservé à la bibliothèque de Versailles.

la princesse ne se soient arrêtés avec plus de complaisance sur *l'Avis important au sexe* ou *Essai sur les corps baleinés, pour former et conserver la taille aux jeunes personnes* (1), que sur le traité de la *Guérison de la paralysie par l'électricité*, de l'Abbé Sans, ou la *Dissertation physico-médicale sur les causes de plusieurs maladies dangereuses*, de Cl. Chevalier (Paris, 1758) (2).

La duchesse de Berry pouvait, elle, invoquer un prétexte, pour justifier la présence du *Dentiste des dames* (3), de Lemaire, dans sa bibliothèque : ce livre de recettes avait pu, en maintes circonstances, lui rendre des services qu'une jolie femme sait toujours apprécier.

Nous ne songerions pas davantage à faire grief à la du Barry de conserver sur ses rayons l'ouvrage du sieur Rousselot, chargé du soin des pieds de la favorite ; ou à Mᵐᵉ de Pompadour, de chercher à s'instruire dans le

(1) Par Reisser. Lyon, 1770.

(2) La bibliothèque du comte d'Artois avait été formée par les soins de F. Nogaret, son secrétaire.

(3) Mᵐᵉ Bonaparte avait agréé la dédicace d'un livre du médecin, P.-J.-Marie de Saint-Ursin, *L'Ami des Femmes*, où se trouvent un grand nombre de recettes pour conserver la beauté ou s'en donner les apparences.

Traité des fièvres continues, de son médecin Quesnay, qui lui avait fait hommage de son livre : ce sont là lectures permises, voire salutaires.

Il est naturel que la science qui enseigne la prolongation de la vie et la conservation de la santé ait conquis de fervents adeptes, ceux-là surtout que la fortune a comblés de ses bienfaits. Mais, le plus souvent, cherchait-on dans nos livres techniques un conseil ou une recette utiles ? On ne tenait pas tant à s'instruire de la constitution du corps humain qu'à satisfaire une curiosité malsaine, et c'est là surtout que résidait le danger de ces lectures, dont les pasteurs de peuples faisaient leurs délices. La plupart, il est vrai, étaient suffisamment instruits pour n'avoir rien à apprendre ; mais combien pernicieux et féconds en suggestions mauvaises pouvaient être certains ouvrages, ornés d'estampes plus ou moins licencieuses, sous leur vernis scientifique, pour les jeunes princesses dont les sens s'éveillaient, dont l'âme n'était pas encore façonnée, et auxquelles on laissait imprudemment toute liberté de les feuilleter à loisir.

LA FLAGELLATION A LA COUR ET A LA VILLE

Un volume entier ne suffirait pas si l'on voulait rédiger l'histoire *complète* de la *flagellation*. C'est une contribution à l'étude de cette manie singulière, plutôt qu'une monographie du « Fouet et de ses applications », que nous allons tenter d'écrire : ce nous sera un prétexte à maintes anecdotes, maints détails pittoresques, dont nous agrémenterons un récit qui risquerait, sans cet assaisonnement, d'être dépourvu de sel.

Les flagellations volontaires (1) étaient en usage à Rome, avant que la République y fût établie. Les maîtres qui enseignaient dans les écoles romaines recouraient souvent à ce châtiment, et Horace conte quelque part qu'étant petit garçon, il avait reçu des coups de verge de son maître Orbilius, qui, dit-il, « aimait fort à battre » (2).

(1) On trouve, dès l'an 508, dans une règle établie par saint Césaire, d'Arles, la flagellation édictée comme peine contre les religieux indociles. Plusieurs fondateurs en usèrent dans la suite, mais il ne paraît pas qu'il y ait eu de flagellation volontaire avant le IIᵉ siècle (*Dictionnaire de la Conversation*).

(2) Un savant membre de l'Institut, professeur au Collège de France, M. Rossignol, a publié, en 1888, un livre intitulé : *De l'édu-*

Le premier exemple de flagellation publique que nous ayons vu rapporter par les auteurs, est celui dont parle Tertullien dans un de ses ouvrages. Il y avait à Lacédémone une fête fameuse, nommée le *Jour des flagellations* ; ce jour-là, tous les « jeunes garçons de qualité » étaient battus à coup de fouet, en présence de leurs parents et de leurs proches, qui les exhortaient à soutenir le plus qu'ils pouvaient « cette rude fatigue ». Les enfants, écrit à ce propos Plutarque, « sont fouettés une journée entière devant l'autel de Diane Orthie, souvent même jusqu'à la mort et ils l'endurent avec joie ; ils disputent même entre eux de la victoire et celui qui souffre plus longtemps et qui reçoit le plus de coups la remporte et acquiert ainsi beaucoup d'honneur ».

Lucien, dans son dialogue des *Exercices du corps*, ajoute que les pères spartiates élevaient des statues à la mémoire de ceux de leurs enfants qui avaient expiré à la suite des coups qu'ils avaient reçus. C'est le même Lucien qui, dans l'histoire de la mort de Peregrinus, raconte que ce philosophe cynique, « porté de son naturel aux plaisirs de l'amour », se fouettait et se faisait fouetter en public, au temps de l'empereur Trajan (1). « Environné,

cation et de l'instruction des hommes et des femmes chez les anciens. Il y rappelle que Platon constate l'usage fréquent des coups pour le redressement de la jeunesse et qu'Aristote enjoint de donner le fouet aux élèves dans certaines circonstances. Il ajoute que cette punition n'était pas infligée que jusqu'à l'adolescence et qu'elle se prolongeait bien au delà *Intermédiaire*, 1889).

(1) L'abbé Boileau, *Histoire des Flagellans*, p. 60.

écrit-il, d'une foule de peuple, il faisait un geste indécent, prétendant que c'était une action indifférente où il n'y avait point de mal. Il se donnait ensuite et recevait des coups de courroie sur le derrière et faisait plusieurs autres tours de jeunesse plus étranges que ceux-là. » En somme, Peregrinus était ce que nous nommerions aujourd'hui un *exhibitionniste.*

*
* *

Toutes les flagellations publiques, où les sexes sont confondus, appellent les mêmes réflexions. Le manteau de la religion, aussi bien de la religion chrétienne que de la religion païenne, n'a servi que trop souvent à couvrir de scandaleux abus. Qu'il s'agisse de la *fête d'Isis,* célébrée chez les Égyptiens, des *Lupercales* en honneur chez les Romains, ou des *fêtes des Innocents* (1), qui ont

(1) Henri de Guise écrivait, vers l'an 1556, à son père François, duc de Guise... « *J'avons été* en danger, car le jour des Innocens nous a fait belle peur ; car Mme Isabeau étoit venue pour nous *donner les Innocens,* mais *j'étions* déjà levé, et le duc de Bavière, qui est venu aussi pour nous les donner, a été bien étrillé ; et si, je les *avons* donné à M. de Lorraine dedans son lit, je *ferons* bon guet à l'avenir de peur des coups. »

Cet usage, écrit Dulaure, que nous fait connaître ce fragment d'épître, se pratiquait encore, il n'y a pas longtemps, le premier mai et les jours suivants, dans la Lorraine Allemande. On allait ces

rempli le Moyen Age, il y a toujours au fond de toutes ces manifestations un but d'érotisme, d'excitation génésique, d'autant plus ardente qu'elle était plus dissimulée.

Les hommes qui prenaient part aux *Lupercales* et qui, pour ce motif, s'appelaient des *Luperques*, parcouraient les rues, tout nus, munis de fouets, dont ils frappaient les femmes, qui leur présentaient la paume des mains; celles-ci s'imaginaient, par une sotte superstition, que les coups donnés sur la paume de la main... ou sur le ventre, les rendaient fertiles ou leur procuraient un heureux accouchement (1). On suppose à quels excès devaient se livrer les acteurs de ces scènes d'orgie.

Dans les premiers siècles du christianisme, écrit Dulaure, les prélats fouettaient les pénitents pour les réconcilier avec l'Église. Lorsque, vers la fin du XII° siècle, la confession fut généralement établie parmi les chrétiens, les confesseurs fouettèrent eux-mêmes leurs pénitents et pénitentes qui, pour cette exécution, se plaçaient dans un lieu secret de l'église.

Saint Louis, roi de France, se laissait fouetter très rudement par ses confesseurs. On voyait jadis, sur un des vitraux de l'église Saint Denis, le saint roi (2), les épaules

jours-là, de grand matin, chez ses voisins. Ceux ou celles qui se trouvaient endormis étaient impitoyablement fouettés avec des orties. L'on assure que le même usage existe encore en Piémont (Cf. DULAURE, *Des Divinités génératrices*).

(1) JUVÉNAL, *Satire* II.

(2) La discipline dont saint Louis se servait, et qui était toujours

nues, un genou en terre et les mains jointes, devant un dominicain qui tenait un fouet à la main.

Telle était la posture dans laquelle les moines de Cîteaux se présentaient anciennement devant leur confesseur. Peut-être est-ce de ces religieux que saint Louis avait emprunté cette pratique, à laquelle il demeura attaché. On se présentait aussi à confesse à Cluny le dos découvert.

Ceux qui étaient excommuniés, pour obtenir leur absolution étaient fouettés publiquement ; et souvent on les forçait de suivre, *tout nus*, les processions, et de porter à la main ou pendu au cou, l'instrument de leur supplice.

Quelquefois le patient ou la patiente, entièrement nus, recevait le fouet pendant tout le cours de la procession. Il ne s'en faisait guère, qui ne fût accompagnée de quelques individus de l'un ou de l'autre sexe, le corps entièrement découvert et rougi par les coups de fouet. Cet usage barbare et indécent se conserva jusqu'au XVIe siècle (1).

⁂

Pendant longtemps, dans les couvents de moines, on ne se servit de la flagellation qu'à l'égard de ceux qui avaient commis quelque acte blâmable.

renfermée dans un coffre d'ivoire, a longtemps été conservée à l'abbaye du Lys (DULAURE, *Hist. de Paris*, t. II).

(1) DULAURE, *Des Divinités génératrices*.

Dans la *Règle de saint Benoît*, ce prélat indique le fouet, comme châtiment des religieux qui se sont rendus coupables de larcin, « de même que ceux qui se souillent du vice de la fornication ».

Saint Colomban, qui a complété sur quelques points la règle de saint Benoît, spécifie que, pour certaines fautes, six coups de fouet suffisent, tandis que d'autres plus graves doivent être punies par deux cents coups : « Que celui, dit-il, qui parle familièrement et tête-à-tête avec une femme sans qu'il y ait certaines personnes présentes, demeure sans manger, ou bien qu'on le condamne au pain et à l'eau pendant deux jours, ou à recevoir deux cents coups de fouet (1). »

Dans une autre règle religieuse, il est dit que « si un moine recherche la compagnie des garçons et des jeunes hommes et qu'il soit surpris à vouloir donner un baiser ou à faire quelque autre action sale et impudique, qu'on le fouette en public, après que le crime sera bien vérifié par des témoins irréprochables ». Si le coupable s'opiniâtre, qu'on le châtie plus sévèrement et qu'on redouble les coups de fouet.

Le théologien Claude Despence a rapporté, dans son livre *Sur la continence*, que saint Edmond, qui fut archevêque de Cantorbéry, étudiant à Paris et sollicité par une fille de mœurs faciles à « commettre fornication avec elle », la fit venir dans son cabinet et qu'après l'avoir mise toute

(1) L'abbé BOILEAU, *loc. cit.*

nue, il la fouetta si vivement à coups de verges, qu'il lui
meurtrit tout le corps.

Saint Bernardin, de Sienne, en agit de même envers
la femme d'un citoyen de cette ville. Un jour que Bernardin sortit pour aller acheter du pain, la femme d'un Sien-
nois l'appela dans sa maison. Lorsqu'il y fut entré, elle
ferma la porte et lui dit que s'il ne voulait pas lui accorder sa demande, elle le couvrirait de honte et publierait
qu'il avait eu le dessein de la violer. Bernardin, réduit
à cette fâcheuse extrémité, pria Dieu de toute son âme
qu'il ne l'abandonnât pas dans un si pressant besoin ; car
il avait le crime en horreur. Dieu ne rejeta pas sa prière et
il lui suggéra de dire à la femme qu'il se soumettrait à sa
volonté, pourvu qu'elle se mît toute nue. La femme ne
tarda pas d'obéir à cet ordre, ni lui de tirer d'abord son
fouet, dont il ne discontinua pas de la battre, qu'il n'eut
éteint par ses coups l'ardeur de sa convoitise. Elle en aima
davantage ce saint homme dans la suite ; et son mari
même, lorsqu'il apprit cette action, eut plus d'estime et
de respect pour lui (1).

Il advint pareille aventure à un frère capucin, qui mourut, en 1564, dans l'île de Corse. Au cours de ses péré-
grinations, il trouve un jour asile dans un château du
Piémont ; tandis qu'il reposait tranquillement dans sa
chambre, se présente à lui « une jeune fille, très belle et
de naissance noble », toute déshabillée, et qui s'approche du

(1) Sinues, cité par Boileau, pp. 183-184.

petit lit où il dormait, « pour le solliciter au plaisir de la
chair ». Mais le bon moine, armé d'un fouet de corde-
lettes d'Espagne bien nouées, lui en administra une série
de coups sur les épaules, sur les fesses et sur les cuisses,
jusqu'à tant qu'il l'eut mise toute en sang. L'histoire ne
dit pas s'il n'obtint pas un résultat tout différent de celui
qu'il espérait.

Tout le monde connaît l'aventure de ce mari jaloux,
qui avait suivi sa femme à confesse et qui ne la vit pas
plus tôt conduire par le prêtre derrière l'autel, pour y recevoir le fouet, qu'il s'écria : « Oh ! Monsieur, elle est si
délicate ! permettez que je reçoive la discipline pour elle. »
Là-dessus, il se mit à genoux et sa femme de dire au
prêtre : « Monsieur, frappez fort, car je suis une bien
grande pécheresse. »

*
* *

Nous n'avons jusqu'à présent parlé que d'une manière
incidente des flagellations collectives ; de cette espèce de
« folie des foules », qui poussait des personnes, peut-être
individuellement raisonnables, mais que la contagion épidémique gagnait, à parcourir les rues dans un état de nudité presque complète et à se frapper le corps avec les
lanières de leurs fouets.

C'est vers 1260 qu'on vit pour la première fois surgir
ceux que l'histoire a nommés *Les Flagellants*.

La secte des *Flagellants* fit son apparition d'abord à Pérouse, ensuite à Rome, et gagna bientôt toute l'Italie.

Nobles et roturiers, jeunes et vieux, et les enfants même de cinq ans s'en allaient par les rues des villes, tout nus, à la réserve des parties naturelles qu'ils couvraient, et, sans avoir aucune honte, marchaient ainsi deux à deux en procession ; chacun avait son fouet de courroies à la main et se fustigeait les épaules jusqu'à ce que le sang en sortît ; ils poussaient des plaintes et des soupirs et versaient des torrents de larmes... Ils ne se contentaient pas d'aller ainsi de jour, mais de nuit, avec cierges allumés et au milieu du plus grand froid de l'hiver. Il y en avait des centaines, des mille et des dix mille qui, avec des prêtres à leur tête, portant des croix et des étendards, couraient par les Villes et par les Eglises et se prosternaient avec humilité devant les autels... Il n'y eut pas jusqu'aux femmes qui ne suivissent cette dévotion extraordinaire : non seulement celles du commun, mais de nobles matrones et des vierges délicates se donnaient avec modestie la discipline dans leurs chambres... (1).

Un siècle plus tard (vers 1350), la secte reparut en Allemagne et recruta de nombreux adhérents (2). Le

(1) Chronique imprimée chez Wechelius, en 1585 ; cité dans l'*Histoire des Flagellans*, p. 241 et suiv.

(2) La Chronique flamande, imprimée à Anvers en 1565, raconte que, « le soir du Jeudi Saint, les *flagellants* alloient par les rues de Bruxelles, savoir Espagnols et Italiens, au nombre de cent cinquante, qui se flagelloient avec des cordes, au bout desquelles il y avoit des estoiles d'argent, et l'on voyoit le sang couler dans les rues ». Les

célèbre Président au Parlement de Paris, Jacques de Thou, nous apprend qu'elle se renouvela encore vers 1574 et il ne craint pas d'attribuer aux flagellants la mort de Charles, Cardinal de Lorraine (1). Il nous informe également que Henri III, roi de France, et même le Pape favorisaient ces énergumènes.

En dépit des sages avis du président du Parlement de Paris, du président à la Chambre des Enquêtes et d'autres grands personnages, le roi Henri III permit aux différentes sociétés de Flagellants de s'établir. Bien plus, il tint à honneur d'assister, avec le chancelier Birague et le garde des sceaux Cheverny, à la première procession de ces pénitents fouetteurs qui se fit à Paris.

Cette procession fastueuse eut lieu le 25 mars, fête du saint patron que les pénitents s'étaient choisi. Les règles de l'Ordre étaient identiques à celles des autres confréries de flagellants, et avaient été ratifiées par le Pape. La procession, partie du couvent des Augustins, se dirigea vers l'église Notre-Dame. Le roi ne portait aucun insigne de

Espagnols, pour plaire à leurs maîtresses, redoublaient à leur vue la vigueur de leurs coups, et, par une sorte de galanterie sauvage, fort à la mode au pays où fleurissait le Saint-Office, ils ensanglantaient dévotement le seuil du logis qui abritait leurs amours (MÉRAY, *La vie au temps des Libres Prêcheurs*, t. II).

(1) « Il en coûta la vie, écrit de Thou, à Charles, cardinal de Lorraine ; surpris par la froidure du soir, il tomba dans une fièvre chaude, accompagnée de violents maux de tête et même de délire, et enfin, accablé d'insomnie, il mourut deux jours avant Noël. » DE THOU. *Histoire*, t. III.

sa dignité ; le garde du grand sceau et d'autres personnages illustres étaient présents. Le cardinal de Guise portait la croix : le duc de Mayenne remplissait les fonctions de maître des cérémonies, et Auger et du Peynat l'assistaient en qualité de lieutenants.

Le temps, en cette occasion, était loin d'être propice : la pluie ne cessa de tomber à torrents pendant tout le temps de la cérémonie. La procession fut répétée à plusieurs reprises, et, en une certaine occasion, ses membres s'étant rendus à l'église à la lueur des torches, les favoris du roi, racontent les chroniques du temps, se flagellèrent avec tant d'acharnement que l'un d'eux en mourut. Mais on ne sut pas si c'était par l'effet de la fustigation ou pour s'être exposé au froid ; probablement les deux causes y étaient pour quelque chose.

Les Parisiens continuèrent à plaisanter, tandis que les membres les plus austères du clergé tonnaient, du haut de la chaire, contre cette profanation éhontée de ce qui était noble et saint, et insinuèrent que les Pénitents Blancs méritaient d'être fouettés tout autrement (1).

Plus tard, Henri III reprit cette pratique avec encore plus de vigueur, mais ses ennemis tirèrent de cette manie du roi un grand parti au point de vue politique, et, par la suite, ce monarque perdit beaucoup de la confiance qu'il avait placée dans la vertu de cette institution.

---

(1) *Étude sur la Flagellation aux points de vue médical et historique*, par Ch. Carrington.

Crillon, qui commandait la garde du roi, fit fouetter de la façon la plus violente, dans une procession, Joyeuse, le favori du souverain ; celui-ci fut obligé de calmer l'indignation de son mignon le mieux qu'il pût, sans oser, cependant, punir le pseudo-flagellant.

Après la mort des Guise, cette folie reprit de plus belle. Les processions de pénitence furent renouvelées et, cette fois, des femmes et des jeunes filles, nues jusqu'à la chemise, y participèrent en tenant des fouets à la main. Les dames de la noblesse se montrèrent également à la populace à demi-nues, s'administrant le fouet, pour encourager les autres par leur exemple.

*
* *

De même que les processions de *Flagellants*, la *fête des Innocents*, pendant laquelle le roi Louis XI, de superstitieuse mémoire, ne voulait point entendre parler d'affaires, était l'occasion d'assez grossières plaisanteries. Presque partout on allait, ce jour-là, surprendre les paresseux dans leur lit, et on leur donnait le fouet. Cette cérémonie s'appelait *bailler les innocens*, *donner les innocens*, en un mot, *innocenter* : cette dernière façon de parler est employée par Rabelais, dans le cinquième livre *des faicts et dicts héroïques du bon Pantagruel*.

On poursuivait les gens jusque dans les rues, pour

donner cette correction, qui était particulièrement administrée aux servantes et aux chambrières, surtout lorsqu'elles étaient jeunes et jolies, correction qui ne put empêcher, nous disent *les Escraignes dijonnoises* du seigneur
des Accords, la précaution, prise par l'une d'elles, de
coudre sur sa chemise, vers le lieu exposé, l'écusson des
armoiries royales, qu'elle pensait lui servir de sauvegarde (1).

Les curieux pourront consulter sur ce sujet la quarante-
cinquième nouvelle de la reine Marguerite de Navarre, où
cette bonne princesse explique comment un tapissier de
Tours « donna les innocents » à sa servante, et se livra à
cet exercice sur l'herbe verte et sur la neige. On pense
bien que l'amour dut mettre à profit ce temps de liberté
grande (2).

Dans l'*Alphabet de l'auteur français*, qui se trouve à la
fin des *Œuvres de Rabelais*, il est fait mention d'un seigneur du Ridan, surnommé le *fouetteur*, qui, ayant récem-

(1) Les détails qui vont suivre sont empruntés à un ouvrage qui
atteste une rare érudition, dû à la plume de Benjamin Fillon, et qui
porte ce titre, en apparence peu engageant : *Monnaies des évêques,
papes, etc.*

(2) « Vous savez que l'on a à Dijon cette peute coutume de fouetter
les filles, le jour des Innocents : laquelle est entretenue par les braves
amoureux, pour avoir occasion de donner quelque chose en estraines
à leurs amoureuses, et cependant avoir ce qu'ils estiment à grand
contentement, voir le cul des pauvres filles, et quelque chose de
mal-joint auprès. » (Livre Ier *des Escraignes*, § XVIII et § XIX). On
voit, par ce qui suit, qu'on commençait dès la veille des Innocents,
et que l'on continuait tout le jour jusqu'au soir.

ment quitté une dame d'Anjou, qu'il aimait, revint de
plus de vingt lieues pour la fouetter le jour des Innocens.
C'est à cet usage que Clément Marot fait allusion, dans
l'épigramme souvent citée :

Très chère sœur, si je sçavois où couche
Vostre personne, au jour des Innocens,
De bon matin j'irois à vostre couche
Voir ce gent corps que j'aime entre cinq cens ;
Adonc ma main (veu l'ardeur que je sens)
Ne se pourroit bonnement contenter
Sans vous toucher, tenir, taster, tenter ;
Et si quelqu'un survenoit d'adventure,
Semblant ferois de vous innocenter :
Seroit-ce pas honneste couverture ?

La coutume de donner les innocens n'est pas un de ces
usages isolés qui ne puisse être comparé à aucun autre.
Dans diverses villes, les chanoines, les ecclésiastiques et
quelquefois les séculiers étaient, à certains jours de l'année, pris le matin dans leur lit et dans un état complet de
nudité, conduits par les rues, dans les églises, jusque sur
l'autel, où on les arrosait d'eau. Cela avait lieu, aux
xive et xve siècles, au Puy-en-Velay, à Nevers, à Nantes,
à Angers.

Des indécences du même genre, bien dignes de la
grossièreté de nos ancêtres, avaient aussi trouvé leur
place parmi les folies que les ecclésiastiques (1) se per-

(1) Le Père Labat, dans son *Voyage en Espagne et en Italie*, décrit
une cérémonie de ce genre, dont il fut témoin à Civita-Vec-
chia :

« J'avois été averti, dit-il, que malgré les défenses, il devait se

mettaient le jour des Innocents. Ils allaient jusqu'à promener par la ville et exposer sur des théâtres des hommes entièrement nus. C'est là un détail nouveau ajouté par Louis, archevêque de Sens, dans ses statuts de l'année 1445. aux turpitudes reprochées au clergé dans le décret de la Faculté de théologie de l'année précédente, décret qu'il reproduit d'ailleurs presque dans les mêmes termes.

Voici le passage où il en fait mention, et que je n'ai pas voulu traduire. *ne forsan offendam pias aures.* pour parler comme Guillaume Pepin : « Ils excitent, dit-il, la colère divine, *per totam Ecclesiam, liguriendo, saltando, turpitudinem suam non erubescendo nudos homines sine verendorum tegmine inverecundi. ducendo per villam ;*

trouver des *saints Jérômes.* On appelle ainsi certains pénitents qui, pour représenter ce grand docteur de l'Eglise, n'ont sur eux qu'un linge attaché à une ceinture recouvrant à peine les parties antérieures et postérieures. Ils tiennent une grosse pelote de cire remplie de morceaux de verre, dont ils se frappent l'estomac, les bras, les cuisses et le gras des jambes, avec grande effusion de sang, qui les fait ressembler à des gens écorchés... J'en vis un de loin, et j'avais donné l'ordre au barigel de s'en saisir ; mais il se trouva vêtu d'un caleçon : c'était n'être pas nud et n'être pas compris dans le décret... Il y avoit là des pénitents plus que je n'en avois encore vu ; d'autres, outre la flagellation, avoient à chaque jambe de grosses chaînes de forçats, qu'ils traînoient à peine, et ne laissoient pas de s'écorcher le dos... Il y avoit des confrères portant des têtes de mort, qu'ils regardoient attentivement, et se donnoient de temps en temps de grands coups de poing dans l'estomac. Tous avoient des couronnes d'épines, aux dépens des hayes qui entourent les vignes et les jardins qui en souffrirent beaucoup, et les propriétaires encore plus. » Méray, *loc. cit.*

theatra, incurribus et vehiculis sordidis ad infamia spec-
tacula pro risu astantium et concurrentium se transferendo,
turpes gesticulationes sui corporis faciendo, verba impudi-
cissima atque scurrilia proferendo et multas alias abomi-
nationes, quarum pudet reminisci, fasciendo (1).

.·.

Le latin dans les mots bravant l'honnêteté, besoin sera
peut-être d'y recourir par la suite, quand nous aurons à
traiter de la flagellation comme excitant génésique. Mais,
en attendant d'entamer ce chapitre et pour distraire un instant l'attention du lecteur de ces turpitudes, nous allons
aborder le sujet du *fouet dans l'Histoire,* en commençant
— à tout seigneur tout honneur ! — par les princes et
les souverains.

Pour ne point nous perdre dans d'inutiles digressions,
nous ne remonterons pas au delà du règne de Louis XII,
le *Père du Peuple.*

Le grave sénateur Rœderer a composé une « comédie
historique », en trois actes et en prose, intitulée : *Le Fouet
de nos pères ou l'éducation de Louis XII,* qui a été imprimée plusieurs fois et qui fut même jouée, croyons-
nous, sur le théâtre de société, que l'auteur avait orga-

(1) *Gallia christiana,* t. XII, col. 96.

nisé à son château de Boisroussel, près Essai (Orne), vers 1825. Toute la pièce roule sur une anecdote historique peu connue. Le jeune prince ne voulait souffrir, de la part de ses instituteurs, ni correction, ni réprimande. « Si sa mère ordonnait qu'on le châtiât, celui de ses officiers qu'elle chargeait de cette dangereuse besogne était obligé de se masquer et de se déguiser, si bien qu'il ne pût être soupçonné. » Dans certaines cours, on élevait auprès du prince royal un menin ou camarade, chargé de recevoir le fouet à la place du prince, quand celui-ci l'avait mérité (1).

⁂

Jehanne d'Albret venait d'attraper ses dix-sept ans ; elle était en âge de se marier. Ses parents lui annoncèrent qu'ils l'avaient destinée au duc de Clèves. Mais il ne se trouva pas du goût de celle-ci, qui n'en voulut point et le déclara nettement. Elle avait bien raison, car c'était un être assez nul de toutes les façons. Mais cette raison parut insuffisante aux auteurs de ses jours, qui lui firent répondre, par sa gouvernante, la baillive de Caen, que si elle n'y consentait point, elle serait *tant fessée* et maltraitée qu'on l'en ferait mourir (2).

(1) *Intermédiaire*, 1889, p. 526.
(2 Génin, *Nouvelles Lettres de la Reine de Navarre* (Renouard, 1842).

La pauvre princesse eut beau protester, « par devant notaires », contre la violence qui lui était faite, il fallut bien en prendre son parti. Elle en fut, toutefois, quitte pour la peur ; les intérêts des princes sont variables comme leurs caprices ; François Ier, qui avait été le promoteur de ce mariage, consentit à ce que sa ~~fille~~ épousât Antoine de Bourbon, et Jehanne s'exécuta sans se faire prier (1).

L'histoire rapporte un autre épisode, qui met en cause le roi Henri II d'Angleterre. « Quels vils fainéants, s'était écrié un jour le prince, quels poltrons ai-je élevés à ma cour, qui se soucient si peu de fidélité que pas un ne me délivrera de ce prêtre de bas étage ! » Ce qu'entendant, des courtisans pensèrent que leur roi désirait la mort de Thomas Becket, archevêque de Canterbury. Peu après, l'archevêque était assassiné, et quoique le roi exprimât une grande douleur à ce sujet, l'Eglise ne voulut pas lui accorder l'absolution, qu'il n'eût soumis son dos à la discipline. La pénitence fut accomplie à la cathédrale de Canterbury. Le roi, s'étant agenouillé devant le tombeau de Thomas Becket, se dévêtit de la lourde cape jetée sur ses épaules ; puis, tenant la chemise de laine pour cacher la chair, pourtant visible sous sa peau, il mit sa tête et ses épaules au-dessus du tombeau, et, en cette position, reçut cinq coups de chaque évêque et abbé présents, commençant avec Jaliot, qui se tenait là avec le

____

(1) *Intermédiaire*, 1889.

« balai », ou verge monastique à la main, — et trois coups de chacun des 80 moines (1).

Henri IV (2) eut également à se soumettre à une correction de l'Église, avant de recevoir l'absolution d'une sentence d'excommunication et d'hérésie qui avait été prononcée contre lui. Mais ce prince entendit que la sentence serait exécutée « par procuration » ; ce furent MM. d'Ossat et du Perron qui le remplacèrent et furent plus tard, sans doute en raison de ce sacrifice méritoire, élevés à la dignité de cardinaux. La correction fut administrée par les mains de Sa Sainteté le Pape, pendant que le chœur entonnait le *Miserere*, et, s'il faut en croire plusieurs rapports, elle paraît avoir été d'un caractère très bénin, ne ressemblant en rien aux « castigations » infligées à des personnages d'un rang moins élevé.

.˙.

C'est parce que Henri IV avait reçu personnellement la *fessée*, qu'il en avait une sainte peur. Catherine de Mé-

<hr>

(1) *Étude sur la Flagellation aux points de vue historique et médical*. Paris, Carrington, éditeur, 1899.

(2) « Si Marguerite de Valois, première femme de Henri IV, parlait l'italien et l'espagnol, « aussi disertement comme si elle avait esté née, nourrie et eslevée toute sa vie en Italie et en Espagne, c'est qu'elle avait été moult fouettée dans son enfance ». BRANTÔME, t. VII, p. 75.

dicis, infatuée de l'astrologie judiciaire, l'avait conduit un jour, avec ses propres enfants, à Salon, chez Michel Nostradamus, pour tirer l'horoscope des petits princes.

L'astrologue exigea qu'on lui présentât le petit Béarnais tout nu; mais celui-ci s'y opposa de toutes ses forces, croyant qu'il allait être fouetté par le vieillard dont la longue barbe l'effrayait; ce qui semblerait prouver que ce genre de correction était assez en usage dans la maison paternelle. Cependant il finit par s'y décider, quitta ses vêtements, et le grave prophète, après l'avoir bien examiné, annonça, dit-on, qu'il serait un jour Roi de France, mais après bien des traverses.

Cela nous paraît bien peu probable; le rusé vieillard se serait bien gardé de faire une telle prédiction en présence de Catherine de Médicis (1).

Ce que le Vert-Galant avait malaisément supporté étant enfant, il éprouva comme une joie à l'infliger à autrui plus tard; l'histoire rapportée par Sully, dans ses *Mémoires* (2), est bien dans les mœurs du temps. Henri IV, chassant du côté de Grosbois, se déroba de sa compagnie, comme il faisait souvent, et vint seul à Créteil, qui est une lieue par delà le pont de Charenton, sur l'heure de midi, et affamé comme un chasseur.

(1) Cette anecdote est rapportée, sans cette dernière réflexion, dans la *Galerie du xvie siècle* (t. II, p. 236), par Mayer, qui a bien tort d'attribuer à Michel Nostradamus la *Chronique de Provence*, qui est de César son neveu. (*Le livre des Singularités*, par Pleignot, p. 215, n. 1).

(2) T. IV, p. 288.

« Il entra dans l'hôtellerie, et demanda à l'hôtesse si elle avoit quelque chose à lui donner à dîner. Elle répondit que non, et qu'il étoit venu trop tard. Elle ne le prenoit que pour un simple gentilhomme. Henri lui demanda pour qui donc étoit une broche de rôti qu'il voyoit au feu. L'hôtesse lui dit que c'étoit pour des messieurs qui étoient en haut, et qu'elle croyoit être des procureurs. Le roi les envoya prier fort civilement de lui céder un morceau de ce rôt pour de l'argent, ou de lui donner place au bout de leur table, en payant son écot, ce qu'ils refusèrent.

« Henri IV envoya chercher secrètement Vitry et huit ou dix autres de sa troupe, auxquels il dit de prendre ces procureurs, de les mener à Grosbois, et *de les bien fouetter*, pour leur apprendre à être une autre fois plus civils avec les gentilshommes. » Ce que le dit sieur de Vitry exécuta fort bien, et promptement, dit l'auteur, nonobstant toutes les raisons, prières, supplications, remontrances et contredits de messieurs les procureurs.

.·.

Le bon roi Henri, ce tendre père que l'ambassadeur du roi d'Espagne surprenait se traînant à quatre pattes et servant de dada au petit dauphin, n'entendait pas pour cela qu'on cédât aux caprices et aux colères du futur Louis XIII et, le cas échéant, lui faisait donner le fouet à tour de bras. — « Vous ne traiteriez pas ainsi vos bâtards ! » s'écriait la mère irritée. — « Pour mes bâtards, il les pourra fouetter s'ils font les sots, mais lui n'aura personne qui le fouette (1). »

Les instructions qu'il donne à Mme de Montglat, gouvernante des enfants de France, sont absolument typiques :

« Je me plains de ce que vous ne m'avez pas mandé
« que vous aviez fouetté mon fils, car je veux et vous
« commande de le fouetter toutes les fois qu'il fera l'opi-
« niâtre, ou quelque chose de mal, sachant bien par moi-
« même qu'il n'y a rien au monde qui lui fasse plus de
« profit que cela ; ce que je reconnois par expérience
« m'avoir profité ; car étant de son âge j'ai été fort fouetté ;

(1) Voici une lettre que l'excellent (!) homme écrivait à sa belle Gabrielle, où il se défend d'avoir fait donner le fouet à son fils, contrairement à ce qu'attestent les mémoires du temps ; cette lettre a été publiée dans un ouvrage devenu rare aujourd'hui, *Mes voyages aux environs de Paris* (par DELORT), t. I, p. 50 et suiv. ; elle a été copiée par l'auteur sur l'original :

« Mon cher cœur, jay esté eveyllé ce matyn par votre lettre qui
« me randra cette journée plus heureuse, et me mettra an bonne hu-
« meur. Vous me desplésés toutefoys de me voulloyr retarder le con-
« tantement de vous voyr ; mais ie ne vous an croyré pas. Retardés
« votre seignée pour mon arryvée, et sy elle vous est necesayre, re-
« metés à moy à vous ouvryr la vène. Je ne say quy vous a dyt que
« *javoys fouété nostre fytz*, car cela na poynt esté. Je fynyré donc,
« ma chere ame, an vous donnant le bonjour et un mylyon de besers,
« atandant a demayn que ie vous embrasseré tout mon sou et de bon
« cœur. Que je sache demayn de vos nouvelles par les chemyns.

                                            « H. »

« c'est pourquoi je veux que vous le fassiez et que vous
« lui fassiez entendre. »

Le Roi vient le matin chez son fils et « le veut forcer à
le baiser » ; le voilà entré en si fâcheuse humeur qu'il reçoit
le fouet des mains mêmes de Sa Majesté. Il se défend,
l'égratigne aux mains, le prend à la barbe. Mme de Montglat (1) le fouette à son tour : il le fut ainsi cinq ou six
fois.

Le Roi lui demande, une autre fois, en lui montrant
des verges : « Mon fils, pour qui est cela ? » Il répond
en colère : « Pour vous. » Le Roi fut contraint d'en rire ;
cela dura plus de trois quarts d'heure, le Roi l'ayant pris
et laissé diverses fois.

Mais la journée la plus orageuse, celle qui laissa pour

(1) Héroard, dans son curieux *Journal* (t. I, p. 60 et suiv.),
parle, à maintes reprises, de ces séances de fustigation :

« Le 9 *octobre* (1603) *jeudi, à Saint-Germain.* — Éveillé à huit
heures ; il fait l'opiniâtre, est fouetté pour la première fois.

« Le 7 *novembre, mercredi.* — Le Roi le vient voir et se joue à
lui gaiement. On met le Dauphin en si mauvaise humeur qu'il
fault de crever à force de crier, et tout fut en si grande confusion
jusques à six heures que je n'eus point le courage de remarquer ce
qu'il fit, sinon qu'il vouloit battre tout le monde, criant à outrance ;
fouetté longtemps après.

« Le 22, *dimanche.* — Mené en la chambre du Roi ; le Roi le menace du fouet, il s'opiniâtre, veut aller en sa chambre ; mené en
celle de la Reine, il continue. Le Roi commande qu'il soit fouetté ;
il est fouetté par Mme de Montglat, au cabinet. Il est apaisé par de
la conserve que la Reine lui donna, mais non autrement, ayant
voulu battre et égratigner la Reine. Mené à une heure au bâtiment
neuf, il est malmené du Roi. »

longtemps dans l'esprit de l'enfant un sentiment de
crainte et aussi de rancune sourde à l'égard de son père,
est la suivante. L'enfant s'était levé de mauvaise humeur,
et, au moment où il jouait avec un petit tambour, on
l'amène au Roi contre son gré. Le Roi lui dit : « Otez
votre chapeau », il se trouve embarrassé pour l'ôter ; le
Roi le lui ôte, il s'en fâche ; puis le Roi lui ôte son tambour et ses baguettes, ce fut encore pis : « Mon chapeau !
mon tambour ! mes baguettes ! » Le Roi, pour lui faire
dépit, met le chapeau sur sa tête : « Je veux mon chapeau ! » Le Roi l'en frappe sur la tête, le voilà en colère
et le Roi contre lui. Le Roi le prend par les poignets et le
soulève en l'air, comme étendant ses petits bras en croix.
« Hé ! vous me faites mal ! Hé ! mon tambour ! Hé ! mon
chapeau ! » La Reine lui rend son chapeau, puis ses baguettes ; ce fut une petite tragédie. Il est emporté par
Mme de Montglat ; il crève de colère, est fouetté, égratigne au visage, frappe des pieds et des mains Mme de
Montglat, criant : « Tuez Mamanga ; elle est méchante (1).
Je tuerai tout le monde, je tuerai Dieu ! »

(1) « Il entre soudain en colère : *Je vous battrai, Mamanga,* et va
sur elle, la frappe : *Je vous tuerai, maman.* Le Roi le fouette sur les
fesses avec la main ; ne se taisant point, le refouette encore, puis
s'en va ; il se jette à terre, puis feint de ne pouvoir cheminer, va
clopinant, pleurant, criant : *Hé ! Mamanga, papa m'a rompu la cuisse ;
mettez-moi de l'onguent.* » Journal d'Héroard, t. I, *loc. cit.*

*
* *

Le Dauphin a trois ans de plus (11 janvier 1607) ;
« peigné, coiffé dans le lit, à bâtons rompus, par sa nourrice, Mme de Montglat, pour le faire hâter, y vient et lui
dit : « Je m'en vais chausser ; si vous n'êtes peigné quand
je reviendrai, vous aurez le fouet. » Elle revient, ce n'était
pas fait ; elle lui dit encore : « Je m'en vais p..... ; si vous
n'êtes peigné et coiffé quand je reviendrai, vous aurez le
fouet. » Le Dauphin dit tout bas : « Ah ! qu'elle est vi-
laine, elle dit devant tout le monde qu'elle va p..... velà
qui est bien honnête, fi ! »

On conviendra qu'en tenant un pareil langage devant
l'enfant, sa gouvernante était peu fondée à lui donner le
fouet, lorsqu'il employait vis-à-vis d'elle des expressions
tout à fait analogues (1).

Sous le gouvernement de M. de Souvré, le système de
correction recommandé par Henri IV à Mme de Montglat
avait continué d'être suivi, et même longtemps après
son sacre, on voit encore le Roi fouetté, à l'âge de dix ans,
pour avoir, la veille, heurté trop fort à la porte du cabinet de la Reine (19 septembre 1611) ; et à plus de onze
ans, pour n'avoir pas voulu prendre médecine.

(1) *Journal d'Héroard*, Préface.

Dans une circonstance, rapportée par le poète Malherbe (1), on infligea au Dauphin le même châtiment : mais cette fois l'enfant regimba :

« Vendredi dernier, M. le Dauphin, jouant aux échecs « avec La Luzerne, qui est un de ses enfants d'honneur, « La Luzerne, lui donna échec et mat : M. le Dauphin en « fut si fort piqué qu'il lui jeta les échecs à la tête. La « reine le sut, qui le fit fouetter par M. de Souvray, et lui « commanda de le nourrir à être plus gracieux (2). »

Une autre fois, le petit prince ayant écrasé la tête d'un moineau, Henri IV, exaspéré de cette dureté de cœur, se chargeait lui-même de le châtier et, en présence des nouvelles récriminations de Marie de Médicis, il répliquait à celle-ci : « Madame, priez Dieu que je vive, car il vous maltraitera, si je n'y suis plus. » Il ne croyait pas être si bon prophète (3).

(1) Lettre de Malherbe à Peiresc, du 11 janvier 1610.

(2) Voici ce qu'on lit dans le *Journal de l'Estoile*, au 29 mai 1610 :

« Nostre nouveau Roy fut fouetté ce jour, par commandement exprès de la Reine régente sa mère, pour s'estre opiniastré à ne point vouloir prier Dieu. M. de Souvray, son gouverneur, auquel en avoit esté donnée la commission, n'y vouloit mettre la main, jusques à ce que, comme forcé par la Reine, fut contraint de passer outre. Ce jeune prince se voiant pris, et qu'il lui en falloit passer par là : « Ne frappez guère fort au moins, » dit-il à M. de Souvray. Puis peu après, estant allé trouver la Reine, et sa majesté s'estant levée pour lui faire la révérence comme de coutume : « J'aimerois mieux, dit le « petit prince tout brusquement, qu'on ne me fist point tant de ré- « vérences et tant d'honneur, et qu'on ne me fist point fouetter ».

(3) *Intermédiaire*. 1889, p. 474.

*
* *

La veuve de Louis XIII, moins pitoyable que sa belle-mère, à l'âge où nous avons vu les parents de Jeanne d'Albret menacer leur fille du fouet, voulut faire donner les verges au frère cadet de Louis XIV, le duc d'Anjou ; et le petit *Monsieur* n'y échappait, que grâce au refus respectueux de son gouverneur et de son sous-gouverneur (1).

Le grand Roi lui-même ne dédaignait pas de jouer ce rôle d'exécuteur des basses œuvres. L'évêque Fléchier a conté (2) que, lorsque le Dauphin avait commis quelque faute, le roi le punissait de sa propre main, en le frappant de verges, ce qui arrivait rarement. Le plus souvent Montausier, son gouverneur, lui donnait la férule, et ce dernier, dont c'était, il est vrai, les fonctions, n'y allait pas de main morte : il agissait avec une telle conscience qu'il crut un jour s'être cassé le bras.

Dans les fragments des *Mémoires inédits de Dubois*, gentilhomme, valet de chambre du roi, attaché au Dauphin, fils de Louis XIV, il est dit que le jeune élève de

(1) Guy Patin, *Lettres* (édition Réveillé-Parise, 1846), t. II, p. 320 ; 19 juin 1657.

(2) *Mémoires de Nicolas Chorier*, traduits par F. Crozet ; Grenoble, 1868, p. 142 ; *Les Cours galantes*, de Desnoiresterres, t. III, p. 54-55.

Bossuet était « battu comme plâtre » par la femme de chambre Lacoste ; « battu à coups de poing » par son gouverneur, M. de Montausier (1). pour avoir simplement manqué un mot à l'oraison dominicale. « toujours gourmandé et traité de fripon et de gallopin ». Le rude gouverneur fouettait le Dauphin. tantôt devant tout le monde. tantôt à huis-clos, après avoir ordonné aux assistants de sortir. Dubois parle de « querelles d'Allemand », de « férules simpiternelles », même au lit. Le valet de chambre nous apprend encore que le Dauphin ne dut, de ne pas succomber à ces mauvais traitements, qu'à un corps baleiné (un corset), qu'il portait

(1) « Comme M. de Montausier continuoit ses rigueurs sur la personne de Monseigneur le Dauphin, le 3o, estant allé manger, à mon retour, Monseigneur fut à la chaise percée et là me fit l'honneur de me dire : Dubois, pendant vostre absence, M. de Montausier m'a donné un si grand coup de férule par le bras que je l'ai encore tout engourdy. Il me maltraite si fort qu'il n'y a plus moyen de durer.

« Le soir, comme la planète cruelle dominoit toujours l'esprit de M. de Montausier, au prier Dieu, où estoit tout le monde à l'ordinaire, ce précieux enfant disoit l'oraison dominicale en françois, il manqua ung mot, M. de Montausier se jeta dessus luy à coups de poing de toute sa force, je croyais qu'il l'assommeroit. M. de Joyeuse dit seulement : Eh ! Monsieur de Montausier ? — Cela fait, il le fit recommencer et ce cher enfant fit encore la mesme faute, quy n'estoit rien. M. de Montausier se leva, luy prit les deux mains dans sa droite, le traina dans le grand cabinet, où il faisoit ses estudes, et là luy donna cinq férules de toute sa force dans chacune de ses belles mains. C'estoient des cris épouvantables. que faisoit ce cher enfant. » *Bibliothèque de l'École des Chartes*, 2ᵉ série, t. IV, pp. 34 et suiv.

« pour lui tenir la taille ferme » et qui amortissait les coups.

Sa sœur en avait tellement pitié qu'elle s'offrit une fois pour être fouettée à la place de son frère.

*
* *

Il ne faudrait pas croire que la France ait eu le privilège de ces singulières mœurs. En Angleterre, par exemple, la peine du fouet, comme châtiment corporel et système d'éducation, était d'un usage courant, aussi bien chez les grands que dans le peuple.

Buchanan, précepteur du roi Jacques Ier, avait l'habitude de fouetter délibérément Sa Majesté. Quand on lui demandait s'il ne craignait pas de frapper « l'oint du Seigneur », il répondait, avec un fort accent écossais : « Non, je ne touche jamais son côté sacré (1). »

Il en était de même à la cour de Prusse. Le témoignage que nous allons en donner est emprunté à un ouvrage des plus dignes de foi.

Le père de Frédéric le Grand était renommé pour la sévérité avec laquelle il dirigeait son intérieur. Le jeune Frédéric était tenu d'une façon étroite. Un jour, il se procura pour sa table une fourchette en argent, en rempla-

(1) *Étude historique sur la flagellation*, loc. cit.

cement d'une fourchette en fer dont il avait l'habitude de
se servir. Son père, s'en apercevant, le fit fouetter pour
lui enlever le goût des folles dépenses.

Le Roi, jusqu'à l'année 1726, alloua à son fils
3 000 francs par an, en lui recommandant de marquer
la moindre dépense. Cette rente était insuffisante pour
Frédéric qui fit des dettes. Ce motif le fit fouetter plus
d'une fois.

Il était interdit au prince d'apprendre le latin. Un jour,
le Roi entre par surprise dans la salle d'études et trouve
son fils gravement occupé avec son tuteur à lire un exemplaire en latin de la *Bulle d'Or*. La scène qui s'en suivit
est racontée en ces termes par l'historien anglais Thomas
Carlyle :

— Que faites-vous donc là ! s'exclama le Roi d'une
voix courroucée.

— Votre Majesté, j'explique l'*Aurea Bulla* au prince.

— Canaille ! je vous *aureaballerai* ! s'écria Sa Majesté,
en faisant force moulinets avec son bâton qui, envoyant
le malheureux professeur, terrifié, prendre au plus vite
la clef des champs, mit fin au latin pour ce jour-là.

En décembre 1729, le prince écrit à sa mère : « Je suis
dans un profond désespoir. Ce que j'appréhendais depuis longtemps m'est arrivé. Le Roi a oublié complètement que je suis son fils ; ce matin, il est entré dans ma
chambre selon son habitude ; dès qu'il m'eut aperçu, il se
précipita sur moi, m'empoigna par le cou et m'administra avec sa canne une succession de coups cruels. C'est

en vain que j'essayai de me préserver. Il était dans une rage terrible, et ne me lâcha que quand il fut las de frapper. Je suis poussé à bout ; je me refuse à souffrir un pareil traitement et suis résolu à la dernière extrémité pour m'y soustraire. »

La fille d'un professeur de Postdam avait attiré les regards du prince, qui, d'ailleurs, n'alla pas plus loin. Mais le Roi ne voulut pas l'entendre ainsi et ordonna que la pauvre fille fût fouettée par le bedeau, et condamnée à battre du chanvre pendant trois ans.

Frédéric le Grand, parvenu à l'âge mûr, convenait que cette sévérité avait été salutaire pour lui. On dit qu'il fit observer à Sir Andrew Mitchell qu'il ne regrettait nullement de ne pas avoir été élevé en prince, ajoutant que la grande harmonie qui régnait entre sa mère et les membres de sa famille était due à la façon dont les avait élevés son père (1).

*
* *

Nous venons de voir ce qui se passait dans les cours de France et d'Angleterre (2). Ce qu'on observait, il y a

---

(1) *Étude sur la flagellation*, par CARRINGTON, *loc. cit.*

(2) Philippe II d'Espagne, en mourant, montra à ses enfants « un fouet du bout duquel se voyoient en apparence quelques marques de sang et le fit élever et déployer haut, et dit que c'étoit du sang

peu d'années, chez nos amis et alliés les Russes, n'est guère plus édifiant.

Voici ce qui a été relevé dans un journal russe, le *Sviet*, qui l'avait lui-même tiré du *Messager russe :*

« L'éducation du futur grand monarque (Nicolas I⁵) ne fut pas complète. Lorsqu'en 1802, il commença à s'instruire, il fut mis entre les mains du général Lansdorf, ancien directeur du premier corps des cadets. C'était un homme dur, cruel, et d'un emportement furibond. Il ne comprenait pas le vrai sens de l'éducation. Au lieu de favoriser les bonnes inclinations de ses élèves, il mettait toute sa force à les contrecarrer et à les détruire. Le grand-duc Nicolas et son plus jeune frère Michel, élevé avec lui, étaient comme dans les fers. Ils ne pouvaient ni se lever, ni s'asseoir, ni marcher, ni parler, ni jouer selon leur âge sans être contraints; on les arrêtait à chaque pas pour les gronder et les menacer. Leurs punitions allaient jusqu'à la cruauté. Lansdorf les battait à coups de règle et même de baguettes de fusil; il empoignait quelquefois le prince par la poitrine et lui frappait si fort la tête contre le mur qu'il tombait sans connaissance. Les verges avaient là un grand emploi; et l'on faisait mettre dans les journaux toutes ces corrections. On lit dans un journal du

de son sang et que c'étoit la discipline dont l'empereur Charles-Quint vouloit châtier son corps par dévotion qu'il avoit; et pour cela voulut toujours soigneusement garder pour la laisser à ses enfants, avec garantie de semblable discipline et macération. (*Mém. de Cheverny*, p. 334, cité par Desjardins, *Les sentiments moraux au xvi⁵ siècle*.)

19 avril 1804, que le grand-duc Michel alla demander à son ancienne gouvernante de le fouetter, espérant par là éviter une correction plus dure de Lansdorf (1. »

On s'explique mieux, après avoir lu ce passage, le propos tenu par la princesse Mathilde, en présence de Goncourt, qui n'a pas manqué de le conserver dans son Journal :

« Le tzar Nicolas était un excellent homme, aux mœurs patriarcales, dit la princesse. Il tenait à être présent quand on fouettait les enfants... »

(1) V. *Intermédiaire*, 1896, 2ᵉ série, p. 537.

LA FLAGELLATION DANS LA LITTÉRATURE

D'après ce qui se passait à la Cour, on peut juger de
ce qui se passait à la ville. Si les rois n'ont pas été exempts
de la fustigation, on peut bien penser que les vilains
n'ont pas été plus épargnés (1).

Au xviii° siècle, tout comme au Moyen Age, le fouet
était de tous les instruments d'éducation peut-être le plus
apprécié (2). Nul ne pouvait s'y soustraire et, à cet égard,

(1) Croirait-on qu'il existe un jugement ordonnant que les cloches (!!)
seraient fouettées : « Sous la minorité de Louis XV, écrit M. Albert
BABEAU (*Le village sous l'ancien régime*), le tocsin appela les villageois
à poursuivre les faux-sauniers armés ; mais parfois il retentit en
l'honneur de ces derniers. En 1717, une de leurs bandes s'était ré-
fugiée dans une paroisse qui leur était favorable ; les habitants résis-
tèrent aux gardes et aux employés des Fermes ; ils en tuèrent un et
en blessèrent plusieurs. L'intendant les poursuivit, les condamna sévèrement, et comme ils avaient sonné le tocsin contre les gardes du
roi, « il ordonna que les *cloches* seraient descendues et *fouettées* par
la main du bourreau. » Cet étrange jugement, *qui fut exécuté*,
flétrissait la communauté dans ses cloches. Elles avaient, en effet, une
sorte de personnalité ; depuis des siècles, on les baptisait solennellement ; on leur donnait des noms de saints, qu'on fondait en caractères saillants sur leur face extérieure.

(2 M. Fernand Nicolay, dans son livre *Les enfants mal élevés*, lui

c'est une constatation qui ne manque pas de piquant, la plupart de nos grands hommes ont subi, dans leur enfance, le châtiment de la flagellation.

Sans chercher à faire une énumération complète, citons seulement, et au hasard de nos lectures, quelques noms, et ce ne seront pas des moindres.

L'auteur du grand mouvement de la Réforme, LUTHER, avait toujours gardé le souvenir d'avoir été fouetté à l'école, et cela, jusqu'à *quinze fois* dans une même journée (Michelet dit *cinq fois*, ce qui était déjà bien raisonnable).

MOLIÈRE, qui a dépeint avec tant de vérité les mœurs de son temps, a montré que les écoliers étaient alors soumis à des châtiments corporels : dans le *Bourgeois gentilhomme* (acte I, scène III), il fait dire par Mme Jourdain à son mari :

— N'irez-vous point l'un de ces jours au collège vous faire donner le fouet à votre âge?

Et M. Jourdain lui répond :

— Pourquoi non ! Plût à Dieu l'avoir tout à l'heure, le fouet, devant tout le monde, et savoir ce qu'on apprend au collège.

Le marquis d'ARGENSON, qui était entré au collège Louis-le-Grand en 1709, à l'âge de 15 ans, nous fournit

a consacré un chapitre, auquel nous renvoyons ceux qui désireraient approfondir le sujet. M. Alf. Franklin a fait de même, dans *Ecoles et Collèges*. V. aussi les articles de Louis Veuillot sur le *fouet pédago- gique* (janvier 1869) et sa polémique avec Charles Sauvestre.

la preuve qu'au commencement du xviii° siècle, les élèves
y étaient fustigés : « J'eus le fouet, dit-il dans ses *Mémoires*, ou autant vaut, à ma seconde de rhétorique, en
1711. Le duc de Boufflers, mon ami, alors gouverneur
de Flandre, en survivance, et colonel de son régiment,
étant en même classe que moi, eut le fouet tout à fait
pour une cause commune : nous avions tramé ensemble
une espèce de révolte contre le P. Le Jay, notre régent :
nous lui soufflâmes des pois dans une sarbacane. » Le
narrateur avait, de son propre aveu, dix-sept ans, et le
jeune duc, à peu près du même âge, était gouverneur de
Flandre en survivance et colonel du régiment de son nom.
Le premier ne nous dit pas ce qu'il advint de sa propre personne ; quant à son complice, il subit tout au long l'inévitable châtiment. L'exécution eut du retentissement ; le
maréchal de Boufflers, père du supplicié, fit du tapage, et
retira son fils qui, profondément atteint par cet outrage à
son grade et à sa dignité, mourait peu de temps après, de
la petite vérole, mais sans que cela dût servir d'avertissement et de leçon (1).

Marmontel, dont l'existence tout entière s'écoula durant le xviii° siècle (1723-1799), et qui fit ses études au
collège de Mauriac, parle, dans ses *Mémoires*, du danger
qu'il courut « d'avoir le fouet en seconde et en rhétorique,
une fois pour avoir dicté une bonne amplification, une
autre fois pour être allé voir la machine d'une horloge ».

(1) *Mémoires du marquis d'Argenson*, t. I, p. 186 (édition Jannet).

Voltaire, dans une réunion dont son esprit faisait tous les frais, fit un jour la gageure de répondre à toutes les questions qu'on pourrait lui poser avec dix vers de Virgile. « Eh bien ! monsieur de Voltaire, fit une des assistantes, pourriez-vous nous dire, avec un vers de Virgile, combien de fois, en votre enfance, vous avez reçu la fessée ? »

— *Infandum, Regina, jubes renovare dolorem !* répondit notre malin philosophe. Voltaire eut pour lui toutes ces belles et aimables rieuses ; mais il avait publiquement confessé qu'il avait reçu le fouet (1).

Montaigne, qui avoue n'avoir tâté des verges qu'à deux coups, et bien mollement, dit que l'effet de celles-ci est de rendre les âmes « plus lasches ou plus malicieusement opiniastres (2) ».

Mme Roland protestait énergiquement contre l'indignité d'être fouettée et rapporte, dans ses Mémoires, plusieurs anecdotes personnelles.

Son père, un homme très violent, avait l'habitude de la battre souvent pendant sa jeunesse ; plus d'une fois elle lui avait mordu la cuisse, sur laquelle il l'avait renversée pour la fouetter. Refusant un jour de prendre un médicament, elle fut condamnée à être flagellée. Comme elle persistait dans son refus de le prendre, elle fut fouettée avec sévérité. Une autre fois, alors qu'une punition du

(1) *Intermédiaire*, 1896.
(2) *Essais*, liv. II, chap. VIII : *De l'affection des pères aux enfants.*

même genre devait lui être infligée, elle se montra féroce dans son opposition, et son père en fut très irrité ; mais, voyant sa mère en pleurs, elle se soumit avec humilité et accepta la punition. Mais elle résolut de faire prévaloir sa volonté de mourir plutôt que de céder, — et jamais plus elle ne fut fouettée (1).

*
* *

Dans ses « Mémoires d'Outre-tombe », CHATEAUBRIAND nous apprend qu'étant, en 1779, au collège de Dol, il fut, à l'âge de 11 ans, surpris par le préfet des études, au moment où, descendu précipitamment d'un arbre, il venait d'écraser un nid de pie. — « Allons, Monsieur, lui dit le préfet, vous aurez le fouet. » Chateaubriand ajoute qu'ayant cherché, mais en vain, à obtenir son pardon, il opposa une résistance énergique à l'application du châtiment, mais qu'encore bien qu'il se fût retranché derrière un lit, il reçut des coups de férule.

Maxime DU CAMP (2) relate, dans ses *Souvenirs Litté-*

---

(1) *Étude sur la flagellation*, etc.

(2) S'il fallait citer tous les ouvrages où il est question de la flagellation, la liste en serait longue. Elle devrait comprendre : *La Vie des Dames Galantes*, de Brantôme ; le *Moyen de parvenir*, de Béroalde de Verville, certaine édition de la *Pucelle d'Orléans*, dont la date m'échappe, etc.

La Fontaine, dans un de ses *Contes*, nous fait assister à une scène

raires, qu'ayant fait, de concert avec son ami Louis de
Cormenin, je ne sais quelle farce, on leur administra à
chacun une de ces corrections qu'on nommait alors des
« fessées royales ».

BALZAC, qui s'est peint au naturel dans *Louis Lambert*,

de flagellation assez piquante ; le conte en question s'appelle : *Les
Lunettes*.

Passons maintenant aux ouvrages contemporains :

Paul Bonnetain, dans *Charlot s'amuse*, nous décrit une scène de
flagellation dans une école congréganiste.

De Goncourt a parlé de fessées dans *Chérie* : « On l'aurait me-
nacée de la fouetter qu'elle eût fait comme la petite Phlipon
(Mme Roland) et tendu son derrière aux verges. »

Le même dit, dans *Germinie Lacerteux*, p. 27 : « E le empoigna la
rieuse et, lui troussant les jupes, elle lui donna, malgré ses douze
ans, la plus belle fessée qu'elle eût jamais reçue. »

Rappellerai-je la fessée de l'*Assommoir* ? Dans l'*Assommoir*. Emile
Zola a fait une magistrale description d'une scène de fustigation
provoquée par la jalousie. C'est de la scène du lavoir, entre Denise
et Germaine, que nous voulons parler. Dans d'autres livres de Zola,
Germinal, par exemple, il est question de fessées.

Anatole France a écrit, dans *Jocaste*, p. 29 : « Hélène embrassée
ou fessée sans savoir pourquoi... » Dans d'autres livres de l'éminent
académicien, ce mot se trouve encore : par exemple, dans *Le Crime
de Sylvestre Bonnard* et *La Rôtisserie de la reine Pédauque*.

Oscar Méténier a également parlé de flagellation dans *Madame la
Boule*. M. Theuriet, dans le *Filleul d'un marquis*, roman aujourd'hui
oublié et à juste titre, a écrit : « Administre-lui (à Laurent) une
fessée ! »

Faut-il en conclure que MM. Anatole France, Jules Lemaître,
A. Theuriet, Emile Zola et de Goncourt aient été fessés, comme
M. Paul Margueritte et M. Armand Sylvestre ? Ce serait peut-être
excessif !

nous a conté les mille misères qu'il dut subir, pendant qu'il était au collège de Vendôme.

« Excepté les grandes malices pour lesquelles il existait d'autres châtiments, la férule était à Vendôme l'*ultima ratio patrum*. Aux devoirs oubliés, aux leçons mal sues, aux incartades vulgaires, le pensum suffisait, mais l'amour-propre offensé parlait chez le maître par la férule. Parmi les souffrances physiques auxquelles nous étions soumis, la plus vive était certes celle que nous causait cette palette de cuir, épaisse de deux doigts, appliquée sur nos faibles mains de toute la force, de toute la colère du régent. Pour recevoir cette correction classique, le coupable se mettait à genoux au milieu de la salle. Il fallait se lever de son banc, aller s'agenouiller près de la chaire et subir les regards curieux, souvent moqueurs, de nos camarades. Aux âmes tendres ces préparatifs étaient donc un double supplice, semblable au trajet du palais à la Grève, que faisait jadis un condamné vers son échafaud. Selon les caractères, les uns criaient en pleurant à chaudes larmes, avant ou après la férule ; les autres en acceptaient la douleur stoïquement, mais, en l'attendant, les plus forts pouvaient à peine réprimer la convulsion de leur visage.

« Louis Lambert fut accablé de férules, et les dut à l'exercice d'une faculté de sa nature dont l'existence lui fut pendant longtemps inconnue. Lorsqu'il était violemment tiré d'une méditation par le : *Vous ne faites rien !* du régent, il lui arriva souvent, à son insu d'abord, de lancer à cet homme un regard empreint de je ne sais quel

mépris sauvage, chargé de pensée comme une bouteille de
Leyde est chargée d'électricité. Cette œillade causait sans
doute une commotion au maître, qui, blessé par cette si-
lencieuse épigramme, voulut désapprendre à l'écolier ce
regard fulgurant. La première fois que le Père se forma-
lisa de ce dédaigneux rayonnement qui l'atteignit comme
un éclair, il dit cette phrase que je me suis rappelée :

« — Si vous me regardez encore ainsi, Lambert, vous
allez recevoir une férule !

« A ces mots, tous les nez furent en l'air, tous les yeux
épièrent alternativement et le maître et Louis. L'apos-
trophe était si sotte que l'enfant accabla le Père d'un coup
d'œil rutilant. De là vint entre le régent et Lambert
une querelle qui se vida par une certaine quantité de férules. »

*
* *

Combien d'autres noms pourraient s'ajouter à ceux déjà
cités : BEAUMARCHAIS, TALMA, TOURGUÉNEFF, etc.

Le cas de ROUSSEAU est, pour ainsi dire, classique.

Le professeur Brouardel, traitant des déviations génitales, disait à ses élèves : « Un phénomène assez fréquent
est une localisation voluptueuse anormale. Vous avez la
preuve, dans les *Confessions* de Jean-Jacques Rousseau,
qu'ayant éprouvé une jouissance particulière à sa pre-

mière fessée, il cherchait toutes les occasions de s'en faire
donner d'autres. Cette excessive sensibilité cutanée de la
région fessière est assez commune. »

C'est dans le tome Ier de ses *Confessions*, que Rousseau
a conté comment il fut fouetté par Mlle Lambercier :

« Comme Mlle Lambercier avait pour nous l'affection
d'une mère, elle en avait aussi l'autorité et elle la portait
quelquefois jusqu'à nous infliger la punition des enfants
quand nous l'avions méritée. Assez longtemps elle s'en tint
à la menace, et cette menace d'un châtiment tout nouveau pour moi me semblait très effrayante; mais, après
l'exécution, *je la trouvai moins terrible* à l'épreuve qu'elle
ne l'avait été ; *et ce qu'il y a de plus bizarre est que ce
châtiment m'affectionna davantage encore à celle qui me
l'avait imposé.* Il fallait même toute la vérité de cette affection et toute ma douceur naturelle pour m'empêcher de
chercher le retour du même traitement en le méritant, car
j'avais trouvé dans la douleur, dans la honte même, *un
mélange de sensualité,* qui m'avait laissé plus de désirs
que de crainte de l'éprouver derechef par la même main.
Il est vrai que, comme il se mêlait sans doute à cela
quelque instinct précoce du sexe, le même châtiment reçu
de son frère ne m'eût point du tout paru plaisant. »

Jean-Jacques a rédigé une auto-observation (1) complète de *fétichisme amoureux.* Avec une inconscience cy-

(1) Dans notre *Cabinet secret de l'Histoire* (3e série) nous l'avons
reproduite tout au long.

nique, ou une franchise excessive si l'on préfère, il a étalé ses misères, sans nous en rien celer, comme s'il eut pris une sorte de plaisir rétrospectif à nous faire cette confidence.

Cette volupté de la douleur (1) qu'a ressentie J.-J. Rous-

(1) Nous trouvons, dans le *Journal des Goncourt* (IIe tome), un épisode d'un grand intérêt qui trouve ici sa place :

« *Lundi, 7 avril.* — Aujourd'hui j'ai visité un fou, un monstre, un de ces hommes qui confinent à l'abîme. Par lui, comme par un voile déchiré, j'ai entrevu un fonds abominable, un côté effrayant, d'une aristocratie d'argent blasée, de l'aristocratie anglaise, apportant la férocité dans l'amour, et dont le libertinage ne jouit que par la souffrance de la femme.

« Au bal de l'Opéra, il avait été présenté à Saint-Victor un jeune Anglais, qui lui avait dit simplement, en manière d'entrée de conversation : « qu'on ne trouvait guère à s'amuser à Paris, que Londres était infiniment supérieur, qu'à Londres il y avait une maison très bien, la maison de mistress Jenkins, où étaient des jeunes filles d'environ treize ans, auxquelles d'abord on faisait la classe, puis qu'on fouettait, les petites oh ! pas très fort, mais les grandes tout à fait fort. On pouvait aussi leur enfoncer des épingles, des épingles non pas très longues, longues seulement comme ça (et il nous montrait le bout de son doigt). Oui, on voyait le sang... » Le jeune Anglais ajoutait placidement et posément : « Moi, j'ai les goûts cruels, mais je m'arrête aux hommes et aux animaux... Dans le temps, j'ai loué, avec un ami, une fenêtre, pour une grosse somme, afin de voir une assassine qui devait être pendue, et nous avions avec nous des femmes pour leur faire des choses — il a l'expression toujours extrêmement décente — au moment où elle serait pendue. Même, c'est désagréable, la Reine, au dernier moment, a fait grâce. »

« Donc aujourd'hui, Saint-Victor m'introduit chez ce terrible original. C'est un jeune homme d'une trentaine d'années, chauve, les tempes renflées comme une orange, les yeux d'un bleu clair et aigu,

seau, il n'est pas seul, hâtons-nous de le dire pour atté-
nuer sa responsabilité, à l'avoir éprouvée.

*
* *

Si on lit les mystiques, on reconnaît qu'il y en a peu qui
ne se soient torturé le corps au moyen de cilices, de cordes,

la peau extrêmement fine et laissant voir le réseau sous-cutané des
veines, la tête — c'est bizarre — la tête d'un de ces jeunes prêtres
émaciés et extatiques, entourant les évêques dans les vieux tableaux.
Un élégant jeune homme ayant un peu de raideur dans les bras, et
les mouvements de corps, à la fois mécaniques et fiévreux, d'une
personne attaquée d'un commencement de maladie de la moelle épi-
nière, et avec cela d'excellentes façons, une politesse exquise, une
douceur de manières toute particulière.

« Il a ouvert un grand meuble à hauteur d'appui, où se trouve une
curieuse collection de livres érotiques, admirablement reliés, et tout
en me tendant un MEIBOMIUS, *l'Utilité de la flagellation dans les
plaisirs de l'amour et du mariage*, relié par un des premiers relieurs
de Paris, avec des fers intérieurs représentant des phallus, des têtes
de mort, des instruments de torture, dont il a donné les dessins, il
nous dit : « Ah ! ces fers... non, d'abord il ne voulait pas les exécuter, le relieur... Alors, je lui ai prêté de mes livres... Maintenant,
il rend sa femme très malheureuse... il court les petites filles... mais
j'ai eu mes fers. » Et, nous montrant un livre tout préparé pour la
reliure : « Oui, pour ce volume, j'attends une peau, une peau de
jeune fille... qu'un de mes amis m'a eue... On la tanne... C'est six
mois pour la tanner... Si vous voulez la voir, ma peau ? Mais c'est
sans intérêt, il aurait fallu qu'elle fût enlevée sur une jeune fille vivante... Heureusement, j'ai mon ami le Dr Bartsh, vous savez celui

de disciplines, de chaînes de fer : tel ce dominicain du xive siècle, s'enfermant dans un couvent et se livrant pendant trente ans à des macérations, qui affaiblissent tellement son corps, qu'au bout de ce laps de temps il ne lui reste plus qu'à mourir ou à cesser ces exercices cruels. Pour aimer, prêchent les mystiques, il faut souffrir (1).

Singulière justification, que pourraient invoquer ceux qui transforment les seins des femmes en pelotes d'épingles, comme ce sadique qu'on a jugé il y a quelques années ; ou, pour nous en tenir à un exemple fameux, comme le légendaire Barbe-Bleue, connu dans l'histoire sous le nom de maréchal de Rays.

On voudrait croire que ce sont exceptions monstrueuses, et cependant combien de noms s'ajouteraient, si on faisait une enquête à fond, à celui du maréchal de Rays !

Une question se pose maintenant, qui appelle une solution : comment s'expliquent les effets de la flagellation sur les organes génitaux ; ou, en termes plus précis, de quelle façon se manifeste le plaisir à la suite de la fustigation ?

qui voyage dans l'intérieur de l'Afrique... eh bien, dans les massacres, il m'a promis de me faire prendre une peau comme ça.. sur une négresse vivante.

« Et tout en contemplant, d'un regard de maniaque, les ongles de ses mains tendues devant lui, il parle continuellement, et sa voix un peu chantante et s'arrêtant et repartant aussitôt qu'elle s'arrête, vous entrent, comme une vrille, dans les oreilles ses cannibalesques paroles... »

(1) Alf. Binet, *Le Fétichisme dans l'amour.*

Les effets généraux produits par la percussion des
verges ou du fouet sur une région du corps, on les connaît : il se produit, à la suite de cette opération, un afflux
sanguin à la périphérie, qui rappelle la chaleur et la vie
au dehors. Sous l'action du fouet, les muscles et le tissu
cellulaire sous-cutané se gonflent (1) et cette propriété a
même reçu des applications imprévues : c'est ainsi que,
déjà au temps de Galien (2), les maquignons faisaient paraître leurs chevaux gras, non seulement en les étrillant
avec force, mais en les fustigeant sur tout le corps. Galien
en concluait qu'on pouvait essayer d'un traitement analogue pour engraisser les personnes maigres ; ce serait,
peut-être, à essayer.

Ce qui intéressera, sans doute, davantage, ce sont les
effets produits par la flagellation sur les organes génitaux.
Point n'est besoin, à l'instar du joyeux abbé Boileau (3),
d'entrer dans de longs développements à cet égard, ni de
discuter s'il est moins dangereux de se donner la disci-

(1) « Les formes musculaires, si bien développées dans les statues
antiques, ne devaient l'être guère moins chez les anciens Grecs et
Romains, accoutumés, après le bain, chaque jour, à se faire friction-
ner fortement et oindre tout le corps d'huiles aromatiques et à
s'exercer à la gymnastique. De même les Russes qui, dans leurs
bains de vapeur, se font fouetter de verges de bouleau et en sortent
rouges et brûlants pour se rouler nus dans la neige, ont, la plupart,
de gros et puissants muscles. » Art. *Flagellation*, du *Dictionnaire*
en 6o.

(2) GALIEN, *Method. medic.*, l. XIV, c. XVI.

(3) Abbé BOILEAU, *Histoire des Flagellans*.

pline sur le dos ou dans la région fessière ; il suffit de noter ce fait que la flagellation provoque une stimulation évidente de l'orgasme génital.

Les auteurs les plus anciens ont mentionné cette particularité. Cœlius Rhodiginus a rapporté là-dessus l'histoire suivante, à laquelle nous nous garderions de rien changer : « Il ne s'est pas écoulé, écrit-il, bon nombre d'années, depuis le tems qu'il y avoit un homme d'une lasciveté, qui n'approchoit pas seulement de celle du coq, mais qui alloit jusques à un tel excès, qu'on auroit de la peine à le croire, si la chose n'étoit avérée par des personnes dignes de foy. Plus il recevoit de coups de verge, plus il se portoit avec ardeur à l'action, et ce qu'il y avoit d'étrange, c'est qu'on ne pouvoit décider, lequel il souhaitoit le plus avidemment ou le foüet. ou le c..t, mais il paroissoit toujours que son plaisir redoubloit par les coups. Il prioit donc avec de grandes instances qu'on le fessât avec un foüet, qui avait trempé tout un jour dans le vinaigre ; mais si le foüetteur le traitoit un peu trop doucement, il entroit en furie et l'accabloit d'injures, et il ne croyait jamais d'en avoir assez, que le sang ne vint à couler. »

Déjà l'on connaissait, au temps de Néron et de Pétrone, l'art de stimuler les parties par la flagellation avec des orties vertes, puisqu'une prêtresse de Priape, Enothea, promet à Eucolpe de lui rendre *fascinum tam rigidum ut cornu*, par ce procédé (1).

____

(1) *Dictionnaire* en 60, article *Flagellation*.

Othon Brunsfeld, dans son *Onomasticon de médecine*, au mot *coïtus*, assure qu'il a connu à Munich, capitale de la Bavière, un homme qui ne pouvait s'acquitter de son devoir conjugal qu'après avoir été auparavant rudement flagellé.

Le célèbre érudit Pic de la Mirandole, celui qui savait tout et autre chose encore, prétend qu'un personnage, très connu de lui et très libertin, ne pouvait consommer l'acte sans être fouetté jusqu'au sang ; il apportait lui-même un fouet durci, trempé dans du vinaigre, et recommandait à la courtisane de le flageller jusqu'à ce qu'il demandât grâce. Le savant Meibomius, dans son livre, dédié à un *évêque* (1), a conté des histoires analogues ; le prélat devait savoir à quoi s'en tenir, car la flagellation a été longtemps en honneur, comme nous l'avons dit déjà, dans les établissements religieux.

Les anciennes règles défendaient aux moines de regarder jamais aucune partie nue de leur corps ; comment se peut-il faire, opine très justement à ce propos l'abbé Boileau, qu'un moine ou qu'une moinesse, qui, pour se fouetter plus commodément et à leur aise, troussent leurs habits jusques aux reins, et découvrent de tous côtés leur nudité, puissent ne pas voir ce qui doit toujours être caché (2)? Et l'abbé, dans un accès de comique indignation, ajoute, sur un ton presque sentencieux : « Saint

(1) MEIBOMIUS, *De Usu flagrorum in re venereá*, dédié à Christian Cassius, évêque de Lubeck.

(2) Abbé BOILEAU, *op. cit.*

Grégoire de Nysse, dans son épître canonique à Le-
toyus, loue la coutume qu'on avait d'enterrer les ca-
davres après la mort : ce qu'on faisait, dit-il, *afin que le
déshonneur de la nature humaine ne fût pas exposé au
soleil*; mais n'est-il pas plus honteux et plus infâme,
dans l'état de la nature corrompue, de montrer à la face
du soleil les lombes des jeunes filles et leurs cuisses
d'une excellente beauté, quoique consacrées à la religion,
qu'un cadavre pâle et défiguré (1) ? »

En dépit des protestations du vertueux ecclésiastique,
il est bien certain que les moines et autres frocards se
flagellaient mutuellement, à toute autre fin que *ad majo-
rem Dei gloriam*. Les dévots qui, jadis, portaient la *haire*
(chemise de crin) n'étaient pas, dit Montaigne, de
pauvres *hères* en amour ; et Rabelais, qui les connaissait,
se gardait bien de se porter garant de leur chastesté.

*
* *

On a essayé d'expliquer la *furia amorosa* des personnes engagées, sous serment sacré, à rester dans
la continence, par l'état de malpropreté dans lequel ils
vivaient. Bordeu et Lorry, notamment, attribuent la
disposition érotique des moines et moinillons « au défaut

(1) *Histoire des Flagellans.*

de linge, qui laissait amasser sur leur peau une crasse
âcre et salée, suite de la transpiration ». C'était évidemment une cause de démangeaison et par suite d'ona-
nisme ; mais ce qui devait encore augmenter l'appétence
génitale, c'était le cilice, la dureté de la couche et surtout
l'usage de la discipline, que se donnaient les adeptes de
saint François ou de saint Benoît. Le coucher sur la dure,
de même que les affections du système dermique, la
gale, la lèpre, l'herpès, etc., provoquent, nul ne l'ignore,
la turgescence des corps caverneux, et il en résulte
non seulement l'érection, mais souvent aussi l'éjacu-
lation ; la lubricité des lépreux ne s'explique pas autrement.

Mais point n'est besoin d'invoquer ces causes, pour ainsi
dire accessoires. La flagellation, à elle seule, produit de
pareils effets. Et ce n'est pas seulement sur l'homme,
mais encore sur les animaux.

Les animaux useraient-ils donc de la flagellation ?
Voyez plutôt ce lion, qui rugit d'amour en battant ses
flancs de sa queue, ce taureau en rut, cet étalon en chaleur, ce tigre qui enfonce ses griffes dans les flancs de sa
femelle, ces colimaçons qui se cherchent et s'approchent
au printemps, pour échanger les plaisirs de leurs sexes
androgynes, font-ils autre chose que de se frotter plus ou
moins rudement ?

Le coq qui poursuit les poules à coups de bec, les
lézards ignames, qui fouettent leurs femelles de leur
longue queue, pour les obliger à partager leur ardeur

amoureuse, ne prennent-ils pas eux aussi une volupté âcre à se torturer ?

Tout cela ne prouve-t-il pas que la souffrance est presque toujours la compagne du plaisir ; et, comme l'a dit un de nos anciens, « les épines ajoutent du prix à la rose qu'on cueille et ces obstacles de pudeur et de coquetterie, cette barrière même de l'hymen, mince et fragile clôture de la virginité, avivent par de légères douleurs les plus délicieux transports de la nature (1) ».

(1) Virey, art. *Flagellation*, du *Dictionnaire des Sciences médicales*. Paris, 1816.

BEAUMARCHAIS A SAINT-LAZARE

Le fouet a joué, nous venons de le voir, un grand rôle dans l'éducation de nos pères. Maints personnages (1) ont subi sans murmure ce châtiment, qui les mettait en si singulière et si humiliante posture.

C'est surtout, avons-nous dit, dans les écoles religieuses qu'on maniait le martinet et la férule, mais la fessée pédagogique n'était pourtant pas spéciale à ces établissements (2).

Marmontel, qui fit ses études au collège de Mauriac, parle, dans ses *Mémoires*, du danger qu'il courut « d'avoir le fouet en seconde et en rhétorique, une fois pour avoir dicté une bonne amplification, une autre fois pour être allé voir la machine d'une horloge ». Et il ajoute, à propos de ce dernier fait, que les écoliers des différentes

(1) Voir les chapitres précédents, sur *la Flagellation à la Cour et à la Ville* et *la Flagellation dans la Littérature*.

(2) Dans son *Traité des Études*, dont la première édition fut publiée en 1726, Rollin écrit : « La voie commune et abrégée pour corriger les enfants, ce sont les châtiments et la verge, ressource presque unique que connoissent ou emploient plusieurs de ceux qui sont chargés de l'éducation de la jeunesse. »

classes, étant montés dans un clocher dont on réparait l'horloge, furent accusés d'avoir dérangé certaines roues de fer, et qu'ayant été lui-même appelé dans la chambre du préfet, il y trouva « dix à douze écoliers rangés en haie autour du mur, et, au milieu, le correcteur et ce préfet terrible qui les faisait fustiger. »

L'exemple de Marmontel nous prouve sans conteste que la peine du fouet n'avait pas encore disparu au xviiie siècle, comme d'aucuns l'ont prétendu. Mais nous en avons un témoignage plus décisif : c'est celui de Beaumarchais.

*
* *

L'épisode de la flagellation de Beaumarchais vaut d'être conté avec quelques détails.

Dans la nuit du 7 au 8 mars 1785, sur un ordre crayonné au dos d'un sept de pique par Louis XVI, au milieu d'une partie de cartes, Beaumarchais avait été arrêté et conduit sous escorte à la prison de Saint-Lazare : Saint-Lazare était, à cette époque, une maison de correction pour hommes.

Le bruit de l'arrestation du satirique écrivain avait jusqu'alors plusieurs fois couru, mais avait toujours été démenti (1). Cette fois, il n'y avait plus à douter.

(1) On lit, dans les *Mémoires secrets de la République des lettres*, à la date du 9 mars 1785 : « Depuis que son *Mariage de Figaro* a

Au moment où on lui avait signifié l'ordre royal, Beaumarchais avait eu une assez fière attitude ; mais sa fermeté l'abandonna tout à fait, quand on lui apprit que ce n'était pas à la Bastille, prison très honorable, qu'il allait être enfermé, mais bien à Saint-Lazare, où l'on avait coutume de conduire les fils de famille et les prêtres libertins.

Ce qui dut lui être particulièrement pénible, fut de se soumettre à la règle en usage chez les Lazaristes, qui infligeaient le fouet à tous ceux qui franchissaient la porte de leur maison.

Beaumarchais serait, dit-on, parvenu à se soustraire à la règle commune (1) : Michelet (2), tout en prétendant que dans l'ancienne maison de Saint-Lazare « on maniait le nerf de bœuf avec une extrême cruauté », assure, mais sans arguments convaincants (3), que Beaumarchais ne subit pas ce châtiment dégradant.

paru sur la scène (27 avril 1784), le bruit se renouvelle de temps en temps que le sieur de Beaumarchais est enfermé et jusqu'à présent il s'est trouvé faux. »

(1) L'abbé FELLER, dans son *Journal historique*, n° du 1ᵉʳ février 1778, annonce l'arrestation de Sylvain Maréchal, qui s'était permis, dans son *Almanach des honnêtes gens*, de classer le saint nom de Jésus-Christ en compagnie de Moïse, Mahomet, Voltaire, etc. L'administration avait sévi contre Sylvain Maréchal, avant qu'il fût décrété par le Parlement : « il avait été enfermé à Saint-Lazare, où, comme l'on sait, tous les entrans sont fouettés ».

(2) Cité par l'*Intermédiaire* (10 août 1896, p. 155).

(3) Il renvoie, sans en rien citer, aux *Mémoires de l'abbé Blache* (Revue Rétrospective, 1833, t. I, II et III), puis aux *Mémoires de l'abbé Legendre*, parus dans le *Magasin de Librairie* (?).

On n'est, à vrai dire, d'accord ni sur la réalité du fait, ni sur les motifs qui avaient pu le provoquer (1).

Selon les uns, une polémique avec Suard, dans le *Journal de Paris*, aurait été le prétexte de l'arrestation. D'autres émettent une opinion toute différente.

Dans le recueil Clairambault-Maurepas figure, en l'année 1787, une pièce de vers intitulée : *Récit du Portier de Beaumarchais*, sorte de parodie de celui de Théramène, et dont voici quelques fragments :

> À peine Beaumarchais débarrassant la scène
> Avait de *Figaro* terminé la centaine,
> Qu'il volait à *Tarare*, et pourtant ce vainqueur
> Dans l'orgueil du triomphe était morne et rêveur.
>
> . . . .
>
> J'ai vu, messieurs, j'ai vu ce maître si chéri
> Traîné par un exempt que sa main a nourri.
> Il veut le conjurer, et son discours l'effraye ;
> Ils montent dans un char dont un roi les défraye.
> Sous le fouet du cocher, le quartier retentit.
> Le fiacre impétueux enfin se ralentit.
> Il s'arrête non loin de cet autel antique
> Où de Vincent de Paul est la froide relique :
> Je cours en soupirant, et la garde me suit.
> D'un peuple d'étourneaux la file nous conduit.
> Le faubourg en est plein ; leur bouche dégoûtante
> Conte de Beaumarchais l'aventure sanglante.
> J'arrive, je l'appelle, et, me tendant la main,

(1) « On le fit enfermer, six jours durant à Saint-Lazare, la prison des jeunes prodigues, pour le punir de je ne sais quelles incartades contre le comte de Provence et l'archevêque de Juigné. » P. BONNEFON, *Beaumarchais* (Paris, 1887), pp. 63-64.

14

> Il ouvre le guichet, qu'il referme soudain.
> « Le Roi, dit-il alors, me jette à Saint-Lazare ;
> « Prenez soin entre vous de ce pauvre *Tarare*.
> « Cher ami, si le Prince, un jour plus indulgent,
> « Veut bien de cet affront me payer en argent,
> « Pour me faire oublier quelques jours d'abstinence,
> « Dis-lui qu'il me délivre une bonne ordonnance ;
> « Qu'il me rende...» A ces mots, le héros enfermé
> Est resté devant moi comme un oison plumé,
> Triste objet où des dieux triomphe la justice,
> *Mais qu'on n'aurait pas dû fesser comme un novice.*

Ce serait donc, non pas pour avoir fait représenter le *Mariage de Figaro*, mais pour avoir écrit le livret de l'Opéra de *Tarare*, que Beaumarchais aurait été enfermé et fouetté à Saint-Lazare.

C'est ce que paraît confirmer une autre pièce du même recueil, où se trouve la strophe suivante, venant après une diatribe sur l'auteur de la comédie de *Figaro* :

> Enflé d'un succès aussi rare,
> En laquais j'écrivais *Tarare*,
> Quand une lettre à deux cachets
> Détrône à l'instant Beaumarchais.
> Traîné par une loi bizarre,
> Comme un novice à Saint-Lazare,
> On vit des innocents guichets
> Trembler devant un Beaumarchais... (1).

L'incarcération de l'écrivain aurait été de courte durée : Beaumarchais quittait Saint-Lazare au bout de six

(1) *Intermédiaire*, 10 février 1896, n° 715.

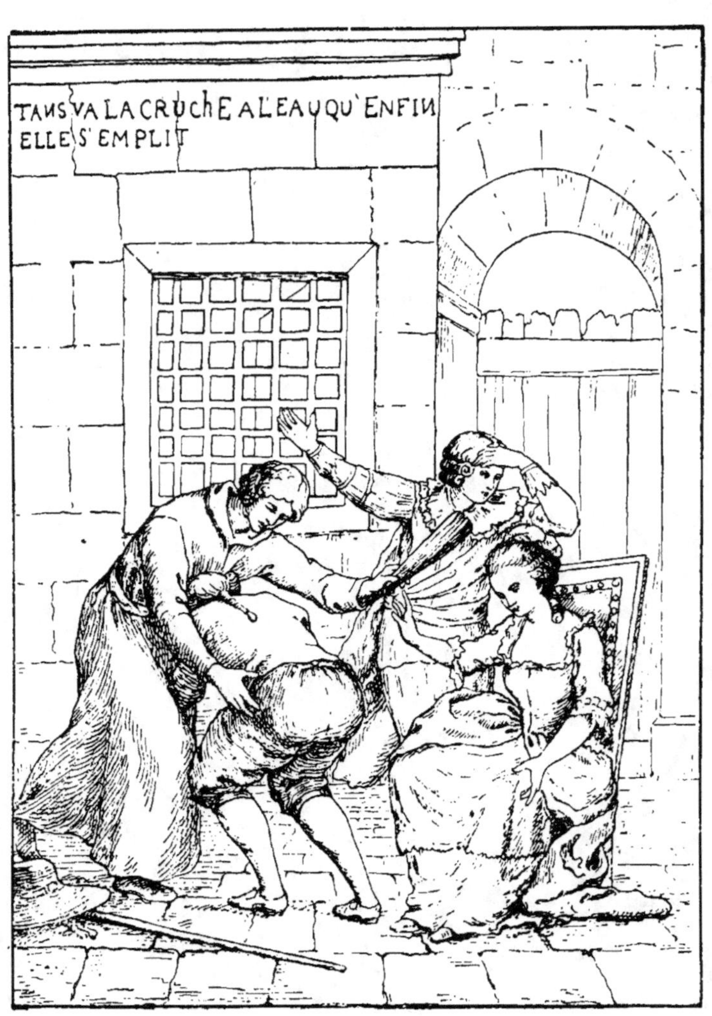

TANS VA LA CRUCHE A L'EAU QU'ENFIN
ELLE S'EMPLIT

jours. Il n'en fut pas moins, comme on vient de le voir, cruellement chansonné et caricaturé. Ces caricatures étaient, hâtons-nous de le dire, plus méchantes que spiri‑ tuelles.

L'une figurait Beaumarchais, culotte bas, la tête cachée entre les jambes d'un lazariste, prêt à le fouetter avec une poignée de verges qu'il tient à la main. A côté d'eux on reconnaît la comtesse Almaviva et Chérubin, qui lève les yeux au ciel ; au‑dessus est écrit le proverbe, arrangé par 'Figaro : *Tant va la cruche à l'eau qu'à la fin elle s'emplit.*

Cette estampe se vendait d'abord librement, pour quelques sols ; deux jours après l'élargissement de Beau‑ marchais, elle était devenue introuvable et on la payait une et même plusieurs livres (1).

Outre cette estampe, il en circula une autre, représen‑ tant l'arrivée à Saint‑Lazare ; elle était de la dernière in‑ signifiance et dut passer inaperçue (2).

Ces estampes n'étant pas signées, on fut longtemps à en découvrir l'auteur. Aujourd'hui, le nom du coupable n'est plus ignoré. L'artiste qui avait composé ces médiocres po‑ chades s'est fait connaître dans deux lettres, que nous allons reproduire.

C'était un certain Vincenzo Vangelisti, graveur assez peu habile, natif de Florence, et qui passa la plus grande

(1) Article de M. G. MONVAL, dans la *Revue de l'Art ancien et mo‑ derne* (1ᵉʳ novembre 1897). V. à la page 213.

(2) *Courrier de l'Art*, année 1881, p. 493 (article de Ludovic La‑ lanne).

partie de sa vie à Paris ; il y aurait péri d'une manière tragique, en 1798 (suivant le *Pausanias Français*). En 1784, il avait gravé, d'après Callet, le portrait de M. de Vergennes, ministre des affaires étrangères, et avait échangé à cette occasion quelques lettres avec le premier commis du ministère de M. Hennin, amateur et collectionneur éclairé et grand protecteur des artistes.

Lorsqu'il apprit l'arrestation de Beaumarchais, Vangelisti pensa qu'il ferait sa cour au pouvoir en jetant le ridicule sur le prisonnier. De là les deux caricatures en question, dont il confia la vente à une marchande d'estampes, Mme La Gardette. Mais il avait compté sans un de ces revirements subits, si fréquents sous les gouvernements despotiques. A peine Beaumarchais était-il rendu à la liberté, qu'on chercha, par toutes sortes de prévenances, à lui faire oublier l'affront qu'on lui avait infligé. Une des premières mesures prises fut l'interdiction de la vente des estampes. La marchande, craignant d'être inquiétée, était allée se dénoncer elle-même au lieutenant-général de police, Lenoir. Mal lui en prit, car celui-ci, sans autre forme de procès, l'envoya à *La Force*.

Pour la tirer de ce mauvais pas, Vangelisti eut recours — avec succès — à l'intervention de M. Hennin et lui adressa les deux lettres suivantes, assez peu connues, croyons-nous, que le regretté Lalanne (1) a le premier

(1) Les détails qui précèdent sont empruntés à l'excellent article de M. Lalanne. Comme c'est un simple exposé de faits, nous n'avions rien à y modifier.

publiées, d'après les originaux conservés à la Bibliothèque de l'Institut :

> Paris, ce 20 mars (dimanche) 1785.

« Monsieur,

« Ayant fait une plaisanterie au sujet de M. de Beaumarchais, quoique je n'aie jamais pensé qu'elle aurait porté à aucune conséquence, j'ai néanmoins conseillé à Mme La Gardette de se présenter chez M. Lenoir et lui en faire part, comme, en effet, elle s'y est transférée ce matin, et M. Lenoir a jugé à propos de la condamner à l'Hôtel de la Force. J'ai été sur-le-champ à la police et, en me déclarant l'auteur de la planche, et par conséquent le seul coupable, je me suis offert à me faire mettre en prison et de mettre en liberté la pauvre malheureuse chargée de famille et obligée de laisser sa maison et ses affaires à l'abandon ; mais mes instances ont été inutiles. Je vous supplie, Monsieur, de vouloir bien représenter à Monseigneur de Vergennes pour qu'il veuille donner des ordres pour la liberté de la susdite femme. Je ne doute nullement que Monseigneur voudra bien acquiescer à ma prière, d'autant plus qu'il s'agit d'une chose où il n'y a rien contre les mœurs et contre l'État.

« Dans cette attente, j'ai l'honneur de me dire très respectueusement

> « Votre très humble et très obéissant serviteur.

> « VANGELISTI. »

Voici la seconde lettre :

Paris, ce 23 mars (mercredi) 1785.

« Monsieur,

« Après vous avoir instruit, Monsieur, dimanche le soir, de la petite conversation que j'eus avec M. Lenoir avant de parler à Monseigneur de Vergennes, vous devez bien penser que Mme La Gardette, le lundi matin, fut mise en liberté. Vous avez rendu, Monsieur, le calme à toute cette famille, ainsi que à moi, et je ne saurois trouver assez d'expression pour vous en témoigner ma plus vive reconnaissance de toutes les peines que vous avez bien voulu vous donner à mon égard. J'ai retardé jusqu'à ce moment à vous écrire pour être plus fondé à vous assurer de ce que le public pense à ce sujet. Je me rendrois trop prolixe, si je voulais entreprendre à vous en faire un exact récit, mais je me bornerai seulement à vous dire que la sensation que cette affaire a fait dans le public est au-delà de toute expression. Cet enlèvement a été regardé de toutes les classes des personnes avec le plus grand étonnement. et l'horreur dont il étoit susceptible. Si Madame avoit les estampes en question dans ce moment-cy, on lui offre douze livres l'épreuve, et on est parvenu aujourd'huy même à offrir jusqu'à un louis. Je vous réitère, Monsieur, les sentiments de mon estime la plus inviolable avec laquelle j'ai l'honneur d'être très parfaitement. Monsieur,

« Votre très humble et obéissant serviteur.

« Vangelisti. »

Les deux caricatures sur la fustigation de Beaumarchais sont devenues très rares. Il n'en existe, à notre connaissance, que deux exemplaires : un au cabinet des estampes de la Bibliothèque de l'Arsenal ; l'autre dans la riche collection léguée à la Bibliothèque nationale par M. Hennin (tome CXV, page 37). Un exemplaire du *Mariage de Figaro* de la Bibliothèque Soleinne les réunissait aussi, paraît-il (1).

Détail piquant et qui sans doute est ignoré du plus grand nombre : la Comédie-Française possède, dans sa galerie, un tableau représentant la scène de la fustigation de Beaumarchais. Ce tableau, acquis par les soins de M. Monval, l'obligeant et érudit archiviste de la Comédie, n'est qu'une amplification de la caricature de Vangelisti.

Beaumarchais tient à la main la brochure de la *Folle Journée*. Au lieu du lazariste, c'est Basile, qui est armé du paquet de verges.

Au premier plan, Suzanne est assise dans le fauteuil qu'occupe la comtesse Almaviva dans l'estampe, et la devise n'est plus celle que nous lisons sur celle-ci, mais la suivante : *Castigat flagrando mores*.

Tandis que se déroule la scène, des pensionnaires de Saint-Lazare sont aux fenêtres, qui ne perdent rien de ce savoureux spectacle.

L'on voit encore figurer dans le tableau, outre le patient : Figaro, la guitare en sautoir, le comte, la comtesse,

(1) P. BONNEFON, *op. cit.*, p. 64.

Chérubin, Bartholo, qu'enveloppe un long manteau rouge, etc.

Les costumes sont rigoureusement conformes à ceux que portaient les acteurs qui ont créé la *Folle Journée* ; à ce point de vue seul, c'est un document des plus précieux (1).

*
* *

On ne saurait affirmer, malgré toutes les vraisemblances, que Beaumarchais ait été réellement fouetté ; mais à coup sûr on le crut dans le public. La pièce de vers parue à l'époque et intitulée : *Parodie du vaudeville de Figaro*, semble confirmer l'opinion commune ; bien qu'elle figure dans la *Correspondance de Grimm* (2), on pourrait ne pas songer à l'y aller chercher et c'est pourquoi nous pensons qu'elle trouvera ici sa place naturelle :

> Cœurs sensibles, cœurs fidèles,
> Par Beaumarchais offensés,
> Calmez vos frayeurs cruelles,
> Les vices sont terrassés.
> Cet auteur n'a plus les ailes
> Qui le faisaient voltiger ;
> Son triomphe fut léger (*bis*).

(1) Cf. l'article de Monval, dans la *Revue d'art ancien et moderne* précitée, dirigée avec tant de talent et d'autorité par M. Comte, ancien Directeur des bâtiments civils.

(2) P. 121 du t. XIV de l'édition Garnier, 1880 ; cité par l'*Intermédiaire*, 30 janvier 1896.

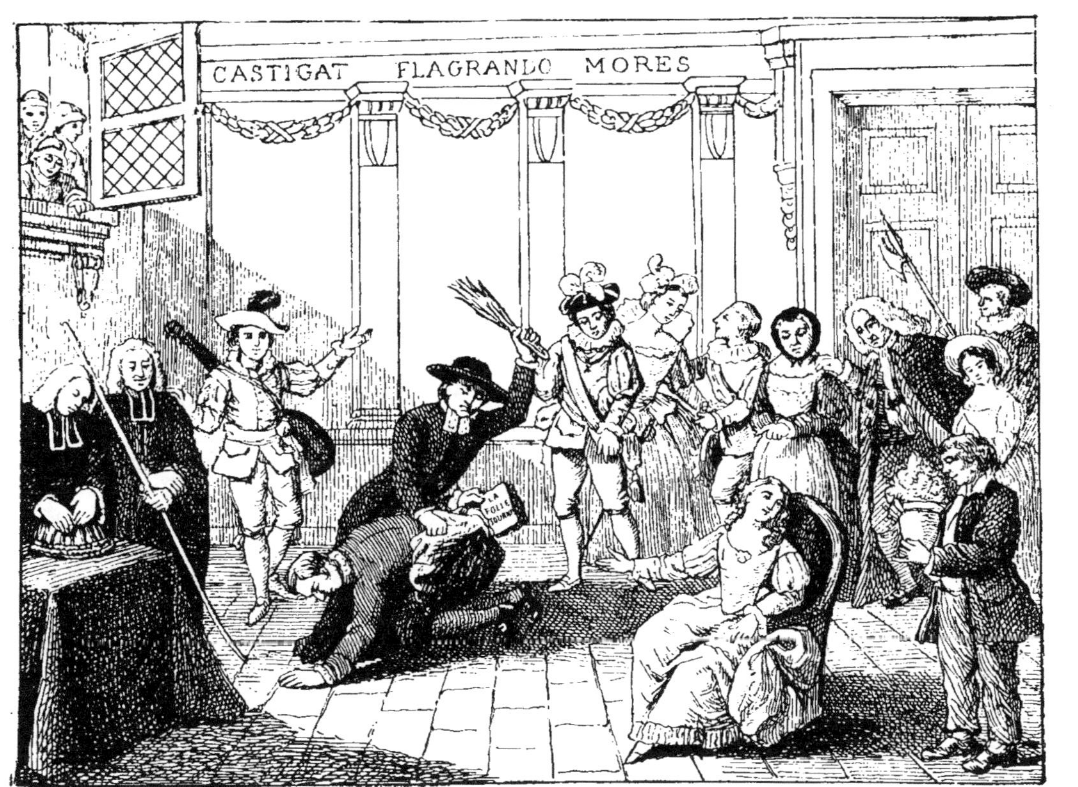

CASTIGAT FLAGRANDO MORES
LA FOLIE TOURN

Oui, ce docteur admirable
Qui faisait hier l'important,
Devient aujourd'hui traitable,
Il a l'air d'un pénitent.
C'est une amende honorable
Qu'il devait à l'univers
Par sa prose et pour ses vers (*bis*).

Le public qui toujours glose
Dit qu'il n'est plus insolent
Depuis qu'il reçoit la dose
D'un vigoureux flagellant.
De cette métamorphose
Faut-il dire le pourquoi ?
Les plus forts lui font la loi (*bis*).

Un lazariste inflexible,
Ennemi de tout repos,
Prend un instrument terrible
Et l'exerce sur son dos ;
Par ce châtiment horrible,
Caron est anéanti.
Caveant male nati (*bis*).

Goëzmann, ce gosier d'autruche,
Au lieu de crier holà !
Chante au fessé qui trébuche
Ce proverbe qu'il chanta :
Tant à l'eau s'en va la cruche
Qu'enfin elle reste là,
Aussi, note bien cela (*bis*).

Quoy ! c'est vous, mon pauvre père,
Dit Figaro, ricanant,
Qu'avec grands coups d'étrivière

> On punit comme un enfant !
> Cela vous met en lumière
> Que tel qui rit le lundi
> Pleurera le mercredi (*bis*).

L'épigramme n'était pas terrible, mais la correction, si toutefois elle lui fut infligée, dut singulièrement le paraître à un homme qui approchait de la soixantaine et à qui les blessures d'amour-propre étaient cuisantes. Aussi, dès ce moment, vit-on le mordant satirique s'amender, jurant, bien qu'un peu tard, qu'on ne l'y prendrait plus.

POINTS D'INTERROGATION

DE

L'HISTOIRE

LE TASSE ÉTAIT-IL FOU?

On a célébré solennellement en Italie le troisième centenaire de la mort du Tasse. En France, c'est à peine si quelques discours prononcés en Sorbonne ont souligné cet anniversaire mémorable. Cette indifférence pour une gloire étrangère à notre sol est d'heureux augure, et nous ne saurions trop nous applaudir de ce retour à de saines traditions ; aussi nous excuserions-nous presque de contribuer à faire revivre la mémoire du plus grand poète de l'Italie, si nous ne nous hâtions de faire connaître la pensée qui a guidé notre plume.

Souvent on a agité, dans le monde des érudits, cette question, qui a donné lieu jadis à de passionnées controverses : *Le Tasse était-il fou?* Tous les biographes de l'auteur de l'*Aminte* semblent d'accord sur ce point : que le poète subit une détention de plusieurs années, les uns disent dans une prison, d'autres dans une maison de santé, où il aurait été enfermé, sur l'ordre d'un prince de la maison d'Este, le duc Alphonse de Ferrare.

D'après une tradition, à la vérité suspecte, cette mesure

de rigueur avait sa justification : le duc de Ferrare aurait ainsi voulu punir le poète de ses assiduités auprès
de sa sœur, Léonore d'Este.

S'il faut en croire un historien du XVII° siècle, Muratori, l'inclination longtemps dissimulée du Tasse pour la
princesse aurait soudainement éclaté un jour, en présence de la Cour assemblée : saisi d'un amoureux
transport, le poète se serait oublié jusqu'à baiser la main
de la princesse ! Il est certain qu'en maints passages de
son œuvre, il est question de la belle Léonore d'Este,
pour qui le poète professait une réelle admiration ; mais,
à cette époque chevaleresque, une galanterie recherchée,
compromettante même, était passée dans les mœurs et
était devenue la simple politesse des cours (1).

D'après une autre version, le Tasse fut un jour surpris
— grâce à un jeu de miroirs obliques, adroitement mis en
œuvre — au moment où il pressait dans ses bras la sœur
de son hôte.

A s'en rapporter enfin à une relation tout aussi digne de
créance que les précédentes, l'emprisonnement du Tasse
aurait eu une cause d'une moindre gravité : la passion
prétendue du poète pour une princesse de sang royal, se
serait réduite « à un échange inoffensif de galanteries
respectueuses et de bienveillants sourires ». Le Tasse ne
se serait rendu coupable que de paroles imprudentes, *pazze*

(1) *Une descente aux Enfers*, par Henri JOUSSET : *Torquato
Tasso*.

c *temeraria parole*, et non d'actes compromettants. Le poète se serait vanté seulement dans ses vers, d'avoir déposé un baiser sur les joues de la duchesse (1).

L'impression qui se dégage d'une lecture attentive des biographies du Tasse va à l'encontre de ces diverses opinions.

*
* *

Quatre ans avant d'être privé de sa liberté, le poète avait présenté des signes manifestes de dérangement cérébral. En 1575, à la suite de contrariétés éprouvées à la Cour de Ferrare, il s'était cru en butte aux persécutions de prétendus ennemis. Son caractère s'en était aigri. Des terreurs religieuses l'avaient assailli, des doutes sur les origines du monde, sur l'immortalité de l'âme, avaient torturé son esprit. De ce jour, il ne s'appartint plus.

Le délire avait éclaté à la suite d'une circonstance futile : un ami avait abusé de sa confiance, en ouvrant ses cassettes avec de fausses clefs. Le poète lui reprocha publiquement sa trahison. Il s'en suivit une querelle violente, un échange de soufflets. puis une provocation en

(1) On ne doit pas oublier qu'à l'époque où l'incident aurait eu lieu, Léonore n'avait pas moins de 42 ans et qu'à cet âge « les entreprises téméraires » sont, le plus souvent, agréées comme un hommage.

duel. Celui qui était ainsi pris à partie, loin de relever le défi, haussa les épaules de dédain ; le soir même, aidé de quelques *bravi*, il frappait traîtreusement son adversaire. Le poète, sans doute prévenu, était armé ; il avait tiré sa dague, et par son audace, avait déconcerté ses assassins, et les avait contraints à la fuite.

Peu après, ses appréhensions le reprenaient. Le Tasse s'imagine cette fois que, sur des dénonciations calomnieuses, il va être soumis au jugement de l'Inquisition, pour des passages de son œuvre qui pèchent contre l'orthodoxie. Puis ce sont des appréhensions d'être victime d'un empoisonnement (1) ou d'un assassinat. Sous l'empire de ces obsessions, il frappe un domestique de la duchesse d'Urbin, sous les yeux même de cette princesse.

Après l'avoir laissé enfermé deux jours, le duc l'emmenait avec lui dans une maison de plaisance, espérant que ce séjour à la campagne provoquerait une heureuse détente dans cet esprit troublé.

Le calme fut de courte durée : assailli par de nouvelles craintes, le poète s'empressa de retourner à Ferrare, et alla demander asile au couvent de Saint-François.

Son éducation au collège des Jésuites, où il avait commencé son instruction, avait développé sa disposition

(1) « Je me regarderais maintenant comme trop heureux, écrivait le Tasse à Scipion Gonzague, si je pouvais seulement, *sans crainte du poison*, étancher à satiété la soif qui me consume, et, comme l'homme le plus vulgaire, passer mes jours en paix, mais libre, dans quelque pauvre chaumière de paysan !... »

aux rêveries mystiques et aux pratiques d'une dévotion exagérée. Chez les franciscains, il fut sur le point de revêtir la robe de bure, et de devenir moine à son tour...

*
* *

Tout à coup, sans prétexte apparent, le 20 juillet 1577, le Tasse quittait précipitamment Ferrare, sans argent, sans guide, presque sans habits.

Il reste quelques jours auprès de sa sœur, qui a peine à le reconnaître sous son accoutrement.

Entraîné par son humeur vagabonde, il se rend à Mantoue, où il est froidement accueilli, puis à Padoue et à Venise.

Entre temps, il avait tenté d'émouvoir la pitié du duc Alphonse et imploré son pardon. Le poète, devenu plat courtisan, ne recula devant aucune bassesse ; il témoigna de sa soumission et de son repentir, en termes des plus humiliants. Il eut même recours à d'étranges procédés pour attester sa fidélité :

C'est ainsi, écrit-il, que, sans m'arrêter au soin de ma santé, ni de ma vie, j'aggravai volontairement mon mal par les désordres d'une intempérance excessive, de manière que peu s'en fallut que je ne restasse mort sur la place.

Le cœur se serre à lire ces incohérences. Plus loin le poète ajoute :

Brûlant pour mon maître d'un amour plus ardent qu'eut jamais amant pour sa dame, j'étais devenu, sans m'en apercevoir, idolâtre de lui.

Est-ce un perverti du sens génital ou un sujet bien équilibré qui parle? l'hésitation est permise.

A partir de ce moment, le Tasse se répand en invectives contre Alphonse d'Este et sa famille. Il offre ses services au duc d'Urbin, qui n'en prend que médiocrement souci. De là, il se rend à Turin, puis revient de nouveau à Ferrare.

Il y arrive, alors que se préparent les réjouissances pour le second mariage du duc Alphonse avec Marguerite de Gonzague. Il s'indigne d'être tenu à l'écart ; il s'emporte en menaces contre la maison d'Este, annonçant bruyamment que toutes ses louanges iront désormais à la maison rivale des Médicis : l'édition définitive de ses œuvres est à la veille de paraître ; rien ne sera plus aisé que de substituer au *magnanimo Alfonso* un *magnanimo Ferdinando* ou *Francesco*.

Cet excès d'audace ne devait pas rester impuni. Le Tasse, sur l'ordre du duc de Ferrare, était enfermé à l'hôpital Sainte-Anne, au mois de mars 1579.

*
* *

Qu'était-ce au juste que cet hôpital? Avec sa divination

de poète, Lamartine (1) semble avoir, mieux que tous (2), précisé sa destination : « C'était, dit-il, un hospice aux infirmes, une prison aux coupables, un refuge aux insensés. » Cela n'empêche que le poète des *Méditations* ait ajouté foi au roman de la *prison* du Tasse, comme cet autre poète, Casimir Delavigne, et comme aussi Byron, qui s'essaya même à traduire, nous devrions plutôt dire à travestir les admirables vers échappés du cerveau inspiré de l'amant de *Graziella*.

On a conté que Lord Byron se fit enfermer dans la cellule du Tasse, y resta deux heures, s'agitant, se promenant à grands pas, se frappant le front, ou la tête baissée sur la poitrine et les bras pendants, selon le rapport du portier qui l'avait épié. Et lorsque celui-ci vint le tirer de sa méditation, il lui aurait dit, en lui donnant la pièce : *Ti ringrazio, buon omo, a pensieri del Tasso stanno ora tutti nella mia mente, e nel mio cuore.* Peu de

(1) On se souvient des vers du poète :

Homme ou Dieu, tout génie est promis au martyre.
Du supplice plus tard on brise l'instrument.
L'homme adore la croix où sa victime expire
Et du cachot du Tasse enchâsse le ciment.

(2) Montaigne cependant ne s'était pas mépris sur l'état d'esprit du Tasse : « De vrai, dit-il en le quittant, il n'y a qu'un cernier tour de cheville à faire pour passer des plus excellentes manies aux plus détraquées. Voilà un des poètes italiens les mieux formés à l'air de l'antique et pure poésie, que la laborieuse quête des sciences a conduit à la bêtise ; la rare aptitude aux exercices de l'âme l'a rendu sans exercice et sans âme. »

temps après son départ de Ferrare, Byron composait ses *Lamentations du Tasse*, qui se ressentent médiocrement d'une telle inspiration (1).

En dépit de ces poétiques autorités, nous croyons qu'il faut reléguer dans le domaine des légendes la fable de la *prison* du Tasse.

On ne peut supposer un seul instant que le Tasse, qui avait une stature peu commune, ait pu habiter un pareil réduit, et surtout y composer ses divers dialogues philosophiques à la manière de Platon. Gœthe, qui a fait de minutieuses recherches sur la vie du Tasse, n'hésite pas à soutenir que la prison du Tasse est un conte. Mais nous avons des témoignages plus décisifs, entre autres, celui d'un contemporain, le Manso, qui assure, pour l'avoir sans doute ouï de la bouche même du poète, dont il avait été un instant le confident, que, dès le début, le duc d'Este avait fait assigner au poète des appartements (2) vastes et confortables.

(1) VALERY, *Curiosités et Anecdotes italiennes*, p. 270.

(2) La *Revue des Cours littéraires* (IVe année, p. 245) a publié une leçon faite par M. Reynald à la faculté des lettres de Caen sur la correspondance du Tasse. Dans cette leçon, M. Reynald dit que le cachot du Tasse, visité encore aujourd'hui à Ferrare, appartient à la légende et non à l'histoire, car ce poète fut enfermé sept ans, non pas dans un cachot, mais dans un vaste appartement de l'hôpital Sainte-Anne, ne manquant de rien et pouvant même recevoir ses amis.

*
* *

Les récits des historiens autorisent des interprétations très diverses. Alphonse d'Este aurait pu confier la garde du poète inconstant, ingrat ou fou, à d'autres qu'au prieur de Sainte-Anne, Agostino Mosi ; ce religieux, fanatique d'Arioste, ne pouvait pardonner au Tasse de vouloir rivaliser avec son poète favori. Il se serait plu, dit-on (1), à humilier le captif et c'est à lui que devraient surtout aller les reproches de la postérité. Cependant l'histoire rapporte que le Tasse trouva dans le neveu du prieur un ami dévoué, qui lui fit oublier, par sa tendresse et ses soins attentifs, les duretés et les tracasseries de son oncle.

Tout ce qu'il nous appartient de démontrer, au surplus, c'est que le Tasse était bien réellement fou et traité comme tel (2). Pourquoi nous inquiéter de savoir si sa

(1) JOUHANET, *op. cit.*

(2) « Je pense, écrit-il de Sainte-Anne à sa sœur Cornélie, que le seul empêchement qu'il y ait à mon élargissement, c'est l'opinion où est probablement le duc qu'il y a en moi quelque humeur peccante. En sorte que, pour le convaincre de ce dont il devrait être convaincu, ce me semble, indépendamment de cela, *c'est-à-dire que je ne suis pas fou*, je suis prêt à subir toute espèce de traitement, *pourvu qu'il ne s'agisse point de douches.* Son Altesse sait d'ailleurs que je m'y refusai dans son propre palais, et elle eut l'extrême bonté d'admettre ce refus. »

démence doit être attribuée à l'excès de continence,
allégué assez peu délicatement par Ginguené en ces
termes : « Il ne paraît pas que la nature l'eût constitué
pour être chaste ; la nature, quoiqu'on fasse, réclame im-
périeusement ses droits (1). » N'est-il pas plus vraisemblable que l'affection, qui en était à sa période d'état, à
l'époque où le Tasse fut enfermé, avait des origines, déjà
lointaines ?

Est-ce à dire que le traitement qu'on fit subir au
malheureux poète n'ait pas été pour quelque chose dans
le développement de sa vésanie ? Le contraire nous paraît
hors de conteste, à nous en référer à cet unique passage
d'une lettre, adressée par le Tasse à un certain Biagio
Bernardi, de Forli, passage qui, à nos yeux, paraît
suffisamment probant :

Si vous croyez que le seigneur Mercuriale (médecin fameux
dont nous reparlerons dans un instant) puisse me rendre par son
art la mémoire que j'ai perdue ou me conserver le peu qui m'en
reste, j'en aurai grande obligation à Votre Seigneurie. J'ai vu l'ordonnance qu'il m'envoie par écrit. Je serais assez disposé à me tirer
du sang et à me poser un autre cautère au bras, comme il me le
conseille. Mais celui de la jambe et l'abstinence de vin sont des remèdes trop fâcheux. Je dis : l'entière abstinence et ne boire que du
bouillon ; car de boire peu de vin et mouillé je le ferais volontiers.

Mais ce qui est autrement intéressant à relever, c'est la
propre symptomatologie de la maladie du Tasse, exposée

(1) GINGUENÉ, *Hist. littér. d'Italie*, t. V, pp. 248-249.

par le poëte, dans la lettre à son médecin, si curieuse à
tant d'égards, que nous allons produire. Le document
perdrait de sa valeur à être écourté ou mutilé. Voici donc
comment le malade fait la relation de son cas au docte
Girolamo Mercuriale :

Il y a quelques années que je suis malade, et ce que j'ai, je
ne saurais le dire ; néanmoins je suis malade, j'en ai la conviction.

D'ailleurs, quelle que soit la cause de mon mal, en voici les
effets : douleurs d'intestins avec un léger flux de sang ; tintement
dans les oreilles et dans la tête, si forts que je croirais y avoir une
horloge à cordes (à poids) ; visions continuelles de diverses choses et
toutes désagréables. Ces visions me troublent au point que je ne
saurais travailler de tête pendant cinq minutes ; si je me force, la
vision redouble et quelquefois je tombe dans des accès de colère qui
naissent au gré de mon humeur fantasque.

En outre, ma tête, au sortir de table, fume d'une manière inso-
lite et s'échauffe excessivement ; tout bruit me fait l'effet d'une voix
humaine, en sorte que souvent les choses inanimées semblent
m'adresser la parole.

La nuit, je suis troublé de songes divers : alors je suis emporté
par mon imagination au point de croire entendre (si toutefois je ne
les entends pas réellement) certaines choses dont j'ai conféré tant
avec le père capucin, frère Marc, porteur de la présente, qu'avec
d'autres, pères et laïques, auxquels j'ai parlé de mon état. C'est là
quelque chose de souverainement pénible ; de tout ce que j'éprouve
c'est le pis : il faut donc à ce grand mal un grand remède (1). Et
bien qu'il n'y en ait point de meilleur que celui qui nous vient de la
grâce de Dieu, laquelle n'abandonne jamais un bon chrétien, néanmoins, et puisque sa divine miséricorde nous permet, à nous
hommes, de recourir aux remèdes humains, je prie votre seigneu-

(1) Il croyait voir le diable et l'entendre. Il prétendait qu'un esprit lui était apparu à Ferrare.

ric de me venir en aide par ses conseils. Je la prie, dans le cas où elle ne pourrait pas, comme je le désirerais, envoyer les médicaments elle-même, de me faire tenir ses ordonnances par écrit : je les eus de tout temps en grande estime, et, pour l'instant, je m'y conformerais plus volontiers qu'à celles de beaucoup d'autres. Cher seigneur, d'autant plus grands sont et mon malheur et le besoin que j'ai de votre art, d'autant plus grande sera l'obligation que je vous aurais, si, grâce à vous, je recouvre la santé. Et si, à l'heure qu'il est, non seulement en ce qui concerne la santé, mais sous bien d'autres rapports, je puis me dire en un triste état, il n'en est pas moins vrai que, par la grâce de Notre-Seigneur, il me reste assez de mes talents accoutumés pour n'être pas tout à fait inhabile à composer encore. Et, de ce côté, Votre Excellence peut attendre de moi toute sorte de gratitude. Si elle peut compter sur quelque rémunération de ma part, c'est sur celle-là ; jamais vous ne la solliciterez en vain, et plus d'une fois elle vous sera payée, sans qu'on attende à vous l'entendre demander.

Il me serait aussi bien agréable d'avoir une consultation du seigneur Melchior Guilandino, et d'être recommandé chaudement au seigneur Giovan Vicenzo Pinello, que j'ai longtemps porté dans mon cœur, comme aussi bien il y est encore.

Le mal n'en est encore qu'à la période prodromique ; il s'accentuera davantage dans le fragment de lettre adressée à un certain Maurizio Catanès :

J'ai souvent des épouvantements nocturnes : ainsi, étant éveillé, j'ai cru voir quelques petites flammes dans l'air ; quelquefois aussi mes yeux ont scintillé, au point que j'ai pensé en perdre la vue : il en sortait des étincelles visiblement. J'ai vu au milieu du ciel de mon lit des ombres de rats qui n'y pouvaient être par raison naturelle. J'ai entendu des bruits effroyables, j'avais les oreilles pleines de sifflements, de cloches, et, aurais-je dit, d'un bourdonnement d'horloges à cordes, et l'horloge sonnait souvent.

En dormant, j'ai cru qu'un cheval venait se jeter sur moi par derrière, quelquefois je me suis senti rompu. J'ignore si c'est goutte, mal caduc, ou suite de tant de visions fatigantes : j'ai eu des douleurs de tête, mais légères ; d'intestin, au côté, aux côtes, aux jambes, légères aussi ; les vomissements, le flux de sang, la fièvre m'ont affaibli. Et au milieu de tant de douleurs et de terreurs, est apparue à mes yeux l'image de la glorieuse Vierge, son fils dans les bras, dans un demi cercle de nuages lumineux ; il en résulte que je ne dois point désespérer de sa grâce.

Cependant, le malade conçoit quelques doutes sur la réalité de ces visions, car il est *frénétique*, il le sait, il l'avoue :

Et j'ai souvent pensé que les causes de cette frénésie furent certaines confitures (*alcune confezioni*), que je mangeai il y a trois ans ; c'est de cette époque que le mal reparut, et une fois déjà il s'était déclaré en semblables circonstances.

Mais l'hallucination continue :

Oui, ce serait œuvre de piété de me tirer de ce lieu où les enchanteurs ont le droit d'exercer sur moi leurs sortilèges impunément... Si je ne devais pas partir, emportant comme je le voudrais, comme il me serait si nécessaire, quelque marque de sa libéralité (c'est d'Alphonse qu'il est question), eh bien, je partirai quand même.

Il se croyait également en butte aux méchants tours d'un esprit follet :

Aujourd'hui, écrit-il encore à Maurizio Catanès, le frère du révérend Licino m'a remis deux lettres de votre Seigneurie ; mais je venais à peine d'en lire une qu'elle a disparu ; c'est, je suppose, le follet qui l'aura emportée, car c'est celle où il est question de lui. C'est là un de ces miracles tels que j'en ai vus trop souvent en cet hôpital, et qui sont, je n'en doute pas, du fait de quelque magicien, comme j'en ai bien d'autres preuves. Un jour, c'est un pain, un autre jour une assiette de fruits, qui sont tout à coup enlevés de dessous mes yeux, ainsi que des vivres de toute sorte, et cela dans le temps où il n'entrait personne dans ma prison. Il en est de même d'une paire de gants ; des lettres, des livres ont été pris dans des caisses fermées à clef...

Ajoutons, pour achever d'édifier le lecteur, que peu après, la lettre égarée se retrouvait :

J'ai retrouvé, ce matin, la lettre perdue...

Plus tard reviennent les hantises d'empoisonnement :

Bien que j'aie fermement foi, écrit-il à Scipion Gonzague, en l'efficacité de la manne qui sort du corps de Saint-André, il n'en est pas moins vrai que la boîte m'étant parvenue ouverte, et je ne sais par quelle voie, j'ai senti se réveiller en moi certains soupçons dont j'ai entretenu Votre Seigneurie, il y a de cela bien longtemps. En conséquence, je n'en ai point voulu manger, et ne m'y déciderai jamais, à moins qu'une autre fiole ne m'en soit remise par les mains de votre Alario, ou de quelqu'un des vôtres.

J'attendrai donc que vous ayez l'occasion de l'envoyer en Lombardie, comme vous avez accoutumé de le faire tous les ans (1).

*
* *

Après lecture d'une aussi suggestive correspondance, est-il permis de souscrire sans réserves à ce qu'ont écrit,

(1) *Revue française*, 4e année, tome XV, pages 536 et suivantes.

avec un certain accent de conviction, des auteurs plus bienveillants qu'informés ? (1) N'apparaît-il pas clairement que le Tasse était atteint de ce qu'on décrit de nos jours sous le nom de *folie des persécutions* ? Pour tout esprit scientifique, la question est jugée.

Précisément a paru, il y a quelques années, dans un journal allemand de psychiatrie (2), une étude fort attachante sur la folie du Tasse, due au D' Rothé, de Warschau.

Dans cette histoire pathologique du Tasse, le D' Rothé analyse toutes les circonstances qui, dans une carrière aussi agitée, ont contribué à déterminer ou à aggraver une affection mentale héréditaire.

Le Tasse tenait de sa mère son caractère passionné et ardent, sa grande irritabilité, son extrême sensibilité ; il tenait de son père son intelligence extraordinaire et la passivité de son âme. C'est à la réunion de ces deux éléments

(1) C'est ainsi que nous lisons dans VALERY, *loc. cit.*, p. 276 : « Manfredi, qui venait de terminer sa tragédie de *Sémiramis*, la soumit au détenu de Sainte-Anne, qu'il trouva dans un état mental excellent. Si le duc Alphonse crut devoir accuser de folie le Tasse, répréhensible et peut-être coupable, c'était un subterfuge de l'amitié, une peine modérée, dans un temps où les autres princes punissaient par la mort ou le cachot de semblables écarts ; si le Tasse crut un moment de son intérêt de consentir à une telle imputation, elle n'était point fondée, et ce noble esprit, malgré les transports qui l'agitèrent, ne fut jamais privé ni de sa lumière ni de sa raison. » On sait désormais ce qu'il en faut penser.

(2) Le journal *Allgemein Zeitschrift für Psychiatrie*, 1878, analysé dans les *Annales médico-psychologiques*, 1879, p. 495.

qu'il devait son génie. On peut affirmer que, dans des conditions favorables, la prédisposition maladive qu'il avait puisée dans le sein de sa mère fût restée latente. Son éducation surmenée, son existence agitée, au milieu de la vie fiévreuse des petites cours princières de l'Italie, en ont décidé autrement ; il faut aussi tenir compte des affections qui ont porté atteinte à sa santé : la fièvre typhoïde, la fièvre intermittente.

A seize ans, il eut des hallucinations de l'ouïe. Les principes philosophiques qu'il avait puisés dans l'étude des poètes et des philosophes de l'antiquité étaient entrés en conflit avec ses croyances religieuses. Le doute envahit son âme, et, saisi d'une angoisse indicible, il lui semblait entendre les trompettes du jugement dernier et Dieu lui crier : « Tu es maudit, va au feu éternel ! » C'était le début de l'affection mentale, que M. Rothé suit dans les différentes phases de son développement.

Le Tasse était, en outre, atteint de *mélancolie* (1). Les illusions des sens et le trouble des facultés affectives se transformèrent en idées délirantes, en délire des persécutions. Des accès de fureur le conduisirent à l'hôpital Sainte-Anne, à Ferrare, d'où il sortit amélioré, mais déchu, et le premier poète de l'Italie mourut aliéné, épuisé par les saignées et les purgations.

Ces conclusions ne diffèrent pas sensiblement de celles

(1) Un illustre médecin italien, Verga, lui aussi, porte le diagnostic de mélancolie, avec dépression mentale.

formulées par un élève de Lombrose, le Dr Roncoroni.
« On a peine à croire, écrit notre confrère italien, que le
poëte fut un aliéné dans le sens strict du mot ; bien rarement cependant, j'ai montré chez les aliénés une forme
de folie aussi typique et aussi complète. » Roncoroni estime toutefois qu'il s'agit en l'espèce plutôt de mélancolie avec des périodes d'exaltation, que de mélancolie
dépressive. Dans cette dernière forme, on n'observe pas
les poussées de travail forcené, qui se sont traduites, chez
le Tasse, par cette magnifique floraison d'une trentaine
de volumes.

Le poëte n'était pas seulement un persécuté s'accusant
lui-même ; il se fit, par moments, accusateur des autres,
non seulement en public, mais secrètement, devant l'In-
quisiteur.

*
* *

Le Tasse était passionné de voyages ; il adorait se dé-
placer, parce qu'il en retirait du soulagement. La vraie mélancolie peut avoir un cours typique, se guérir ou passer
à la démence ; notre poëte, à part des crises paroxys-
tiques, resta dans le même état psychopatique jusqu'aux
derniers jours de sa vie.

Ce qui apparaît de plus manifeste chez lui, c'est,
outre le délire des persécutions, la folie des grandeurs

(il ambitionnait toutes les faveurs, toutes les grâces, tous les honneurs) et aussi le délire hypocondriaque et religieux, avec hallucinations caractéristiques de la vue et de l'ouïe. Concurremment avec les altérations de l'intelligence, s'observent, chez le sujet qui nous occupe, de graves désordres de l'affectivité (sa conduite envers sa sœur, ses amis les plus chers) et de la volonté (actes impulsifs contre les personnes) (1).

La folie n'est donc pas douteuse. Mais il est d'observation courante que, lorsqu'elle n'est pas la démence pure, elle présente des périodes de rémission ; c'est sans doute dans ces moments que le Tasse obtenait un adoucissement de son sort.

En 1584, le poëte avait été sur le point d'obtenir sa liberté. Il lui fut permis d'aller dans le monde, chez les seigneurs et les dames de la cour, de prendre sa part des joies du carnaval, de recevoir des visites, de se mêler, en un mot, à la société.

Mais l'année 1585 fut pour le Tasse une année de calamités : alors parurent les envieuses critiques de sa *Jérusalem délivrée*, qui, d'après l'académie de la Crusca, « ne méritait pas le nom de poëme... ne rachetait par aucune beauté ses innombrables défauts... » Singulier jugement que la postérité devait se charger de reviser !

Il fut interdit au Tasse de sortir, soit pour entendre la

(1) L'article italien, que nous venons d'analyser d'aussi près que possible, a été traduit à notre intention par le très obligeant Dr Dureau, le savant bibliothécaire de l'Académie de médecine.

messe, soit pour se confesser, comme il en avait l'habitude. Tels passages de ses lettres prouvent toutefois qu'on ne lui tint pas trop longtemps rigueur. « Le seigneur duc, écrit le Tasse, ne me retient pas dans une prison, mais à l'hôpital Sainte-Anne, où les frères et les prêtres peuvent me visiter à leur gré et ne sont point empêchés de me rendre service. » Dans une autre lettre, il désire que son bonnet de jour soit de bonne qualité, que le velours en vienne de Modène ou de Reggio ; il va jusqu'à recommander que son bonnet de nuit soit des plus jolis et des plus élégants ! On nous permettra de trouver que ces mesquineries sont au moins singulières chez un aussi grand esprit !

Ce ne fut qu'après sept ans et quelques mois de détention que le Tasse recouvra sa liberté. Le succès de sa *Jérusalem* lui avait valu de puissants protecteurs. La ville de Bergame, les ducs d'Urbin et de Toscane, le souverain pontife lui-même, intercédèrent auprès du duc d'Este ; mais celui-ci ne voulut se rendre qu'aux instances du vieux Vincent de Gonzague, prince de Mantoue, qui offrit l'hospitalité au poète, à sa sortie de l'asile.

*
* *

Le Tasse vécut encore près de neuf ans, une vie pleine de tourments et d'angoisses. La mendicité de rues et de carrefours du vieil Homère était moins humiliante que cette mendicité de gentilhomme et d'homme de lettres ; que cette sollicitation perpétuelle adressée aux riches et aux grands, afin d'en obtenir la table, le logement, des habits ou même quelque parure.

Son odyssée de ville en ville avait recommencé : reçu avec les plus grands honneurs à Mantoue, il s'était rendu de là à Lorette, puis à Naples, au couvent de Monte-Ole-vito.

Repris par les fièvres, il entrait, par un bizarre hasard, dans un hôpital de Rome (1) (décembre 1589), dont un de ses ancêtres avait été le fondateur. Il partit pour Florence au mois d'avril suivant.

En janvier 1592, on le retrouve à Naples, au couvent des Bénédictins, où il reste cinq mois. C'est là qu'un littérateur distingué, Manso, marquis de la Villa, devenu plus tard un de ses fervents panégyristes, lui rendit visite.

Le marquis lui fit la proposition de passer quelque temps à son château des Abbruzzes. Le poète, repris de ses accès, voulut un jour à tout prix rendre son hôte témoin de ses imaginaires visions.

Quelque temps après, le Tasse retournait à Rome, où il venait d'être appelé par le pape Clément VIII, qui voulait faire revivre en son honneur la cérémonie du couron-

(1) A Rome, il eut quelques déboires. Il fut assez mal reçu par le cardinal Albano et son bienfaiteur d'autrefois, Scipion de Gonzagne. Le pape lui-même refusa de lui donner audience.

nement au Capitole. Mais, presque à la veille du jour fixé pour son apothéose, Le Tasse expirait (1).

Il avait cinquante et un ans et un mois, à peu près l'âge de Virgile (2).

(1) Il avait sollicité comme une faveur d'être transféré au couvent de Sant'Onofrio, pour y terminer sa vie dans le recueillement et la prière (Cf. Henri Johanet, *loc. cit.*).

(2) Virgile est mort âgé de 52 ans.

LA LÉGENDE DE LA MORT DE Mme DE SÉVIGNÉ

On éprouve comme de l'embarras à traiter un sujet aussi dépourvu d'agrément que la mort de Mme de Sévigné : évoquer une vision funèbre à propos de la plus spirituelle, de la plus radieuse, de la plus vivante des grandes dames, n'est-ce pas courir au-devant du reproche de chercher un effet d'ironie ?

La marquise était de celles qui avaient l'effroi de la mort ; elle en était hantée, comme d'une obsession, de ce dénouement qu'elle sentait inévitable, et elle avait quelque peine à s'accoutumer, elle qui semblait destinée à rester l'éternellement jeune, l'éternellement spirituelle, à cette idée qu'il lui faudrait un jour laisser tomber de ses jolies mains sa plume taillée par les Grâces.

Les circonstances de la fin de la divine marquise sont encore enveloppées de mystère, et c'est ce mystère même qui nous a tenté.

*
* *

A consulter les biographes, il semble qu'on ne puisse conserver le moindre doute.

« Mme de Sévigné, disent à peu près tous les éditeurs de ses lettres, est morte à Grignan, de la *petite vérole*, le 17 avril 1696... On craignait tellement la contagion de cette maladie que le cadavre fut inhumé précipitamment... On n'osa pas déposer le cercueil dans le caveau de l'église, mais on ouvrit pour l'y placer une fosse qui fut couverte de maçonnerie... Il n'a jamais été touché ni à la tombe ni à la maçonnerie qui la recouvrait...

Fables que tout cela, vient nous dire un érudit des mieux avertis (1) : Mme de Sévigné n'a pas succombé à la variole... Son cercueil a été violé à l'époque de la tourmente révolutionnaire.... Ses ossements ont été dispersés.

Comment expliquer que, sur un fait de notoriété, comme dut l'être la mort de la célèbre épistolière, les informateurs du grand siècle aient été muets ; que les correspondants habituels de la marquise, qui furent si douloureusement impressionnés par cette perte, pour tous irréparable, ne nous aient conservé sur ses derniers moments aucun détail précis ? Ni Saint-Simon, très lié cependant avec la famille de Grignan, ni le marquis de Sourches, dont on a publié récemment les Mémoires, ni Dangeau, pourtant si minutieux ; pas davantage les lettres de M. et Mme de Coulanges n'éclairent ce point obscur.

Le 2 mai 1696, Mme de Coulanges, écrivant à Mme de Simiane, lui dit « qu'elle ignore tous les détails de cette funeste maladie et qu'elle les recherche avec empresse-

_____

(1) LE MURE, *A propos du deuxième centenaire de Mme de Sévigné*. Rouen et Paris, 1896.

ment ». N'est-il pas à croire que la petite vérole aurait été désignée dans cette épitre, si Mme de Sévigné avait été victime de cette cruelle affection ? A cette époque, le fléau sévissait avec assez de violence et frappait assez les imaginations, pour que nous retrouvions dans des lettres intimes, relatant les événements au jour le jour, les traces de la terreur qu'il inspirait.

Mme de Sévigné serait-elle donc morte d'une autre maladie que la variole, et aurait-il fallu attendre deux siècles pour redresser une erreur, à qui les hommes les plus autorisés en matière de critique littéraire ont donné un si durable crédit ?

*
* *

Tous les biographes ont, en effet, attribué la même cause à la mort de Mme de Sévigné, — tous les biographes, à partir du début de ce siècle ; car on trouve une version toute différente dans un auteur du dix-huitième, le premier éditeur de la correspondance complète avec Mme de Grignan, le chevalier Perrin, « bien placé assurément pour être bien informé, puisqu'il était le compatriote et l'ami de Mme de Simiane, fille de Mme de Grignan, à la confiance de laquelle il dut d'obtenir la communication des fameuses lettres pour les publier ». Ce bon chevalier, dans la Préface de la deuxième édition de son livre, datée de 1738, dit, en termes qui paraissent de prime abord assez explicites : « Mme de Sévigné fit en 1696 son dernier voyage à Grignan, où, après s'être donné des peines incroyables pendant une longue maladie de Mme de Grignan, elle tomba malade elle-même d'une *fièvre continue*, qui l'emporta le quatorzième jour. »

Nous pourrions clore ici la discussion par cet argument péremptoire, pour qui se contente des solutions superficielles : un des familiers de Mme de Simiane, qui avait peut-être été témoin de la mort de son illustre grand'mère, nous affirme que celle-ci a succombé à une fièvre continue ; or, Mme de Simiane n'avait aucun intérêt à travestir la vérité : il ne reste donc plus qu'à ajouter foi au témoignage de la petite-fille de Mme de Sévigné, rapporté par le chevalier Perrin.

Si on pouvait résoudre toutes les énigmes d'aussi simple façon, chacun y trouverait son compte, autant le commentateur qui s'efforce de les démêler, que le lecteur qui ne veut avoir aucun mal à les pénétrer. Mais où en serait la critique historique si, dans les enquêtes rétrospectives, on procédait toujours de la sorte ?

*
* *

Dans le cas particulier, deux questions se posent.

Doit-on accepter sans réserves la nouvelle version de la

mort de Mᵐᵉ de Sévigné, c'est-à-dire la mort par la fièvre continue ? Et, si c'est bien à la « fièvre continue » que Mᵐᵉ de Sévigné a succombé, que doit-on entendre par ce terme vague, et comment, avec nos connaissances actuelles, étiquèterait-on cette affection ?

C'est d'un quiproquo que serait née la légende de la mort de Mᵐᵉ de Sévigné par la variole. Un éditeur des lettres de la marquise aurait, par une singulière inadvertance, appliqué à Mᵐᵉ de Sévigné ce qui se rapportait à Mᵐᵉ de Grignan, et de là serait née la confusion, acceptée sans contrôle par tous ceux qui ont suivi.

Dans le récit que le médecin de Mᵐᵉ de Grignan, le docteur Chambon, a donné de la mort de son illustre cliente, il s'agit, en effet, dès le début de l'observation (1) — car ce récit a toute la valeur d'une « observation » médicale — de « Mᵐᵉ de Sévigné, comtesse de Grignan » ; mais le reste du récit paraît assez s'appliquer à Mᵐᵉ de Grignan, et le quiproquo viendrait tout simplement,

____

(1) Cette observation se trouve tout au long rapportée (pp. 408 et suiv.) dans un volume devenu introuvable, dont nous possédons cependant un exemplaire. Il porte le titre de : *Traité des métaux et des minéraux, et des remèdes qu'on peut en tirer, avec des dissertations sur le sel et le soulphre des philosophes, et sur la goute, la gravelle, la petite vérole, la rougeole et autres maladies avec un grand nombre de remèdes choisis, par M. Chambon, cy-devant premier médecin de Jean Sobiesky, Roy de Pologne. A Paris, quay des Augustins, chez Claude Jombert, vis-à-vis la descente du Pont-Neuf, à l'image de Nostre-Dame, M. DCC. XIV*, avec Approbation et Privilège du Roy.

selon la remarque de M. Le Mire, de ce que, faisant précéder de son nom de famille le nom de femme de sa cliente, le docteur Chambon l'appelle en commençant Mme de Sévigné, comtesse de Grignan ; mais l'équivoque serait vite dissipée, car le chapitre se termine par des réflexions qui ne peuvent laisser subsister aucun doute.

Nous avouons ne pas être tout à fait aussi convaincu que M. Le Mire à cet égard : d'abord, parce que le docteur Chambon, né à Grignan en 1647, et ayant par conséquent 49 ans au moment de la dernière maladie de Mme de Sévigné, a fort bien pu donner ses soins à la marquise ; ensuite, parce que le passage auquel il est fait allusion n'est pas d'une clarté « qui dissipe toute équivoque ».

Ce qui nous paraît plus vraisemblable, c'est que le praticien ait pu confondre, avec une variole sans éruption bien nette, la fièvre continue ou plutôt la maladie que l'on désignait de la sorte, et la relation médicale ne serait pas de la sorte en complet désaccord avec ce que nous ont appris les contemporains de la fin de la marquise.

Il n'est pas aussi aisé qu'il pourrait le sembler, de préciser ce que nos ancêtres du grand siècle désignaient sous le nom de *fièvre continue*. A l'heure actuelle, on n'emploie guère plus cette expression, autrement que sur les pancartes des hôpitaux, pour cacher au patient la véritable nature de son affection : il est cependant bon nombre de médecins qui en font le synonyme de *fièvre typhoïde*.

Ce terme de « fièvre continue » avait-il la même signification que de nos jours, au temps de Fagon ? Nous ne le pensons pas. Et d'abord, comment Mme de Sévigné l'entend-elle elle-même ? car Mme de Sévigné est, ne vous en déplaise, un confrère (1) et son avis est peut-être, en l'espèce, bon à recueillir.

*
* *

Mme de Sévigné a parlé, en maints endroits de sa correspondance, de la *fièvre continue*, et, sauf irrévérence, elle l'a mise un peu à toutes les sauces.

L'abbé de Coulanges, oncle de la marquise, meurt, vers la fin d'août 1687, d'une *fièvre continue*, qui dura huit jours, « comme chez un jeune homme » ; il est vrai qu'il avait en même temps une « fluxion sur la poitrine », qui pourrait bien nous donner l'explication de sa fièvre.

Dans une lettre du 1er décembre 1690, la même écrit à Mme de Coulanges :

« Il (M. de Grignan) a été mené quatre à cinq jours fort rudement de la colique et de la *fièvre continue* avec deux redoublements par jour. Cette maladie allait beau train si elle n'avait pas été arrêtée par les miracles du quinquina. » Nous comprenons qu'il s'agit, dans le cas particulier, d'une fièvre intermittente, guérie par le re-

____

(1) Le Dr Ménière n'a t-il pas publié *les Consultations de Mme de Sévigné* ?

mède du chevalier Talbot, cet admirable quinquina qui avait également tiré d'affaire un certain Hauteville, mais qui était cependant resté sans effet contre la fièvre pernicieuse à laquelle succomba le cardinal de Retz.

Mme de Coulanges a eu « une sorte de fièvre commencée par un frisson ». Mme du Plessis-Guénégaud est morte au bout de sept jours, d'accès de fièvre répétés ; Mademoiselle, reine d'Espagne, a présenté les mêmes symptômes. Est-ce encore de la fièvre continue ? Mme de Sévigné ne se prononce pas. Mais quand on lui demande, ou plutôt qu'on ne lui demande pas ce qu'elle pense du chocolat, elle n'hésitera pas à dire : « qu'il vous flatte pour un temps, puisqu'il vous allume une *fièvre continue* qui vous conduit à la mort ». Il est malaisé de tirer de ces divers passages des indications sur la nature de l'affection protéiforme, que Mme de Sévigné désigne du nom de *fièvre continue*.

Notre incertitude augmente, quand nous consultons les auteurs qui ont écrit *ex professo* sur la matière : Quesnay, le médecin de Mme de Pompadour, dans son *Traité des fièvres continues* ; Pinel, dans sa *Nosographie philosophique* ; Sydenham, dans ses *OEuvres de médecine pratique*. Il y a pourtant dans ce dernier une particularité, qui serait peut-être de nature à mettre de la clarté dans ce débat.

Sydenham, faisant la description de la *fièvre continue* « des années 1667, 1668 et d'une partie de 1669 », écrit les lignes suivantes, bonnes à méditer :

Comme cette fièvre dépendait de la constitution épidémique de l'air qui, en même temps, produisait les petites véroles, aussi paraissait-elle être presque de même nature et de même caractère en toutes choses que ces maladies, à l'exception seulement des symptômes qui étaient des suites ou des effets nécessaires de l'éruption : *car ces deux maladies commençaient de même...* (1).

Dès lors, est-il déraisonnable de conclure que l'affection à laquelle a succombé Mme de Sévigné a offert les symptômes d'une de ces fièvres continues épidémiques, qu'un clinicien, médiocrement habile en son art, aura prises pour une variole non déclarée?

*
* *

Si nous possédons maintenant quelques notions sur la fièvre dite continue au xviie siècle, nous ne sommes pas autrement fixé sur la valeur de ce terme aux yeux de la science médicale du xxe.

Nous avons, pour nous éclairer sur ce point particulier, fait appel aux lumières de nos maîtres les plus autorisés, et force nous est de reconnaître qu'ils ne nous ont rien appris. Les uns se sont simplement récusés, faute des loisirs nécessaires pour élucider ce délicat problème. Les

(1) *OEuvres de médecine pratique* de Th. SYDENHAM, traduites par A. F. Jault, t. I, p. 178.

autres sont arrivés à une conclusion trop hâtive pour être acceptée sans réserve : la fièvre continue, se sont-ils exclamés, mais ce ne peut être que la fièvre typhoïde !

Nous croyons, quant à nous, que d'autres hypothèses — nous disons : hypothèses — peuvent et doivent être agitées en la circonstance.

Mme de Sévigné n'était-elle pas rhumatisante ? Le fait ne prête pas à la discussion : plusieurs de ses parents, le chevalier de Grignan, M. de Coulanges, ont eu des attaques de goutte, nul ne le saurait contester. Trouverait-on, dès lors, extraordinaire, qu'il ait pu se faire chez elle une métastase de la goutte ou du rhumatisme ; ou, comme dit le vulgaire, qu'elle ait eu « une goutte ou un rhumatisme, *remontés au cerveau*? »

Chez une femme presque septuagénaire, qui a une fièvre continue pendant quatorze jours, est-il permis de supposer qu'il s'agisse d'une *phtisie aiguë*, d'une *suppuration utérine*? Ce n'est guère dans l'ordre des probabilités.

Resterait une dernière hypothèse, qui présenterait au moins sur les précédentes l'avantage de la vraisemblance : Mme de Sévigné a très bien pu succomber à une fièvre pernicieuse maligne, à une *fièvre palustre*, une infection paludéenne.

On sait, d'après les travaux les plus récents, que la *malaria* peut se développer dans les régions, les plus sèches, les plus stériles, n'ayant ni l'humidité, ni la végétation, ni la décomposition des marais. L'impaludisme est endé-

mique dans des contrées qui sont formées par des
terrains sablonneux, graniteux ou volcaniques (1).

La localité de Grignan réalisait-elle ces conditions?
nous l'ignorons ; toujours est-il que l'air qu'on y respi-
rait ne devait pas être des plus salubres. Après la mort de
Mme de Sévigné, le comte d'Estrée écrivait au comte de
Pontchartrain : « Je suis persuadé qu'elle (Mme de Grignan) se remettrait dans un *air moins subtil* que celui
où elle est, qui, à mon avis, est très contraire à son
mal (2). » Mme de Grignan avait, du reste, songé à quitter Grignan, « pour aller respirer un air moins sec et plus
humain ».

De son côté, Mme de Coulanges avait écrit à Mme de
Sévigné, peu de jours avant la mort de la marquise, pour
que celle-ci pressât Mme de Grignan de changer d'air ;
que « c'était l'avis de tous les gens habiles ».

En attendant que quelqu'un nous renseigne sur la situation climatérique de Grignan, ce que nous pouvons en
dire c'est que le coteau de Grignan domine une plaine ar-
rosée par les petites rivières de Berre et de Lez (3) ; mais
ce sont des données par trop insuffisantes pour étayer des
conclusions.

On voit, par cet aperçu rapide et forcément incomplet,

(1) DIEULAFOY, *Pathologie interne*, t. II, p. 472, de l'édition de 1884.
(2) *Correspondance de Mme de Sévigné*, édition Monmerqué, t. X,
pp. 391-392.
(3) WALCKENAER, *Mémoires touchant la vie et les ouvrages de Marie
de Rabutin-Chantal*, t. IV, p. 48.

quelle difficulté présente le problème dont nous poursuivons la solution. Puissions-nous du moins avoir réussi à faire partager à nos lecteurs cette conviction : que Mme de Sévigné a succombé à une *fièvre maligne*, d'une nature indéterminée, que l'on peut rattacher soit à la fièvre typhoïde, soit à la fièvre malarique, mais nullement à la petite vérole, que les biographes de la marquise admettent presque unanimement.

*
* *

Ce serait donc une légende de plus à détruire ?

Sans aucun doute.

Cette légende a-t-elle du moins une source ?

Elle en a même deux.

Nous avons dit la première : on a appliqué à tort le récit du médecin Chambon à Mme de Sévigné, alors qu'il s'agissait de Mme de Grignan. Mais il y a plus : pour justifier que la marquise était bien morte de la variole, on a conté, se basant sur de prétendus témoignages de vieillards contemporains de Mme de Sévigné, que son corps avait été si rapidement décomposé, que la famille n'avait pas eu le temps de se procurer un cercueil de plomb ; qu'on avait dû la faire enterrer précipitamment, avant l'expiration du délai ordinaire ; que le chapitre de la commune de Grignan avait décidé que le

corps ne serait point déposé dans les caveaux de l'église,
d'où pourraient s'élever des exhalaisons dangereuses ; et
qu'enfin, pour concilier les derniers honneurs à lui rendre
avec les précautions de salubrité, on avait dû ouvrir
dans le chœur une fosse qui, par surcroît de prudence,
aurait été recouverte de maçonnerie ; toutes circons
tances mentionnées dans un procès-verbal, en date du
16 août 1816, dressé à la suite d'une enquête administrative.

Ce procès-verbal établissait que la pierre tombale de
Mme de Sévigné n'avait pas été touchée en 1793 ; que,
par conséquent, sa tombe n'avait pas été violée.

Toutes ces assertions étaient du domaine de la fantaisie, ainsi que l'ont établi de récentes recherches. (1) Et
d'abord il n'est pas exact que Mme de Sévigné ait été
inhumée dans une fosse séparée : elle a dûment été enseve-
lie dans un caveau de famille ; on n'a, pour s'en convaincre, qu'à s'en référer à l'acte mortuaire de la marquise (2).

Quant à la fable de la petite vérole, elle a été créée de
toutes pièces, en 1816 ; les habitants de Grignan, par un
amour-propre local excessif, voulant laisser croire que la

<hr>

(1) Le Mire, *op. cit.*

(2) Cet acte, extrait des registres de l'église Saint-Sauveur, est
ainsi conçu : « Le 18 avril de la susdite année (1690), a été ense-
velie, dans le tombeau de la maison de Grignan, dame Marie Rabutin-Chantal, marquise de Sévigné, décédée le jour précédent,
munie de tous les sacrements de l'Église, âgée d'environ soixante-dix
ans. » Delubac, curé ; Jacomin, Coulon.

sépulture de Mme de Sévigné n'avait pas subi de profanation, imaginèrent l'existence d'une pierre tombale, indépendante du caveau de famille, qui, au vu de tous, avait été manifestement ouvert, lors de la tourmente révolutionnaire (1).

Tout le chapitre de la fin de la marquise de Sévigné est donc à rectifier sur ces nouvelles données.

(1) Un journal de l'époque a relaté le fait : on lit, dans la *Gazette du jour*, du mardi 10 septembre 1793 (an II de la République) :

« De Grignan. — La Société populaire de cette ville, voulant s'élever à la hauteur des circonstances, a fait brûler la collection précieuse de tableaux qui ornaient la galerie du ci-devant château ; il s'en trouvait qui représentaient nos ci-devant rois. Le portrait de Mme de Sévigné leur échappa. Mais le tombeau leur a déplu parce qu'il y avait dessus ces mots : Marquise de... Des gens sensés proposaient de mettre *citoyenne*, mais elle ne l'avait jamais été et déjà le marbre qui contenait l'inscription est brisé. Bientôt on attaque le cercueil de plomb : ô surprise ! le corps de Mme de Sévigné et ses vêtements étaient intacts ; chacun veut de ses dépouilles, on se les arrache, on se bat, et Mme de Sévigné et ses vêtements sont dispersés en mille morceaux... »

Sauf en ce qui concerne le marbre de l'inscription qui n'avait pas été touché, tous ces détails paraissent refléter la vérité.

Ce récit trouve, du reste, sa confirmation dans la tradition locale, et aussi dans une lettre signée par le marquis de Castellane (de Saint-Paul-Trois-Châteaux), écrite sur des renseignements fournis par M. Pialla-Champier, juge de paix à Grignan en 1790 et de 1802 à 1815. Cette lettre a été possédée par M. Louis Devès, greffier de la justice de paix de Grignan, qui en avait égaré l'original, mais qui l'avait si souvent relu qu'il l'a reconstituée presque entièrement de mémoire (Cf. *Le Progrès de Montélimar*, 1890, et le *Cabinet secret de l'histoire*, du Dr CABANÈS, 2e série).

LE PRÉTENDU CRANE DE LA BRINVILLIERS

L'arrêt qui condamnait la Brinvilliers à la peine capitale portait qu'elle devrait, avant d'être conduite à l'échafaud, faire amende honorable au-devant de la principale porte de l'église de Paris, « où elle sera amenée dans un « tombereau, nus pieds, la corde au col, tenant entre ses « mains une torche ardente du poids de deux livres et là, « étant à genoux, de dire et déclarer que méchamment, « par vengeance et pour avoir leur bien, elle a fait empoi- « sonner son père, ses deux frères et attenté à la vie de « défunte sa sœur... : (pour ce fait), menée et conduite « dans ledit tombereau en la place de Grève de cette ville, « pour y avoir *la tête tranchée* sur un échafaud, qui « pour cet effet sera dressé en ladite place ; *son corps* « *brûlé et les cendres jetées au vent...* »

Quand elle fut aux mains du bourreau, celui-ci lui banda les yeux.

Mme de Brinvilliers tenait la tête fort droite. Le premier coup fut donné d'une main assurée. La tête fut un moment sans se détacher du tronc. Il y eut un instant de stupeur. Mais un éclair de joie ne tarda pas à briller dans les yeux de l'exécuteur. « N'est-ce pas un brave coup ? » dit-il en se tournant vers le confesseur. « Je me recommande toujours à Dieu en ces occasions-là, et, jusqu'à présent, il m'a assisté ; il y a cinq ou six jours que cette dame m'inquiétait et me roulait dans la tête ; je lui ferai dire six messes. » Et, débouchant une bouteille, il but un fort coup de vin.

Le corps fut porté sur le bûcher, ajoute le narrateur des derniers moments de l'empoisonneuse (1). Les flammes le consumèrent, puis les cendres furent dispersées ; mais le peuple s'efforça de recueillir les débris d'ossements calcinés... »

L'auteur de l'article sur *la Brinvilliers*, publié dans la *Biographie universelle*, de Michaud, écrit d'autre part :

« *On montre sa tête au muséum de Versailles*. La régularité des os de cette tête semble attester qu'elle fut en effet douée d'une grande beauté. »

Depuis la publication de ces lignes, écrites en 1812, un annotateur de Cuvier, revenant là-dessus (2), dit à son tour que la tête de la Brinvilliers est conservée au musée de Versailles.

*
* *

Comment cette pièce anatomique a-t-elle pu échouer là ?

(1) FUNCK-BRENTANO, *Le Drame des poisons*, d'après le P. Piot.
(2) Note de M. Magdelaine de Saint-Agy, dans la 11ᵉ livraison des leçons sténographiées de l'*Histoire des sciences naturelles* de Cuvier (1831).

Mme de Sévigné, qui avait assisté à l'exécution, de la fenêtre de l'une des maisons du pont Notre-Dame, écrivait à sa fille : « Jamais il ne s'est vu tant de monde, ni Paris si ému, ni si attentif... Enfin, c'en est fait : la Brinvilliers est en l'air, son pauvre corps a été jeté, après l'exécution, dans un fort grand feu, et ses cendres au vent. » Et, plus loin, elle ajoute : « *Le lendemain on cherchait ses os*, parce que le peuple disait qu'elle était sainte. »

Comment le crâne n'aurait-il pas été consumé avec le reste ? Et par suite de quelles circonstances aurait-il été porté à Versailles ?

Curieux d'examiner la tête d'une criminelle célèbre, un de nos confrères, qui habitait Versailles en 1835, se rendit au musée de cette ville et demanda au bibliothécaire de lui montrer la fameuse relique. Avec un empressement méritoire, le digne fonctionnaire mit à la disposition de notre confrère la tête qu'il *présumait* être celle de la Brinvilliers.

C'était le temps où la phrénologie était à la mode, où les doctrines de Gall et de Spurzheim jouissaient d'une grande vogue. Il fut donc procédé à l'examen cranioscopique de la pièce prétendue historique, et voici quel fut le résultat de cet examen, tel que le communiqua à la *Société phrénologique de Paris* et à la *Société des Sciences naturelles de Seine-et-Oise*, un membre de ces deux Sociétés, J.-A. Le Roi (de Versailles) :

« Les os de cette tête sont blancs et annoncent une préparation artificielle. Généralement leur peu d'épaisseur au

crâne, la non disparition des sutures et leur assez grande
facilité à se laisser désarticuler, l'état d'intégrité et le peu
d'usure des dents, font présumer qu'elle a dû appartenir
à une personne d'environ 36 à 40 ans ; enfin, l'allonge-
ment très prononcé du diamètre antéro-postérieur, la petitesse de la face, le peu de développement en largeur des
arcades dentaires, permettent d'établir que cette tête est
celle d'une femme... » Suivaient les mesures du crâne.

De ces données générales il résulte : que « les parties
postérieures et latérales de la tête l'emportent de beaucoup
sur les parties supérieures et antérieures ; ou, en d'autres
termes, que ce sont les facultés inférieures ou de la tête,
comme le dit Spurzheim, qui l'emportent sur les facultés
morales et intellectuelles... » Cette conformation se rencontre chez le plus grand nombre des criminels.

Si maintenant on passe à l'examen particulier des organes, on arrive à des constatations tout à fait inattendues.

Parmi les penchants : *Amativité*, très développée ;
philogéniture, développée ; *amour de l'approbation*, très
développé ; *amour-propre*, développé ; *circonspection*,
développée ; *ruse*, très développée ; *destructivité*, très
développée ; *acquisivité*, développée ; *constructivité*, assez
développée.

Parmi les *sentiments*, la fermeté et la vénération (?)
étaient assez développées. Parmi les *facultés intellectuelles*,
l'esprit de saillie avait un développement notable.

*
* *

A première vue, il semblait que ce crâne pût appartenir
à la Brinvilliers plutôt qu'à toute autre femme. Mais
certains détails étaient en contradiction avec ce qu'on savait de cette criminelle célèbre.

Et d'abord, le crâne était relativement gros : or, la Brinvilliers étant petite de taille, si elle avait eu une très grosse
tête par rapport à sa stature, ses biographes n'auraient pas
manqué de mentionner cette particularité.

« Si, dans ce crâne, on examine le travail de l'ossifica-
tion, les dispositions des sutures, la facilité qu'il offre encore à se désarticuler, le peu d'épaisseur des différentes
pièces d'os qui le composent, on reconnaîtra qu'il devait
appartenir à un sujet de trente à quarante ans, et l'on sait
que la Brinvilliers en avait plus de cinquante, lors de son
exécution. »

Nous ne tirerons pas parti des arguments d'ordre phrénologique. Ainsi, on avait constaté, sur le crâne examiné,
qu'il avait le penchant de la *philogéniture* développé, et on
en conclut que ce ne pouvait être le crâne d'une femme qui
aimait si peu ses enfants, qu'elle avait tenté d'en empoi-
sonner un. Mais Saturne, mais Ugolin aimaient aussi
leurs enfants, ce qui ne les empêchait pas de les dévorer.
Et les anthropophages, ne les aiment-ils pas — à toutes

les sauces? Et puis, la phrénologie est-elle donc une science si positive que ses arrêts soient infaillibles?

Puisque ce n'était point le crâne de la Brinvilliers — et c'est grand dommage — à qui pouvait appartenir cette pièce anatomique?

Poursuivant ses recherches, M. Le Roi eut bientôt le mot de l'énigme. En fouillant bien, il découvrit ce qu'il aurait dû trouver de suite : une notice des différents objets qui appartiennent à la bibliothèque-musée de Versailles : or, dans cet inventaire, figurait la *Tête de Mme Tiquet !*

Mme Tiquet ! Ce nom ne vous apprend rien ? ce fut pourtant celui d'une femme qui fit quelque bruit de son vivant.

Angélique-Nicole Carlier, c'était le nom de jeune fille de Mme Tiquet, était la fille d'un riche commerçant de Metz. Orpheline à quinze ans, elle se trouvait en possession d'un héritage d'un demi-million que lui avait laissé son père.

Les soupirants ne devaient pas manquer à une jeune fille qui joignait les agréments de l'esprit à une beauté et un charme dont elle était très fière. Au nombre de ses adorateurs, un surtout se faisait remarquer par son assiduité et ses galanteries : c'était un conseiller au Parlement, qui portait le nom peu euphonique de Tiquet.

Le mariage eut lieu ; les premières années furent des années de bonheur sans mélange. La naissance d'un fils et d'une fille vint, selon l'expression consacrée, couronner la flamme naturelle des époux. Mais le tempérament ardent de Mme Tiquet ne pouvait s'accommoder longtemps de la froideur de son cacochyme mari ; elle eut un amant, puis un second, puis la série.

M. Tiquet devenait gênant — et gêneur. Ne s'avisait-il pas de faire des observations à sa femme sur l'excès de ses dépenses, sur l'insolence de son luxe ? C'en était trop ! Dès cet instant, sa perte fut résolue.

Mme Tiquet chercha des complices dans son entourage, pour arriver à ses fins, mais, soit maladresse, soit précipitation, l'entreprise échoua. M. Tiquet devint méfiant et soupçonneux ; il vécut, à partir de ce jour, dans l'isolement le plus complet, et ne voyait sa femme qu'au moment des repas. Pas une parole n'était échangée entre eux.

Un jour, Mme Tiquet s'avisa de faire verser du poison dans le bouillon destiné à son mari. Le valet chargé de donner le bouillon, ayant découvert le crime à temps, fit à dessein un faux pas et renversa le liquide.

Quelques jours après, nouvelle tentative : M. Tiquet essuie trois coups de feu, en rentrant chez lui, au retour d'une soirée passée chez des amis. Il en réchappe encore cette fois.

*
* *

Le magistrat chargé de l'instruction, ayant interrogé l'époux infortuné, celui-ci, à la question : « Vous connaissez-vous des ennemis ? » fait cette réponse, d'une concision accablante : « Je n'ai d'autre ennemi que ma femme. »

Celle-ci ne se démonte pas pour si peu ; elle paie d'audace, se présente dans le monde, brave les regards accusateurs, se pose elle-même en victime : « C'est moi, dit-elle, qu'on assassine aujourd'hui ! »

On la prévient, pour qu'elle ait à s'enfuir, que son crime est découvert et qu'elle va être arrêtée. Elle feint de ne pas comprendre, disant qu'elle veut rester pour confondre l'imposture ; « que les vrais criminels peuvent prendre la fuite, mais non les innocents ; que M. Tiquet était l'auteur de tous ces bruits injurieux à son innocence ; que le dessein de son mari était de lui tendre des pièges, afin de l'engager par une fausse alarme à s'enfuir et à lui donner son bien » (1).

Le lendemain, quand le lieutenant criminel se présente, accompagné de sa garde, elle n'oppose pas la moindre résistance. « Je vous attendais », dit-elle, sans s'émouvoir. Elle monta tranquillement dans le carrosse du lieutenant criminel. Sur le parcours de la voiture, elle reconnut une dame de ses amies qu'elle salua gracieusement. Au milieu de l'escorte infamante qui la conduisait au Petit-Châtelet, elle conserva son maintien habituel de

(1) *Le Nouveau Temple de Salomon ou Description historique de l'Église paroissiale de Saint-Sulpice*, 1771. Manuscrit sur l'affaire de Mme Tiquet, cité par M. G. MAZE-SENCIER (*Revue bleue*, octobre 1899).

grande dame qui se rend en apparat d'une visite à l'autre » (1).

Elle fut traduite devant la juridiction du Grand-Châtelet. Son complice dans la première tentative de meurtre fut confronté avec elle ; il fit des aveux, dénonça ses complices ; l'affaire fut rapidement instruite et, par sentence du 3 juin 1699, Mme Tiquet était condamnée à avoir la tête tranchée. Quant à son portier, qui avait prêté la main à ses infâmes machinations, il fut condamné à être pendu.

Ainsi que la Brinvilliers, avec qui elle avait bien des points de ressemblance, elle fit une fin édifiante : sa mort fut un exemple de piété et de repentir.

Le mari avait fait démarches sur démarches pour obtenir la grâce de sa femme ; accompagné de ses deux enfants, il était allé se prosterner aux genoux du Roi.

Mais celui-ci se montra inexorable : il resta sourd à toutes les supplications, éconduisit tous les personnages, même les plus haut placés, qui vinrent solliciter son indulgence.

L'archevêque de Paris, M. de Noailles, le poussait dans cette voie de rigueur. « Le grand pénitencier avait les oreilles rebattues des confessions de femmes qui toutes presque s'accusaient d'avoir attenté à la vie de leur époux. » Le roi était résolu à laisser la justice suivre son cours.

(1) MAZE-SENCIER, *loc. cit.*

L'exécution fut fixée au lendemain de la Fête-Dieu. C'était par mesure de convenance publique, pour ne pas troubler un jour d'aussi grande fête par un scandale.

Mme Tiquet fut soumise, comme la Brinvilliers, à la question par l'eau. Elle avoua tout après le premier pot d'eau ; son énergie n'alla pas au delà. Puis elle implora le pardon de l'homme qu'elle avait voulu faire périr, l'assurant qu'« elle mourrait le cœur tout rempli de tendresse à son égard, comme aux premiers jours de leur mariage ».

*
* *

Le jour fixé pour le supplice, l'affluence du peuple dans les rues fut considérable. On remarqua que jamais les fenêtres n'avaient été mieux louées. Sur la place de Grève, elles étaient hors de prix. Une grande dame, parlant de l'événement du jour (1), écrit : « Chacun songe à arrher des fenêtres. Il y eut des maisons ce jour-là qui rapportèrent à leurs maîtres plus d'argent qu'elles ne leur en avaient coûté. » Pour une seule fenêtre, et seulement pour une ou deux heures, on ne demandait pas moins de 6, 8 et 10 francs, somme pour l'époque considérable.

(1) Cité par Alf. Franklin, *La Vie de Paris sous la Régence*, t. I, p. 292.

En présence de cette foule hostile, Mᵐᵉ Tiquet sentit son sang-froid l'abandonner. Elle rabattit sa « coëffe » sur son visage, dans un accès de honte ; ce n'est que sur les exhortations du curé de Saint-Sulpice, qui lui tenait compagnie dans la charrette, qu'elle consentit à l'enlever. Dès ce moment, elle soutint sans faiblir les regards de la multitude.

À l'instant où la voiture arrivait au lieu de l'exécution, une forte averse tomba. Le bourreau dut attendre la fin de l'orage pour commencer sa besogne. Pendant ce temps, la malheureuse ne perdait rien des préparatifs de son supplice.

Le portier fut exécuté le premier. Ce fut ensuite le tour de Mᵐᵉ Tiquet. Galamment, elle tendit la main au bourreau, pour qu'il l'aidât à gravir les degrés de l'échafaud ; une fois sur l'échafaud, elle reprit tout son calme.

« Elle baisa d'abord le billot, puis elle accommoda ses cheveux et sa coiffure, sans hâte, sans précipitation ; elle prit ensuite l'attitude nécessaire pour être exécutée, avec un courage si surprenant que les spectateurs en étaient attendris aux larmes. »

Soit émotion, soit maladresse, le bourreau dut s'y reprendre jusqu'à *sept* fois pour abattre cette tête, qui en avait fait tourner tant d'autres. «..... Hier soir, entre sept et huit, écrivait le secrétaire de Colbert à un conseiller du roi habitant la province (1), on coupa la tête à Mᵐᵉ Ti-

____

(1) Lettre inédite de Baluze à M. Du Verdier, conseiller du Roy

quel, mais fort mal adroitement, car elle reçut sept coups de glaive. Elle monta sur le théâtre avec une grande fermeté.

« On dit que c'estoit une belle femme. Il y avoit dans la place de Grève un carrosse drapé avec quatre chevaux qui attendoit l'exécution, dans lequel on mit son corps, qui fut ensuite porté à Saint-Sulpice pour y être enterré. Le Roy n'a jamais voulu accorder sa grâce….. »

D'après un autre témoin, la tête de Mme Tiquet était fort belle et fit l'admiration de tous.

*
* *

Si l'on rapproche de l'examen de son crâne l'histoire de sa vie, on verra que tout concorde à cette conclusion : que la tête conservée à Versailles est bien celle de Mme Tiquet et non celle de la Brinvilliers, ou de toute autre criminelle.

Son tempérament passionné s'accorde à merveille avec le développement du penchant d'*amativité* ou amour physique ; sa *vanité*, son *amour-propre* étaient extrêmes : ce que ne dément pas, bien au contraire, l'examen phrénologique.

au présidial de Tulle, qui nous a été communiquée par M. Noël Charavay.

Pour la *ruse* et la *circonspection*, elles ne sauraient lui être refusées. « L'actrice la plus adroite et la plus consommée dans son art n'aurait pas mieux réussi à faire illusion » (1).

L'acquisivité ou *amour de l'argent* contribua plus que tout à la perdre. Elle aimait l'argent, surtout pour les besoins qu'il permet de satisfaire, les passions qu'il permet d'assouvir.

Il serait oiseux de faire la démonstration qu'elle avait l'organe de la *destruction* très développé.

Nous passons sur les autres penchants, décrits dans la crânioscopie, tels que la *constructivité* (!), la *philogéniture* (!!), la *vénération* (!!!). Qui veut trop prouver..... Ce qu'on peut assurer, sans s'exposer à la contradiction, c'est que la phrénologie a été, en l'espèce, d'un réel secours à la médecine, et quel que soit le degré de confiance qu'on accorde à cette méthode d'examen un peu surannée, qu'elle a parfois son utilité.

Une autre réflexion, et ce sera la dernière, nous est inspirée par l'affaire dont nous avons conté les péripéties. Il est des époques où le crime sévit à l'état épidémique. Le procès de M⁰ᵉ Tiquet a suivi de près les procès de la Brinvilliers et de la Voisin, et sans avoir eu autant de retentissement que ces derniers, il n'en fit pas moins beaucoup de bruit.

Bien que de naissance médiocre, par son union avec un

______

(1) Notice du Dʳ J.-A. Le Roi.

conseiller au Parlement, Mme Tiquet prenait rang dans la haute société du temps. Comme la Brinvilliers, elle chercha d'abord à se débarrasser de son mari. Comme la Brinvilliers, elle afficha des airs de piété exaltée, presque mystique.

La Voisin avait payé depuis trop longtemps sa dette à la société pour qu'elle ait pu recourir à ses avis ; sans quoi, elle se fût épargné de tremper ses blanches mains dans le crime. Et qui sait si elle n'eût pas échappé au châtiment, comme tant d'autres, si elle avait eu l'adresse de s'entourer de complicités plus distinguées ?

Choisir son *portier* pour confident et pour exécuteur de ses projets, fi Madame ! c'était plus qu'un crime, c'était une faute — que la mort seule pouvait expier.

LA DU BARRY ÉTAIT-ELLE BLONDE OU BRUNE?

Ne criez pas à l'invraisemblance ! Je les ai vus, je les ai tenus entre les mains ; Dieu me pardonne ! je les ai palpés presque avec amour, tant ils étaient fins et soyeux (1) — et si doux au toucher ! « J'ai pu toucher ces cheveux, écrivait naguère M. de Goncourt, à qui échut la même bonne fortune qu'à nous-même, je n'ai jamais rencontré de cheveux de créature humaine *ressemblant aussi complètement à de la soie.* »

— Ferez-vous enfin cesser notre incertitude ; de quels cheveux nous parlez-vous donc ?

— N'avez-vous pas deviné qu'il s'agit des cheveux de la du Barry (2) ?

(1) Le baron Jérôme Pichon, le fastueux bibliophile, a conté quelque part qu'il avait vu des cheveux envoyés par la du Barry à lord Seymour, ambassadeur d'Angleterre, dont elle se déclarait *folle* ; or, ces cheveux étaient *blonds* : c'est une preuve de plus en faveur de notre thèse ! (Cf. *Notes prises sur l'inventaire du mobilier de Mme la comtesse du Barry sous la Terreur ; lettre de M. le baron Jérôme Pichon.* Paris, Auguste Aubry, éditeur, 1872).

(2) M. Noël Charavay, le très distingué expert en autographes, est le détenteur actuel du précieux objet et c'est grâce à l'obligeance de M. Raoul Bonnet, son intelligent et dévoué auxiliaire, que nous avons pu un instant contempler cette relique d'un passé défunt.

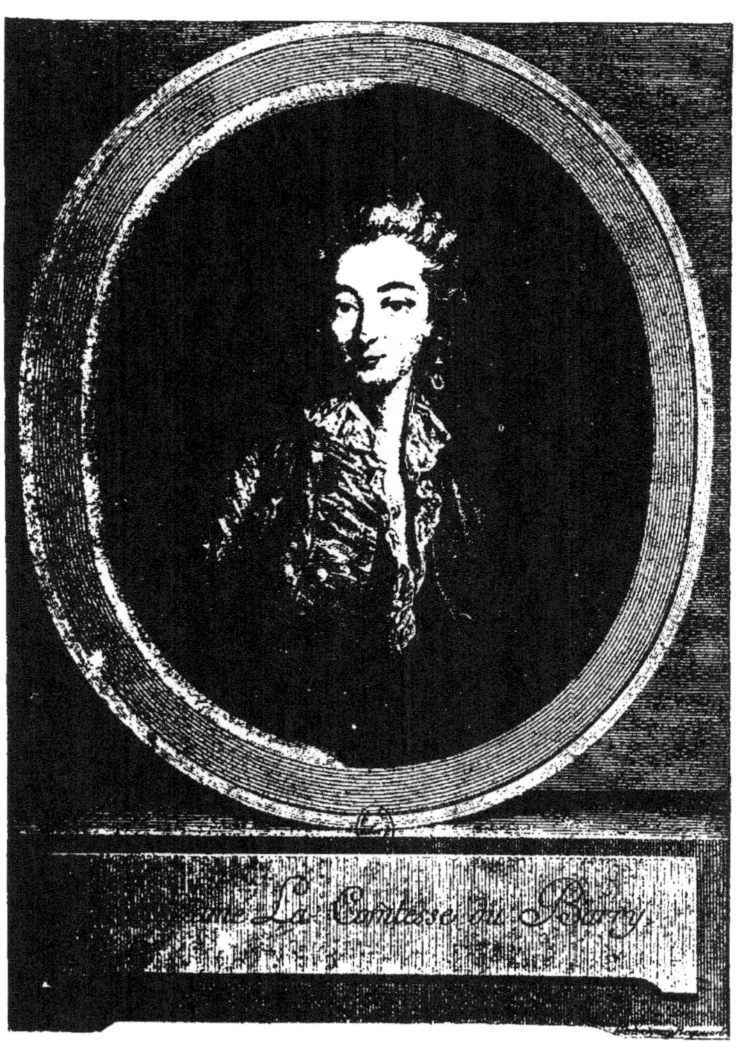

La Comtesse du Barry

La du Barry ! Sommes-nous assez irrespectueux, nous les juges, nous, la postérité ! C'est la revanche de l'histoire ; et combien elle fut terrible pour la favorite, qui paya de sa tête le crime inexpiable d'être belle !...

Belle, l'était-elle vraiment ?

Qu'elle ait paru à certains — comme le duc de Choiseul — « médiocrement jolie », ce jugement est trop intéressé pour avoir quelque valeur. Ce n'était point assurément un modèle de beauté classique, aux traits réguliers, impeccablement dessinés.

Sans doute, il faut se défier des amoureux posthumes ; ils ignorent la désillusion, n'ayant vécu que dans le rêve. Devons-nous pourtant tenir pour exagérées ces formules laudatives : « les plus charmantes séductions de la forme, les plus délicats attraits, la plus mignonne perfection d'un corps et d'un visage, qui semblent réaliser *l'idéal de la jolie femme française du dix-huitième siècle* (1) ? »

À coup sûr elle avait des formes provocantes, des lignes voluptueuses, des promesses sensuelles, celle qui devait réussir à conquérir le cœur d'un roi — et de quel roi ! d'un être mobile et inconstant entre tous, de *l'éternel ennuyé*, dont rien n'arrivait à dissiper la noire mélancolie.

C'est à la détailler surtout (2) que notre admiration

(1) DE GONCOURT, *Mme du Barry*.

(2) Voici un passage de la correspondance d'Horace Walpole avec Georges Montagu, datée du 17 septembre 1769, qui nous la représente telle qu'elle était à l'époque de sa présentation :

« Après avoir assisté à ce banquet royal, nous nous rendîmes à la

haussera de ton, tout en restant dans les limites que nous impose le souci de la vérité.

*
* *

Avant de procéder à une analyse plus minutieuse, nous permettrez-vous de faire passer sous vos yeux un croquis, une silhouette, mais de portraitistes qui, par état, ne sont pas des flatteurs, ce qui est un gage de leur sincérité?

Dans le journal qu'ils rédigeaient pour leur maître, le lieutenant de police de Sartine, les inspecteurs notaient (14 décembre 1764) ce signalement : « une jeune personne de dix-neuf ans, grande, bien faite, l'air noble et de la plus jolie figure : c'est la demoiselle Beauvarnier (*sic*), la maîtresse de du Barry, qui la produit en loge aux Italiens. »

Voilà qui marque une date : c'est la première apparition de la femme encore inconnue, qui gravira cinq ans plus tard les degrés d'un trône...

chapelle où l'on nous réservoit dans les premières tribunes une banquette. Mme du Barry alla se placer en bas, vis-à-vis de nous ; elle étoit sans rouge, sans poudre et même sans toilette, étrange manière de se montrer ; car elle étoit près de l'autel, au milieu de la Cour et exposée aux regards de tout le monde.

« *Elle est jolie quand on l'examine attentivement* ; cependant elle est si peu remarquable, que je n'aurois jamais songé à demander qui elle étoit, il n'y avoit rien d'affecté, d'arrogant ou d'effronté dans son maintien... »

Le 22 avril 1769, Louis XVI, qui n'était encore que dauphin de France, consignait dans son journal ces simples mots : « *Prés.* (Présentation) de Mme du Barry. »

Entre ces deux dates — 1764, 1769 — se placent toutes les étapes d'une ascension, longuement et, nous pouvons le dire, savamment préparée.

La présentation de la favorite ! Quelle évocation d'un décor prestigieux ! Un accident arrivé au Roi avait fait ajourner la cérémonie. Puis on avait été occupé des préparatifs du mariage entre le duc de Chartres et Mlle de Penthièvre, célébré le 5 avril 1769.

Enfin le jour tant espéré était venu : la comtesse du Barri (*sic*) avait eu l'honneur d'être présentée au Roi et à la famille royale par la comtesse du Béarn.

A la présentation, la malignité avait beau jeu et ne se faisait pas faute de s'exercer sur la débutante. De l'aveu de tous, Mme du Barry sortit à son honneur de l'épreuve redoutée. Tous les spectateurs ne purent s'empêcher d'admirer « la noblesse de son maintien et l'aisance de ses attitudes ». Dans le rôle de femme de cour on est ordinairement dépaysée, les premières fois qu'on s'y essaie : Mme du Barry l'avait rempli « comme si elle y eût été habituée depuis longtemps... » Ainsi parle un nouvelliste ; mais il s'en faut que tous les témoins de la scène mémorable aient eu la même indulgence. Comment, par exemple, va-t-elle être jugée par les femmes? On sera curieux de connaître l'impression de l'une d'elles, malveillante, il est vrai, à son ordinaire.

Mme de Genlis, qui a codifié l'étiquette et dont le jugement fait sur ce point autorité, ne trouve rien à reprendre : les lois de l'étiquette ont été scrupuleusement observées. En faisant les trois révérences d'adieu, la nouvelle admise ne s'est pas embarrassée comme bien d'autres dans l'immense queue de sa robe. Le salut a été gracieux à souhait et l'élève du maître de danse Vestris a fort bien profité de ses leçons.

Mais notre malicieuse caillette va se rattraper sur le sujet lui-même. Le coup de patte est bien envoyé et le joli minois portera la trace des griffes :

« Au jour — poursuit Mme de Genlis — sa figure était passée et des taches de rousseur gâtaient son teint. Son maintien était d'une effronterie révoltante. Ses traits n'étaient pas beaux, mais elle avait des *cheveux blonds* d'une couleur charmante, de jolies dents et une physionomie agréable ; *elle avait beaucoup d'éclat à la lumière* (1). »

Cheveux blonds, vous avez bien lu ; c'est un témoignage à noter, le premier en date. Nous allons, du reste, le voir confirmer par d'autres contemporains notoires, ce qui nous permettra de formuler plus tard de très nettes conclusions.

Peine superflue ! nous réplique-t-on ; pas si sûr que cela. Il en est encore pour prétendre que Mme du Barry était brune (2) et c'est pour ceux-là qu'une démonstration,

(1) *Mémoires de Mme de Genlis.*
(2) Au cours d'un article récent, publié dans le journal le *Temps,*

étayée d'arguments, s'impose... Ne croirait-on pas, en
vérité, qu'il s'agit d'un débat grave entre tous?

*
* *

Vous connaissez sans doute le délicieux portrait, dû à
la plume de ces stylistes prestigieux que sont les Goncourt. Au surplus, nous allons le reproduire, car il est,
nous l'établirons, rigoureusement exact, quant au détail
particulier qui nous préoccupe :

« Ses cheveux étaient les plus beaux, les plus longs, les
plus soyeux, *les plus blonds du monde et d'un blond cendré*, et bouclés comme les cheveux d'un enfant... Elle
avait, contraste charmant, des sourcils bruns, et des cils
bruns recourbés, frisant presque autour de ses yeux
bleus... »

C'est ainsi que l'ont vue tous ceux qui ont eu la faveur
d'approcher la du Barry et, quelle que soit leur prévention,
tous concordent au moins sur ce point.

Le prince de Ligne, ce fin observateur doublé d'un
gentilhomme de goût, nous la représente « grande, bien
faite, *blonde à ravir*, front dégagé, beaux yeux, sourcils à
l'avenant, visage ovale, avec de petits signes sur les joues

M. Lenotre parle des cheveux *noirs* de la du Barry ; nous explique-
rons sur quoi repose son erreur.

pour le rendre piquant comme pas d'autres ; nez aquilin, bouche au rire leste, peau fine ».

Elle n'était pas très grande, au dire d'une personne qu'étant jeune, Mme du Barry avait embrassée (1). Nous avons là-dessus une indication précise : *Taille de cinq pieds deux pouces*, lisons-nous sur le registre d'écrou de Sainte-Pélagie.

Cheveux et sourcils châtain, affirme le même document. *Châtain*, cela prête à la controverse. Il y a le châtain clair et le châtain foncé ; le châtain qui se rapproche du blond, et celui qui se confond presque avec le brun. L'historiographe le plus autorisé de Mme du Barry pencherait vers la première hypothèse : « Elle avait, écrit Vatel, les cheveux blonds ou plutôt *châtain très clair*, non pas de cette nuance pâle propre aux filles du Nord, mais du ton doré et chaud des blondes du Midi. Tous les témoins oculaires sont unanimes pour proclamer la surabondance luxuriante de sa chevelure qui était un des avantages de sa beauté qu'elle soignait le plus et qu'elle devait savoir le mieux soigner, soit qu'elle portât les cheveux relevés en étages sur la tête, suivant la mode de 1769, épars sur les épaules comme en 1789, ou bouclés sur le front comme dans le portrait posthume de Conde (1794), d'après Cosway. »

C'est, sans doute, dans un esprit de conciliation que Vatel, dont nous venons de reproduire le jugement, ac-

____

(1) VATEL, *Histoire de Mme du Barry*, II, 361.

corde à son héroïne des cheveux *châtain clair* ; pour nous, nous gardons la conviction qu'ils étaient *blonds*, *blonds cendrés*, et nous sommes d'accord, sur ce point, avec les contemporains eux-mêmes.

*
* *

Mme Vigée Le Brun, qui a publié ou plutôt inspiré des *Souvenirs* sur les événements auxquels elle s'était trouvée mêlée, avait approché et de très près Mme du Barry, qu'elle a peinte plusieurs fois d'après nature. Or, voici comment elle raconte sa première entrevue avec elle :

« C'est en 1786 que j'allai pour la première fois à Louveciennes, où j'avais promis de peindre Mme du Barry, et j'étais extrêmement curieuse de voir cette favorite, dont j'avais si souvent entendu parler. Mme du Barry pouvait avoir alors quarante-cinq ans environ. Elle était grande sans l'être trop ; elle avait de l'embonpoint, la gorge un peu forte, mais fort belle (1) ; son visage était encore

(1) Elle était très bien faite : c'est un avantage qu'aucun des détracteurs même de Mme du Barry ne lui a refusé. Elle avait une taille svelte, une poitrine développée, des mains et des pieds parfaits, au dire de Mirabeau.

À 37 ans, elle était encore fort désirable : lord Seymour, qui avait vingt ans de plus qu'elle, en tomba éperdûment amoureux, et la courtisane ne fut pas insensible à cette passion que, dit-on, elle partagea.

charmant, ses traits réguliers et gracieux ; *ses cheveux étaient cendrés* et bouclés comme ceux d'un enfant; son teint seulement commençait à se gâter. »

Quelque contestable que puisse être l'authenticité de ces *Souvenirs*, il faut bien tenir pour véridique ce qui n'est pas en contradiction avec les sources réelles et indiscutables.

Mlle Louise Fleury, femme de l'acteur Fusil (1), qui fut présentée à la favorite déchue presque à la même époque (en 1788), lui trouva, comme l'artiste peintre, « trop d'embonpoint ». Mais « la coupe de son visage est charmante ; ses yeux sont doux et expressifs et, lorsqu'elle sourit, elle laisse apercevoir des dents éblouissantes de blancheur. »

Ces dents et ces yeux ont inspiré un poète du temps, qui sera plus tard, ô ironie du sort! un des bourreaux de l'infortunée victime ; n'est-il pas piquant de voir Mme du Barry poser devant la palette du futur acolyte de Robespierre, du beau et farouche triumvir Saint-Just (2) :

> Ces yeux errants sous leur paupière brune,
> Ces bras d'ivoire étendus mollement.
>
> . . . .
>
> Et cette bouche et vermeille et petite,
> Où le corail et les perles brillaient.

(1) *Souvenirs d'une actrice*, I, 70.
(2) *Organt*, par Saint-Just (1789), ch. 1.

*
* *

La caractéristique de ce visage séduisant, c'est, outre le contraste de cette chevelure *blonde* avec des cils et des sourcils *bruns* et des yeux *bleus*, c'est, disons-nous, la fraîcheur du teint : elle avait le teint laiteux, la peau rosée, et cela naturellement, car elle ne mettait ni poudre, ni rouge. Un panégyriste, qui n'est pas un flatteur, le confirme, dans les vers suivants, qui furent présentés à la favorite, dont un peintre, probablement Drouais, venait d'achever le portrait :

> Pour peindre Du Barry sans le secours de l'art,
> Il faut le plus beau teint, *un coloris sans fard,*
> Le maintien sans apprêt, la taille fine et leste,
> L'air grand, majestueux, le ris noble et modeste... (1)

Elle eut cependant, à certain moment, une tendance à la couperose et c'est pour la combattre qu'elle prenait tous les jours un bain froid, et qu'elle ne portait, été comme hiver, que des vêtements très légers : en hiver, sous une longue pelisse elle n'avait que sa chemise et un manteau de lit en batiste ; en été, des robes ou des peignoirs de percale ou de mousseline blanche, tant la chaleur lui était contraire. Quelque temps qu'il fît, elle se

(1) *Mercure de France*, mars 1770.

promenait au grand air pendant plusieurs heures, esti-
mant cet exercice salutaire et propre à dissiper ses rou-
geurs. On a insinué qu'elle aurait bien pu être affectée de
quelque vilain mal, qui rendait dangereux son contact :
c'était, au contraire, une exubérance de santé qui
éclatait par tous les pores. C'était cette fraîcheur qui
la rendait surtout séduisante, car jolie, elle ne l'était pas
au vrai sens du mot. L'empereur Joseph II, venu en
France en 1777, avait éprouvé une réelle déception. Sur
la foi de la renommée, il s'attendait à trouver une beauté
grecque, à l'ovale régulièrement tracé, et après avoir
longuement causé avec la favorite déchue, tout en se re-
tirant enchanté, il laissait entendre qu'*il la croyait mieux
de figure* (1).

Qu'elle n'eût pas la beauté froide et sévère de Marie-
Antoinette, avec qui on la met parfois en parallèle, nous
n'y contredirons pas ; mais elle avait une telle puissance
de séduction, qu'elle pouvait lutter d'avantages avec la
Reine.

On a prétendu à ce propos que Louis XV trouvait la
Dauphine si charmante, que Mme du Barry en aurait pris
ombrage ; et ce ne fut pas, dit-on, une des moindres
causes de la haine que nourrissait la favorite à l'égard de
Marie-Antoinette. Ce n'est pas le lieu de faire justice de
cette fable ridicule, qui ne soutient pas l'examen ; disons
seulement que Mme du Barry avait usé de beaucoup de

(1) *Mémoires secrets*, de Bachaumont, 21 mai 1777.

diplomatie pour gagner les bonnes grâces de Marie-Antoinette et qu'elle avait réussi sinon à lui inspirer de la sympathie, du moins à diminuer son insurmontable aversion.

*
* *

Puisque le nom de Louis XV vient sous notre plume, peut-être sera-t-on curieux d'apprendre quel était, des charmes de la favorite, celui que le vieux Roi prisait le plus? C'étaient les quatre *signes* qui embellissaient son gracieux visage et que souvent il couvrit de baisers : un au-dessus du sourcil droit, un autre au-dessous de l'œil gauche, un troisième auprès de la narine droite, le quatrième au-dessous de la lèvre gauche.

De tous ces *signes*, le registre d'écrou en note un seul ; celui qui était situé « au-dessous de l'œil gauche ». Cela n'a pas, à coup sûr, grande importance ; c'est au moins l'indice d'une observation insuffisante ; s'il est inexact sur ce point, le signalement peut également être erroné sur la couleur des cheveux, que le rédacteur de la pièce déclare *châtain*, alors que, nous croyons l'avoir suffisamment établi, ils étaient *blonds* (1).

(1) Veut-on un nouveau témoignage? Voici la déclaration faite à M. Vatel, le biographe de Mme du Barry, par une dame Sylvestre, âgée de 93 ans : « J'ai bien connu Mme du Barry : c'était une grande

Voici, d'ailleurs, un document qui, en l'espèce, est péremptoire et devrait mettre fin à toute discussion : c'est
le passeport délivré à Mme du Barry le 17 mars 1793, à
son retour de Londres, où elle s'était rendue pour l'affaire du vol de ses bijoux.

RÉPUBLIQUE FRANÇAISE

Au nom de la loi

Département du Pas-de-Calais, district et municipalité de Calais
n° 4829).

Laissez passer la citoyenne Devaubergnier Dubarri, Française, do-
miciliée à Louveciennes, municipalité de Louveciennes, district de
Versailles, département de Seine-et-Oise.

> *Âgée de quarante ans,*
> *Taille de cinq pieds un pouce*
> *Cheveux blond (sic),*
> *Sourcil châtain,*
> *Yeux bleux (sic),*
> *Nez bien fait,*
> *Bouche moyenne,*
> *Menton rond,*
> *Front ordinaire,*
> *Visage ovale et plein.*

Et prêtez-lui aide et assistance, etc. (1).

En présence d'une pièce aussi formelle, il semble
qu'aucun doute ne doive subsister ; et, cependant, pour

belle femme *blonde*, ayant des cheveux superbes qui frisaient naturellement ». VATEL, *Hist. de Mme du Barry*, III, 428.

(1) VATEL, III, 189.

que des historiens, précis jusqu'à la minutie dans leur documentation, soutiennent une opinion diamétralement opposée à la nôtre, il faut qu'ils aient leurs raisons ; nous croyons avoir découvert où ils ont puisé les éléments de leur conviction.

Ceux qui tiennent — comme M. G. Lenotre — que Mme du Barry n'avait pas les cheveux blonds, peuvent s'appuyer, outre la déclaration du registre d'écrou, sur un passe-port délivré à Marly et où il est dit qu'elle avait les cheveux *châtain*.

Mais il n'est pas encore question de cheveux noirs ; nous y arrivons.

*
* *

Nous n'avons trouvé qu'un témoignage, — un seul — et il est très sujet à caution (1) — en faveur de la thèse soutenue par notre sympathique et distingué contradicteur.

C'est un récit extrait du Journal la *Nouvelle Minerve* et qui donne sur l'exécution de la du Barry les détails les plus circonstanciés. Nous n'en citerons que ce court extrait :

(1) Le récit de la mort de Mme du Barry, extrait du journal la *Nouvelle Minerve*, doit être consulté avec la défiance que mérite un témoin oculaire qui a vu des cheveux noirs à Mme du Barry (De Goncourt, *La du Barry*, Paris, 1878, p. 318, note).

« Agée alors de 42 à 43 ans seulement (elle en avait, en réalité, un peu plus de 50 — étant née le 19 août 1743 — bien que l'acte d'accusation la déclare âgée de 42 ans), sa figure, malgré la terreur profonde qui en altérait les traits, était encore remarquablement belle. Entièrement vêtue de blanc, comme Marie-Antoinette qui l'avait quelques semaines auparavant précédée sur la même route, *ses cheveux du plus beau noir* (1) formaient un contraste pareil à celui que présente le drap funéraire jeté sur un cercueil... » (2).

Le narrateur a, cela saute aux yeux, cherché un effet ; mû par ce désir, il a tout simplement exagéré la note. Des cheveux châtain ou d'un blond cendré n'auraient pas ressorti dans ce cadre d'une éclatante blancheur. Et voilà comment le portrait a été poussé au noir ! Du reste, l'exécution eut lieu à la nuit tombante : le témoin oculaire a bien pu n'y pas voir très clair.

Testis unus, testis nullus, dit un vieil axiome de jurisprudence. Un témoignage unique ne saurait, en tout état de cause, prévaloir contre les preuves nombreuses que nous avons accumulées : la cause nous paraît entendue.

(1) Aurait-elle trouvé le moyen de les teindre ? La chose n'est pas absolument improbable.

(2) Le Roi, *Curiosités historiques*, etc. (Paris, 1864, p. 354).

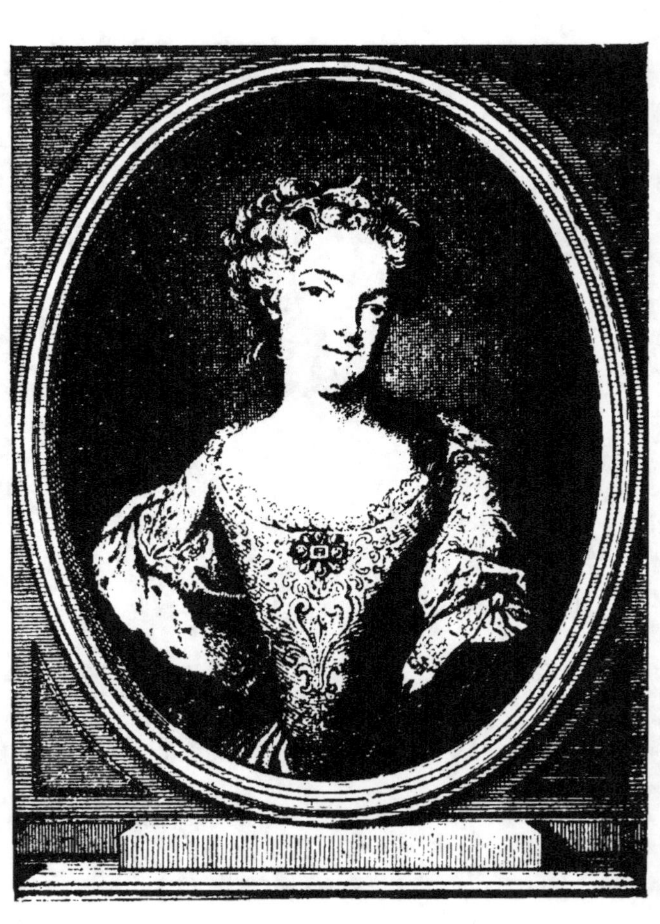

MARIE LECZINSKA ÉTAIT-ELLE ÉPILEPTIQUE ?

On venait de fiancer le successeur du grand Roi, l'héritier de la plus belle couronne du monde à l'infante d'Espagne. On n'avait, en la circonstance, selon l'usage des cours, consulté que les convenances diplomatiques ; les intéressés n'avaient pas voix au chapitre.

On sait comment se termina l'aventure. On avait redouté une tragédie, ce ne fut qu'un vaudeville. Après trois ans de séjour en France, l'infortunée princesse était brutalement renvoyée, tel un bibelot qui aurait cessé de plaire.

Les raisons invoquées étaient spécieuses : elle était « trop jeune » (ce dont on aurait pu s'apercevoir plus tôt) ; elle n'avait pas crû « d'une ligne » en un an : à quoi elle pouvait répondre qu'étant Espagnole, elle grandirait.

Un motif autrement grave, c'est qu'elle était « nouée dans les reins, point propre à avoir des enfants ». Et l'on ajoutait fort raisonnablement que « toutes ses petites grâces et son esprit ne servaient de rien pour cet ouvrage-là ». Si le prétexte n'était pas imaginé pour les besoins de la cause, nous devons convenir qu'il était sérieux. Et nous en prenons occasion pour faire observer de quelles précautions, de quelles garanties on s'entourait, avant d'unir deux familles princières (1).

La remarque est d'importance ; elle a échappé à maints philosophes de l'histoire, plus préoccupés de prétendues lois qui, d'après eux, présideraient aux événements, que des conséquences, à notre avis mieux démontrées, d'unions mal assorties, mal combinées, au point de vue psychologique et physiologique. Nous en avons touché jadis (2) quelques mots, mais la question vaudrait la peine d'être reprise ; elle comporterait d'intéressants développements.

Le choix d'une épouse pour le roi de France était dicté surtout par le souci d'assurer la perpétuité de la race ; la rupture des fiançailles avec l'infante, et les négociations qui suivirent ce grand acte en sont l'évidente démonstration.

Ces négociations touchaient à un sujet trop délicat pour

(1) L'histoire nous montre quelle importance fut de tout temps et avec juste raison attachée au choix des princesses appelées à partager le trône de France et les longues négociations à la suite desquelles il fut le plus souvent réalisé. Celles qui avaient précédé le mariage des deux prédécesseurs de Louis XV étaient encore présentes à la mémoire de tous, et le duc de Bourbon, moins que personne, devait avoir oublié les graves préoccupations qui, au siècle précédent, avaient agité Henri IV et Marie de Médicis, et plus tard Anne d'Autriche et Mazarin (Cf. DE RAYNAL, *Le mariage d'un roi*, p. 94).

(2) Cf. le chapitre : Ce qui se passait au mariage de nos Rois (*Cabinet secret de l'histoire*, 4ᵉ série.)

être rapidement menées. Le premier ministre de « Sa Majesté très chrétienne », sachant quelle part de responsabilité lui incombait, ne voulait pas agir à la légère. Nous avons dit ailleurs (1) comment, après avoir établi deux listes successives des princesses qui aspiraient à la main du jeune souverain, le duc de Bourbon arriva, par exclusion, à soumettre quatre noms à l'agrément de son maître : parmi ces quatre, la future reine de France ne figurait pas !

Comment le monarque en arriva-t-il à fixer son choix sur la fille d'un roitelet détrôné, c'est ce que l'on connaît trop pour que nous y insistions. Les intrigues d'une courtisane (la marquise de Prie) y furent certes pour beaucoup, mais les aptitudes physiologiques furent également prises en grande considération : le rapport de l'envoyé du duc de Bourbon sur la fille du roi Stanislas en est la preuve indéniable.

Ce rapport, comme on l'a judicieusement remarqué (2), s'expliquait sur tous les points : *physique*, esprit, instruction, caractère, habitude de vie, rien n'avait été laissé dans l'ombre. L'auteur de ce rapport, après avoir décrit avec minutie toutes les parties du corps, les parties visibles, donnait, sur le tempérament de la princesse, les informations les plus précises : elle était, écrivait-il, « d'une complexion point délicate, point sujette à *maladies* », etc. Il semblait donc que rien ne pût désormais s'opposer à

(1) *Cabinet secret*, loc. cit.
(2) De Raynal, *op. cit.*

l'union projetée, puisque c'était avant tout une femme bien portante, saine, que l'on recherchait.

Mais la calomnie veillait, dont

> La garde qui veille aux barrières du Louvre
> Ne défend point les rois.

En mai 1725, le roi de Sardaigne écrivait à son petit-fils qu'il devait renoncer à son projet ; que la « Polonaise » avait « des défauts corporels » ; que le bruit en courait avec persistance, et qu'il ferait bien de rompre le mariage, puisqu'il en était encore temps.

Les mémorialistes se faisaient discrètement, dans des feuilles qu'on se passait « sous le manteau », l'écho de ces racontars. « On dit qu'elle a deux doigts qui se tiennent et des humeurs froides », écrit l'avocat Marais dans son journal ; mais il s'empresse d'ajouter que « cela vient de la faction d'Orléans, à qui le mariage et tout mariage du roi déplaît ».

Les imputations restées vagues jusqu'alors vont prendre consistance. Ce n'est plus d'une malformation de la main qu'il s'agit ; le duc de Bourbon vient de recevoir une lettre confidentielle, qui l'avise que Marie Leczinska est affectée du *haut mal*. La mère de la princesse a consulté une religieuse qui possède, dit-on, un remède spécifique contre cette terrible maladie, et l'on se fait fort de donner le nom de l'abbaye et celui de la religieuse.

Soucieux de vérifier ces bruits, le premier ministre se livre à une enquête des plus approfondies. Il tient, avant tout. à s'assurer que la santé de la future reine est parfaite. C'est là le principal point, *le roi ne se mariant que pour avoir des enfants bien conditionnés.*

En conséquence, il dépêche auprès de la princesse le chirurgien ordinaire de la reine, pour qu'il s'abouche avec le médecin de la jeune fille, qui « doit connaître son tempérament et savoir... si elle a des incommodités ou si elle en a eu dans sa jeunesse et de quelle espèce ».

De son côté, le chirurgien de la reine reçoit les instructions les plus formelles. Il devra se rendre à Trèves, où habite la religieuse qu'on avait signalée au duc de Bourbon et s'informer « s'il n'y a pas dans le couvent une religieuse connue par plusieurs remèdes qu'elle a contre différentes maladies... ; après quoi, il s'informera, *sans découvrir de quelle part il vient,* sur le tempérament de la princesse Marie, fille du roi Stanislas. Il cherchera le moyen de savoir, dans le cours de la conversation, si elle n'est pas sujette à aucune infirmité et si la reine de Pologne ne l'a pas consultée quelquefois sur la santé de la princesse, sa fille. *Enfin, il se tournera de tous les sens qu'il pourra imaginer, sans découvrir l'origine de sa mission,* pour savoir quel peut avoir été le fondement de l'avis qui a été donné à Monseigneur le duc *et si effectivement l'infirmité que l'on attribue à la princesse Marie a lieu (sic) ou non ».

Le chirurgien avait, en outre, reçu mission de voir le roi Stanislas, de faire appel à sa bonne foi, et de lui persuader que son intérêt personnel, *qui ne serait que passa-*

ger, devait céder devant le bonheur du roi et celui du royaume. Il devait enfin écouter « la manière dont le roi Stanislas s'expliquerait sur la santé de sa fille », et rassembler « toutes les circonstances capables de la faire juger non seulement sur la vérité de l'avis » qui avait été donné au duc de Bourbon, mais encore « sur la santé de la princesse en général, sur les incommodités auxquelles elle a été le plus sujette dans le cours de sa vie et sur le fond de son tempérament ». Le chirurgien était également chargé d'examiner la princesse « le plus souvent et le plus particulièrement » qu'il lui serait possible, pour se rendre compte du « véritable état de sa santé et de son tempérament ».

L'honorable praticien s'acquitta en conscience de la tâche qui lui avait été confiée ; tâche assurément délicate, nous oserions presque ajouter superflue. C'était plutôt de tact, d'esprit d'observation, dont il fallait faire preuve en l'espèce que de qualités de clinicien, au sens strict du mot. Aussi ne tiendrons-nous qu'un compte très relatif du certificat rédigé par les médecins à cette occasion.

Comment s'assurer, en effet, en dehors des crises, si le malade soumis à notre examen est ou non épileptique ? Par un habile interrogatoire du sujet ou de son entourage ? C'est bien, semble-t-il, la conduite qui fut suivie. Serait-on tenté d'accuser les experts d'ignorance ? Encore conviendrait-il de se reporter à l'état de la science en ce temps-là. En tout cas, nous ne voyons pas qu'il y ait lieu d'incriminer, sans autres preuves, la sincérité des médecins commis à l'expertise.

Notre conviction se fortifie de l'existence d'une pièce
absolument démonstrative, qui établit que la demoiselle,
pour qui on avait consulté la religieuse de Trèves, était
« âgée pour lors de *trente ans*, et qu'il y en avait sept
qu'elle avait eu les premières attaques ». Or, c'est à 1716
que remontaient les consultations de l'abbesse ; et, à cette
époque, la future reine de France n'était âgée que de
treize ans ! Il est donc nettement établi que la jeune
personne à laquelle s'intéressait l'épouse de Stanislas
Leczinski, et qui avait eu des attaques de « haut mal », n'était
pas la princesse Marie, sa fille (1). Le bruit qu'on avait
fait courir était une calomnie odieuse ; de même celui qui
présentait la jeune fille comme atteinte de syndactylie
(doigts soudés) (2).

(1) « Quand, en 1716 et 1717, Catherine Opalenska consulta la
religieuse, c'est à propos de Marie qu'elle la consulta. Or, *cette présomption est insuffisante pour entraîner la conviction*. A-t-on réfléchi
d'ailleurs que Stanislas a eu une autre fille, l'aînée, Anne Leczinska,
qui est morte à l'âge de 18 ans, en 1817, précisément l'année où sa
mère était en relation avec le couvent de Trèves ? Puisqu'on en est à
faire des hypothèses, n'en est-il pas une qui se présente naturellement à l'esprit ? Pourquoi Marie ? pourquoi pas Anne ? Il vaudrait la
peine de chercher s'il existe des documents qui nous puissent renseigner sur la santé de cette Anne. » Gilbert BALLET, in *la France
médicale*, 25 février 1901.

(2) L'authenticité de cette infirmité n'a jamais été vérifiée que
nous sachions ; la syndactylie de Marie Leczinska semble une fable
inventée par la malveillance de la cour de Lorraine ou de la « faction
des d'Orléans. » On ne peut trop faire fonds, on le voit, en ce qui
concerne la santé de la fille de Stanislas, sur les bruits qui couraient
à l'époque de son union (BALLET, *loc. cit.*).

*
* *

Ces préliminaires établis, nous serons plus à l'aise pour réfuter une thèse fort ingénieusement présentée, mais qui se trouve être en contradiction absolue avec les faits connus, et avec l'opinion que nous persistons à soutenir, en très respectable compagnie.

Notre honorable contradicteur, le docteur Larger (1). prétend — nous résumons son argumentation — que le certificat des médecins appelés à examiner Marie Leczinska était un « certificat peut-être de complaisance » ; que tout le monde avait intérêt à ce que l'enquête prescrite par le duc de Bourbon eût un résultat négatif et que cette enquête fut, dès lors, « une simple comédie » ; que la reine de Pologne n'aurait pas porté à ce point intérêt à une étrangère, et que c'était bien réellement pour sa fille qu'elle consultait les empiriques ; qu'on avait imaginé de donner trente ans à la personne en cause, pour dérouter tout soupçon ; qu'il était bien plus vraisemblable d'admettre qu'il s'agissait de la jeune princesse Marie, alors âgée de treize à quatorze ans, « l'âge des prodromes de la formation ; celui où, chez les jeunes filles névropathes, éclatent d'ordinaire les accidents nerveux les plus variés ».

(1) *Revue scientifique*, 27 septembre 1900.

M. Larger ne se montre pas trop difficile sur l'étiquette à donner à la maladie. « Que Marie Leczinska ait eu des crises épileptiques *ou simplement hystériques,* peu importe : le terme de *haut mal* s'appliquait, au xviiie siècle, à l'une ou à l'autre de ces affections, parfaitement confondues par la médecine d'alors. Une chose paraît démontrée, c'est que Marie a eu des *crises convulsives* vers l'époque de sa formation, ce qui est l'indice certain d'une tare névropathique grave. »

Grave nous paraît bientôt dit. Les convulsions du jeune âge sont dues à des causes si variées, et parfois si insignifiantes : un trouble gastrique, des vers intestinaux, des accidents de la dentition, etc. ! En devrons-nous conclure que le système nerveux de la jeune fille en aura reçu un contre-coup, dont il ne pourra plus se relever ?

Il y a aussi les antécédents héréditaires, dont on fait grand état. L'épouse de Stanislas est morte *hydropique* et dans l'imbécillité mentale ; mais on oublie d'appuyer cette affirmation d'un témoignage probant.

Quant à Stanislas, le père de Marie Leczinska, il fut *obèse, goutteux* et *alcoolique.* Le malheur est que M. Larger prend une fois de plus son désir pour la réalité. Celui dont il se réclame, un littérateur, non un médecin, M. Boyé, proteste (1) contre l'opinion qu'on lui prête avec tant de complaisance ; et, malgré les flatteries dont on l'accable, proclame bien haut qu'on a mal interprété sa

(1) *Revue scientifique,* 3 novembre 1900.

pensée ; que Stanislas est mort des suites d'un accident (il
était tombé dans le feu et avait été couvert d'affreuses
brûlures) ; qu'il n'a jamais accusé le roi de Pologne d'intempérance.

Mais M. Larger tient à établir que Marie est une des-
cendante d'alcooliques, et dans l'intérêt de sa thèse il fait
entrer en ligne, « tant du côté paternel que du côté ma-
ternel », une série double d'ancêtres, polonais (1), c'est-à-
dire tous plus ou moins alcooliques ».

Quand Auguste avait bu, la Pologne était ivre.

(1) Une Polonaise, qui est, croyons-nous, une de nos plus distin-
guées consœurs, Mlle Ioteyko, s'est émue de ces allégations et dans la
Revue scientifique du 15 décembre 1900, elle a tenté d'y répondre.
Nous résumons ci-après son argumentation :

« Cette identification voulue des tares d'une famille névropathique
avec les traits caractéristiques d'une nation qui compte des Co-
pernic, des Mickiewicz, des Chopin parmi les siens, est contraire à
tout principe de vérité, de science et même de sens commun.

« Si le roi Stanislas fut un alcoolique, c'est la faute de l'époque où
il vivait. Alcoolique à une époque où l'alcoolisme était considéré
comme une vertu, il n'est qu'à demi responsable....

« On comprend qu'à une époque où Paris, la ville-lumière, buvait ;
où Versailles et la cour de Louis XIV et Louis XV buvaient, la Pologne était aussi dans le même cas, mais ces habitudes d'intempérance n'étaient pas du tout dans les mœurs du peuple et étaient im-
portées par les rois étrangers qui, à cette époque, occupaient le
trône de Pologne, devenu électif après l'extinction de la dynastie des
Jagellon (c'est surtout pendant le règne des rois Auguste II et III de
Saxe qu'on faisait la fête à la cour de Pologne). Le roi Stanislas vivait aussi à la même époque, et c'est grâce au mariage de sa fille
avec Louis XV que les Français eurent l'occasion de faire plus ample

*
* *

Marie Leczinska serait donc une dégénérée héréditaire ?
Encore une fois la preuve n'en est pas faite. La fille d'un
obèse et d'une hydropique n'est pas, que nous sachions,
fatalement une dégénérée (1) ; encore faudrait-il démontrer
que les deux conjoints n'étaient pas en parfaite santé, au

connaissance avec les Polonais. C'est de ce temps que date l'expression « gris comme un Polonais ! »

Actuellement, dit en terminant Mlle Ioteyko, « même l'ouvrier et le
paysan ne paient pas à l'alcoolisme un tribut aussi élevé en Pologne
que dans beaucoup d'autres pays. Il est incontestable que l'usage du
thé, qui est la boisson nationale aussi bien des Polonais que des
Russes, préserve en grande partie des excès alcooliques. »

Ainsi disparaît une légende.

(1) Et puis, comme l'a bien dit M. G. Ballet, combien vague est
ce terme de *dégénéré !* En a-t-on assez abusé, depuis que l'aliéniste
Morel l'a mis à la mode !

«...Oh le vilain mot ! depuis qu'on en a étendu le sens au point que,
sauf quelques paysans des Cévennes ou de l'Auvergne, — et encore
ceux qui ne sont pas alcooliques, — nous sommes presque tous des
« dégénérés ». Beaucoup d'aliénistes s'insurgeaient déjà contre la
« dégénérescence mentale » dont ils trouvaient qu'on abusait quelque
peu : voilà que le mot a pris une extension autrement grande que
celle que quelques-uns d'entre eux lui avaient donnée...

« Au demeurant, le mot dégénérescence (comme le mot aliéné) a
d'autres défauts, celui surtout de manquer de précision et de permettre par conséquent de s'éterniser à des discussions comme celle
qu'a soulevée la maladie de Marie Leczinska. » *France médicale,*
mars 1901.

moment de la conception de l'enfant issu de leur con-
jonction.

*
* *

Les antécédents personnels ne nous révèlent pas davantage, dans le cas particulier qui nous occupe, de tares
physiques ou psychiques. On nous parle d'une *asymétrie
de la face*, constatée sur des portraits peints, gravés ou sculp-
tés du temps. Or, le docteur Gilbert Ballet a examiné avec
soin les statues de Pajou et de Guillaume Coustou, qui sont
au Louvre, le pastel fameux de La Tour, les portraits de
Vanloo et de Louis Tocqué, également au Louvre, etc. ;
et, dans aucun de ces portraits (1), il n'a relevé « de
stigmates physiques appréciables ». Donc, rien dans la
physionomie qui rappelle une épileptique.

Sont-ce nécessairement des stigmates d'épilepsie ces terreurs nocturnes, ces insomnies, ces phobies et surtout cette
dévotion superstitieuse, qui pouvait être l'indice d'un affai-
blissement mental, mais non d'une lésion morbide caractérisée (2) ?

(1) Celui que nous donnons ici nous a été indiqué par le très
obligeant conservateur du département des Estampes, M. H. Bou-
chot. Il n'est pas signé, mais il se rapporte, à coup sûr, à la jeunesse de Marie Leczinska. Nous l'avons choisi, parce qu'il est moins
banal que bien d'autres.

(2) C'est l'avis également du professeur Ballet, qui nous apporte le concours de sa haute autorité :

« Tout cela, écrit le savant neurologue, ne prouve pas grand'chose,

Quant à l'anaphrodisie de Marie Leczinska, la mettra-t-on au compte du *mal comitial* ou de l'hystérie ? « Pour rebuter son mari — nous empruntons les termes mêmes de M. Larger — il n'était prétexte qu'elle n'inventât, se disant sans cesse souffrante, à chaque fois qu'il (le roi) manifestait le désir de partager sa couche. Finalement, elle signifia solennellement au roi, par son chambellan, qu'elle ne pouvait plus le recevoir chez elle (1). » Et d'en tirer aussitôt l'induction : que cette reine continente avait de « l'aberration sexuelle » et que « des indices non douteux prouvent que la casuistique malsaine du confessionnal…. avait puissamment contribué à développer en elle cette perversion d'un sens naturel ».

et la superstition, la peur la nuit, l'indifférence (qui d'ailleurs chez Marie Leczinska semble avoir été tardive) pour les relations sexuelles, sont des défauts assez communs chez la femme, pour qu'en vérité on n'ait guère le droit de les élever au rang de véritables tares, qui, en tout état de cause d'ailleurs, ne sauraient être tenues pour des tares comitiales. »

(1) M. Larger, prévoyant l'objection qu'on peut lui faire : qu'une hystérique est plutôt portée sur les plaisirs des sens, essaie d'y répondre par avance, mais son argumentation est rien moins que convaincante :

« Contrairement au préjugé si généralement répandu dans le public touchant les hystériques, elle manifestait une répulsion maladive pour les rapports sexuels : la Reine était si rassasiée des plaisirs du mariage que, ne souffrant le Roi qu'avec douleur, elle lui témoignait une grande répugnance. »

Que toutes les hystériques ne soient pas des nymphomanes, nous en convenons avec M. Larger : mais qu'elles aient du dégoût, de la répugnance pour l'acte sexuel, cela reste à démontrer.

Jusqu'à présent on n'aperçoit pas l'ombre d'une présomption en faveur de l'épilepsie. Les dernières années de la reine ont-elles été au moins marquées par quelque attaque, par quelque crise de haut mal ?

*
* *

Nous ne sommes qu'imparfaitement renseigné sur la dernière maladie de Marie Leczinska ; mais ce que nous en savons (1) nous permet d'inférer que rien, dans les symp-

(1) Selon M. Boyé, qui n'est pas médecin, nous le répétons, Marie Leczinska était atteinte « d'une fistule consécutive à des accidents hémorroïdaux ; Stanislas, sa fille et le dauphin étaient, en effet, sujets à de fréquents accidents de ce genre... Le dauphin est mort tuberculeux, sa mère a dû également succomber à la tuberculose. »

Mais ici nous devons citer le texte même de notre confrère, que nos commentaires ne sauraient qu'affaiblir. Nous appelons toute l'attention de nos lecteurs *médecins* sur cet extraordinaire passage, dont nous avons souligné les lignes à méditer :

« L'analogie entre la maladie de la mère et celle du fils fut remarquée à l'époque même. *La fistule anale dont ils ont été atteints l'un et l'autre plaide encore en faveur de cette hypothèse. Enfin la tuberculose étant fréquemment la résultante de la dégénérescence névropathique, il n'y a rien d'étonnant qu'une mère dégénérée ait subi la même évolution pathologique que son fils également dégénéré.* » C'est ce qu'on pourrait appeler de l'hérédité en retour ; mais l'objection a été vraisemblablement prévue, car l'auteur ajoute : « Peut-être même comptait-elle (Marie Leczinska) des antécédents tuberculeux dans sa famille, *où la goutte sévissait au plus haut degré. Les documents font défaut* (sic).

tômes observés. ne rappelle la maladie dont on veut que la reine de France ait été affligée.

L'épouse de Louis XV est morte, âgée de soixante-cinq ans, d'une « maladie de langueur », que M. Larger présume être la tuberculose. Tenons son hypothèse pour vraisemblable ; en conclurons-nous pour cela que Marie Leczinska fut épileptique ?

Du mariage de Marie Leczinska avec Louis XV naquirent. on le sait, six filles et deux garçons.

L'un des garçons mourut en bas âge ; l'autre, le Dauphin, a succombé accidentellement à la phtisie.

Quant aux filles. elles paraissent avoir présenté surtout des stigmates de scrofulose ou d'herpétisme (1).

Mais sa sœur aînée, Anne Leczinska, *pourrait bien* être morte tuberculeuse. Quoiqu'il en soit. *il ne paraît pas douteux que Marie Leczinska ait succombé à la tuberculose.* »

Au résumé, il s'agissait de démontrer que Marie Leczinska était épileptique ou hystérique, et l'on arrive à cette conclusion... qu'elle était tuberculeuse. Encore vient-on de voir la documentation qui a servi à étayer ce fragile échafaudage !...

(1) Voici ce que M. Jules Soury, dans une étude parue dans la *Revue des Deux-Mondes* et reprise dans son ouvrage sur le XVIII° siècle, nous révèle sur les tares pathologiques des filles de Marie Leczinska. Nous ne donnons, empressons-nous de le dire, son opinion qu'à titre de curiosité, M. Soury n'ayant pas qualité pour en décider, bien qu'il ait sur M. Boyé l'avantage d'avoir suivi des cours de médecine et de s'être livré à des travaux de laboratoire.

M. Soury, parlant des deux jumelles *Élisabeth* et *Henriette*, écrit à leur sujet : « Leurs traits sont gros, lourds et sensuels, comme ceux des enfants sujets aux convulsions... »

Elles sont de plus rongées par l'eczéma (la goutte des Leczinski) ;

Après l'examen auquel nous nous sommes livré en toute impartialité et sans être guidé par une considération quelconque étrangère à la science, nous nous croyons pleinement autorisé à conclure que : *Marie Leczinska n'a point offert les symptômes du haut mal*, ni dans l'enfance, ni plus tard ; et, moins timoré dans nos conclusions que le professeur Ballet (1), nous nous croyons en mesure d'affirmer,

« ...ces cuisantes affections dartreuses qui, toute la vie, sans relâche, ont éprouvé les deux jumelles, tué l'une d'elles. »

Il décrit ailleurs le nervosisme de la survivante : « Henriette s'était évanouie plusieurs fois la veille. Cette personne si douce, d'apparence si calme, avait d'affreux accès de désespoir. Quelques années avant, à la nouvelle de la maladie du roi, alors à Metz, on la vit se rouler par terre, poussant des hurlements. »

Quant à *Adélaïde*, c'est une « sorte de garçon manqué, aux allures masculines, à la voix de basse-taille... On peut seulement trouver en toute sa personne quelque chose d'étrange, de légèrement égaré... Jamais femme ne présenta d'aussi brusques contrastes qu'Adélaïde, un tel manque d'équilibre dans les facultés, un si violent déchaînement de fantaisies bizarres. »

« La bonne *Victoire* elle-même connut les terreurs paniques dont nous parlons. »

« Chez *Sophie*, la timidité a quelque chose de maladif, et dès qu'un orage éclate, la frayeur va jusqu'à l'épouvante. »

Enfin, *Louise*, « était un être débile, chétif, manifestement rachitique ». Adonnée au mysticisme, comme sa mère, elle devint carmélite...

(1) Voici le texte même du professeur Ballet :

« Sur le point de savoir si Marie Leczinska était épileptique, nous ne nous croyons en mesure d'affirmer qu'une chose, c'est que, s'il n'est pas absolument impossible qu'elle le fût, rien du moins n'autorise à dire avec certitude ni même avec probabilité qu'elle l'ait été.

« En réalité on ne peut le penser qu'en vertu d'une présomption

parce que tout concourt à le démontrer, que l'opinion contraire à celle que nous soutenons est complètement dénuée
sinon de vraisemblance, au moins de réalité.

quand, en 1716 et 1717, Catherine Opalenska consulta la religieuse,
c'est à propos de Marie qu'elle la consulta. Or, cette présomption est
insuffisante pour entrainer la conviction. »

Nous n'avons guère dit autre chose ; nous sommes seulement plus
affirmatif que notre éminent maître.

LA FLAGELLATION DE THÉROIGNE DE MÉRICOURT FUT-ELLE LA CAUSE DE SA FOLIE?

Un anecdotier, quelque peu indiscret, mais à ce qu'il semble, généralement bien informé (1), a conté une histoire qui, si elle n'est point vraie, mériterait de l'être. Il tenait ses renseignements, prétendait-il, d'un contemporain du trop célèbre de Sade. lequel se vantait d'avoir souvent dîné avec l'auteur de *Justine*, à la table de l'abbé de Coulmiers, alors directeur de l'hospice de Charenton : on n'ignore pas que, sur l'ordre de Napoléon, on avait enfermé dans cette maison. *pour délit de lèse-majesté*, l'écrivain licencieux dont les timorés ne prononcent le nom qu'avec un ridicule effroi.

Le marquis était-il sincère ou avait-il voulu mystifier son interlocuteur, c'est ce qu'il est bien malaisé de décider ; toujours est-il qu'un jour il laissait échapper cet aveu : que la seule femme pour laquelle il eût éprouvé une véritable passion était « la sanglante amazone de la Révolu-

(1) De Beaumont-Vassy, *Mémoires secrets du XIXe siècle.*

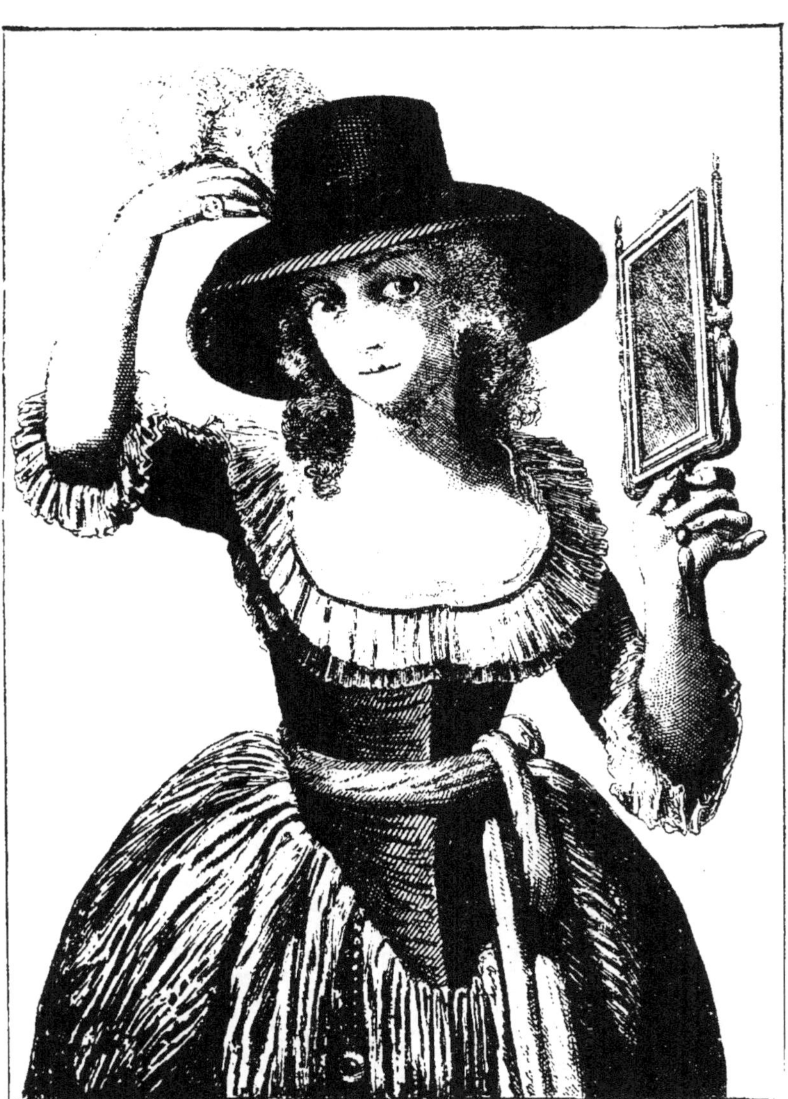

tion », celle qu'un poète (1), dans sa langue hyperbolique, a baptisée la « Jeanne d'Arc impure de la place publique » et que nous rangerons plus prosaïquement dans la catégorie des *viragos* vulgaires : il s'agit de Théroigne de Méricourt.

Le « divin marquis » ne tarissait pas d'éloges sur cette mégère, qu'il ne craignait pas de comparer à certaines héroïnes de l'histoire sainte. « Je vous assure, disait-il avec le plus grand sérieux, qu'il y avait quelque chose de sublime dans cette femme-là ! » Assurément ces deux âmes-sœurs étaient faites pour se comprendre ; et s'il n'y eut pas entre elles de rapprochement, c'est que les circonstances ne s'y prêtèrent point. Il est tout de même piquant de constater que Théroigne eut la même fin que son trop sensible adorateur : elle devait, en effet, terminer sa triste existence dans un cabanon d'aliénés, à la Salpêtrière, long-temps après que le marquis se fût éteint dans le gâtisme sénile, à Charenton ; épilogue prévu de deux existences violemment ballottées !...

*
* *

Théroigne remplissait toutes les conditions qui pouvaient l'assimiler à la *Juliette* du marquis de Sade, « étrange production de ce cerveau malade ».

Quand elle parut sur la scène révolutionnaire, elle avait,

(1) LAMARTINE.

quoique jeune encore, un passé qu'on ne peut guère comparer qu'à celui de la fiancée du roi de Garbe (1). Comme nous dirions aujourd'hui, elle avait rôti le balai par tous les bouts.

Sa vie avait été un véritable roman en action. En conter les péripéties aurait, certes, un grand intérêt pour le psychologue ; nous ne devons en retenir que les faits précis qui nous serviront à établir les antécédents morbides du « sujet » qui relève de notre domaine.

« Candidate à la folie » — le mot est de son biographe le plus autorisé (2) — elle avait son destin marqué. Sa démence couvait depuis longtemps. « Le déséquilibre de la pauvre créature éclatait en chacun de ses actes. En réalité, elle fut toujours à moitié folle avant de le devenir tout à fait. Folle de son corps, comme disaient nos pères, et folle de son esprit. »

Agée à peine de trente ans elle paraissait en avoir cinquante : cette assertion d'un pamphlétaire royaliste (3) doit être empreinte de quelque exagération. Et pourtant ce portrait, si peu flatté qu'il soit, sue, comme on a coutume de dire, l'authenticité.

Où trouver un croquis plus enlevé, plus vigoureux que celui-ci : « Petite, ridée et cacochyme, prude avec ceux

(1) Expression de V. FOURNEL (*Moniteur universel*, 24 novembre 1886).

(2) Léopold Lacour, *Trois femmes de la Révolution*.

(3) *Histoire des événements qui ont eu lieu en France pendant les mois de juin, juillet, août et septembre 1792*, par Maton de la Varenne.

qui ne la connaissaient point, elle rougissait à la moindre agacerie des hommes, dont, sans jamais avoir eu le moindre attrait réel, elle avait su, par une apparence d'esprit, captiver et ruiner plusieurs. Ne pouvant plus se livrer à la prostitution, parce qu'elle était rongée des maladies honteuses qui en sont la suite, elle s'était jetée à corps perdu dans la Révolution. »

Le portrait est vigoureusement dessiné ; les lignes en sont peut-être accusées, mais il suffira de légères retouches pour le faire ressemblant.

*
* *

Théroigne était-elle dépourvue de tout charme physique à l'époque où la décrit l'historien que nous venons de citer ? C'était une femme qui paraissait « usée », et ce que nous allons en dire en fournira la trop évidente explication.

Nous n'avons pas qu'un témoignage à produire. En voici un autre, d'un publiciste (1) de l'opposition, il faut en convenir, qui nous déclare, qu'en mai 1793, Théroigne avait « absolument perdu toutes ses grâces », étant alors « couperosée, livide, décharnée ».

On sait quelle activité elle déploya au début du mouve-

(1) BEAULIEU, *Essais historiques.*

ment révolutionnaire. Toujours aux premiers rangs de l'émeute, à la tête d'une escorte de sans-culottes, elle s'avançait, la pique à la main, portant sur le haut de la tête, en guise de signe de ralliement « un petit drapeau tricolore en forme de girouette carrée, qui était fiché dans un bonnet de grenadier à poil » (1).

Mais chez cette femme virilement douée, l'énergie morale dominait, et il lui fallait de grands efforts pour surmonter sa faiblesse physique.

Détail à noter : elle avait une frigidité qui ne s'alliait guère avec son tempérament ardent. Cette analgésie ne pouvait-elle tenir à sa constitution viciée? Il serait imprudent de tirer des inductions téméraires ; mais ce que nous pouvons dire avec plus de certitude, parce que nous en offrirons les preuves, c'est que Théroigne avait été victime, dans sa jeunesse, d'une mésaventure dont les effets ont bien pu se faire sentir à longue échéance.

Vers 1788, la future coryphée de la Révolution avait été atteinte d'un mal dont nous connaissons aujourd'hui les déplorables conséquences et que nous combattons par une médication rationnelle, mais qui, au xviiiᵉ siècle, était traité par des procédés plutôt empiriques.

Il existe, aux Archives de Vienne, une correspondance, restée inédite, qui attesterait que Théroigne était attaquée, dès 1788, « d'une maladie vénérienne, alors déjà assez invétérée ». Je cite le texte même de la lettre que

____

(1) *Souvenirs de la marquise de Créquy*, t. VI, p. 281.

voulut bien jadis nous adresser à ce sujet l'éminent directeur des Archives de l'Etat Austro-Hongrois, M. Winter.
Il est assurément regrettable que nous n'ayons pu obtenir communication de cette correspondance ; mais, à
son défaut, nous pouvons, grâce à l'obligeance du personnage que nous venons de nommer, produire une
pièce qui, si vague soit-elle, projette une certaine lumière
sur l'état de santé de notre héroïne, à la date de 1791.

C'est une note du chirurgien-docteur de Mederer,
datée de Kufstein, le 25 juillet 1791 ; nous la transcrivons telle que nous l'a transmise M. Winter, dans sa tra-
duction inélégante, mais suffisamment explicite :

NOTE RESPECTUEUSE

« Sur l'ordre qui me fut donné le 14 courant, je me
suis présenté le 23 et ai vu la prisonnière française dé-
tenue ici. J'ai constaté que les maux physiques étaient
faciles à guérir et pour ce but j'ai donné des ordres en
conséquence. Mais j'ai trouvé son état moral si déprimé,
qu'il y a lieu à craindre (*sic*) que par suite d'un sur-
menage continuel physique et moral elle pourrait aboutir
en désordre et désolation, ou que ce corps si maltraité ne
finirait par une dangereuse maladie.

« Je trouve donc de mon devoir de signaler cet état de
choses et d'âme de la prisonnière à la haute commission
S. R. et de la prier de lui apporter tous les soins pos-

sibles, car faute de quoi non seulement le traitement que j'ai commandé n'aura aucun succès, mais on pourra s'attendre à des aggravations immédiates.

« Combien de gens doués de talents si extraordinaires, s'ils les emploient continuellement sur une même idée comme c'était le cas — et l'est encore — de cette spirituelle prisonnière, affaiblissent et détruisent leur corps et esprit, de sorte qu'ils ne pourraient jamais se remettre, est une chose si généralement connue, qu'il n'est pas nécessaire d'en fournir des preuves. »

« Kufstein 25/7 1791.

« Docteur de Mederer $\frac{m}{p}$ proffesseur (*sic*) licencié de la chirurgie à Freybourg dans le Breisgau. »

« N.-B. Cette pièce est apparemment écrite et signée de la main du docteur de Mederer. »

*
* *

Pour qui lit entre les lignes, le doute ne saurait être permis. En dépit de toutes les précautions de langage, le certificat de notre confrère vient confirmer nos hypothèses, dissiper nos incertitudes. Rapproché de l'attestation du directeur des Archives qui, après lecture des do-

cuments, nous a fait la déclaration enregistrée plus haut,
il nous fixe sur un point auquel les biographes les mieux
renseignés avaient été contraints de faire une simple allusion (1).

Le détail a son importance. Il s'agit, en effet, de déterminer si la folie de Théroigne fut spontanée, comme l'ont
prétendu maints historiens, ou si son éclosion fut pro-
longée, chez un sujet marqué depuis longtemps de tares
dégénératives.

C'est le mérite de notre distingué confrère Léopold Lacour — et nous sommes heureux de lui en rendre témoignage — d'avoir détruit ce qu'il appelle très justement
la « légende » de la folie de Théroigne de Méricourt. Il
a très nettement montré que Théroigne, prédisposée de
par ses antécédents, serait arrivée beaucoup plus tard à
la démence caractérisée, si la Révolution n'avait donné le
« coup de pouce » et préparé l'explosion ; la Révolution
et peut-être aussi le mal secret qui avait gâté le sang de
cette excentrique enjuponnée.

Il y avait là, on peut le dire, « toute une chaîne de

(1) « Malheureusement, M. Strohl-Ravelsberg a remplacé par une
phrase oratoire, mise dans la bouche d'un haut fonctionnaire de la
Chancellerie, à Vienne, les documents émanés de médecins qui se
trouvent aux Archives Impériales et Royales. « Votre sang a été cor-
rompu en Italie jadis, s'écrie ce fonctionnaire. On pourrait vous faire
enfermer, Madame, *pour préserver la santé publique.* » Ce qui, assurément, est clair, mais en histoire il n'y a pas de *phrases* qui puissent tenir lieu de la *preuve* et du *détail.* Quel que soit ce détail, l'histoire l'exige. » L. Lacour, *op. cit.,* p. 146.

complicités offertes aux dispositions morbides (1) ».

La gêne croissante contre laquelle se débattit la malheureuse eut peut-être aussi sa part d'influence, mais elle fut certainement moindre que celles dont nous venons de parler.

Pour qui veut rechercher la genèse d'une vésanie, le plus faible indice n'est pas indifférent.

« Un trait commun d'excentricité rattache ce qu'on pourrait appeler les *idées de Théroigne* : sa motion aux Cordeliers en 1790 ; son dessein, en 1792, d'armer les Parisiennes ; même, en 1793, son projet d'une magistrature de conciliation à confier à des citoyennes d'élite. Tout cela est encore plus bizarre.

« Quant à son crime du 10 août, il s'explique par l'ivresse sanglante de cette journée ; mais que l'ancienne courtisane cosmopolite, l'ancienne aspirante virtuose, avec sa culture et son intelligence, se soit abandonnée à cette ivresse jusqu'à prêcher le massacre et se jeter au collet d'une des victimes, n'y a-t-il pas là pour l'historien attentif un symptôme ? » (2).

Symptôme précurseur, ajouterons-nous, d'une maladie latente, qui fera explosion dès que la moindre étincelle mettra le feu aux poudres.

(1) L. Lacour, *op. cit.*, p. 312.
(2) *Trois femmes de la Révolution*.

*
* *

Quelle a été l'étincelle? Sous l'empire de quelles circonstances cette exaltée a-t-elle dépassé la mesure, et comment un équilibre, en apparence physiologique, a-t-il été rompu?

Un incident, diversement rapporté par les historiens, a laissé croire à beaucoup — et nous avons été du nombre (1) — que là était l'origine des troubles cérébraux présentés ultérieurement par l'infortunée qui a droit à notre pitié plus qu'à notre réprobation.

Rappelons tout d'abord les faits.

Vers le milieu de mai (1793), comme Théroigne passait sur la terrasse des Feuillants, une horde de femmes, qui avaient aperçu le Girondin Brissot, se mettent à hurler : « A bas les Brissotins ! ». Théroigne veut intervenir ; elle est aussitôt entourée par des mégères qui, la saisissant à bras-le-corps, la dépouillent de ses vêtements et la fustigent publiquement.

Par qui fut fouettée Théroigne?

M. Adrien Marcel (2) déclare « qu'il est bien difficile de savoir au juste par qui Théroigne de Méricourt fut

(1) V. *Chronique médicale*, 15 octobre 1897.
(2) *Intermédiaire*, 10 novembre 1891.

21

fustigée » et il reproduit plusieurs affirmations entièrement contradictoires.

D'après Michelet (1) (*Histoire de la Révolution*, t. VII,
ch. II), ce fut par des hommes, et (précise le signataire
d'un article, paru dans le *Figaro* du 12 février 1886), par
des « muscadins ».

Le portraitiste Gabriel prétend qu'elle fut fouettée par
les « furies de la guillotine » : les frères de Goncourt
(*Portraits intimes du* XVIII° *siècle*, t. I, p. 189), par des
« sans-jupons » ; Ludovic Lalanne (*Dictionnaire historique de la France*), par des femmes appartenant au club
de la Société fraternelle, etc.

Georges Duval (*Dictionnaire de la conversation*) se
borne à dire qu'on la fouetta « dans un rassemblement
qui s'était formé autour d'elle ».

Nous pouvons ajouter de nouveaux témoignages, tout en
reconnaissant qu'ils n'avancent guère la solution de la
question.

Dans la *Démagogie en 1793 à Paris*, M. Dauban
donne (pp. 189 à 191) des extraits de la feuille des rapports et déclarations, faits au bureau de surveillance de la
police (16 mai 1793, l'an II de la République, aux *Archives*

(1) Prudhomme, dans ses *Révolutions de Paris*, écrit ce qui suit :
« Depuis plusieurs jours, un certain nombre de femmes font la police
dans le jardin des Tuileries et dans les corridors de la Convention
nationale. Elles se chargent de la visite des cocardes, et arrêtent les
gens qui leur paraissent suspects. Ce sont elles qui, mercredi 15 du
courant, donnèrent le fouet à Théroigne en l'appelant Brissotine. »

nationales), rapports dans lesquels, à la suite d'un exposé de l'insolence des femmes qui s'ameutèrent autour de la Convention, il est mentionné que « la citoyenne Théroigne, fouettée par ces espèces de mégères, leur avait dit qu'elle leur ferait mordre la poussière tôt ou tard » (1).

Un contemporain de la Belle Liégeoise, un publiciste et homme politique, qui fut guillotiné à Paris le 7 octobre 1793, Gorsas, s'exprimait ainsi, à la date du 17 mai précédent, dans son journal, le *Courrier des 83 départements* :

« Une héroïne de la Révolution a éprouvé avant-hier un petit échec sur la terrasse des Feuillans. Mlle Théroigne, dit-on, recrutait des femmes pour la faction Rolandine. Malheureusement, elle s'adressa aux dévotes de Robespierre et de Marat, qui, ne voulant point grossir l'armée des Brissotins, se saisirent du recruteur femelle et le fustigèrent avec toute l'activité convenable. La garde arriva et arracha la victime à la fureur de ces indécentes furies. Marat même qui vint à passer prit la fustigée sous sa protection. C'est ainsi qu'elle échappa aux sœurs fouetteuses des tribunes (2). »

---

(1) « On imagina un moyen de lui ôter ce prestige, de l'avilir par une des plus lâches violences qu'un homme puisse exercer sur une femme. Elle se promenait presque seule sur la terrasse des Tuileries ; ils formèrent un groupe autour d'elle, le fermèrent tout à coup sur elle, la saisirent, lui levèrent les jupes, et nue sous les risées de la foule, la fouettèrent comme un enfant. » *Les femmes de la Révolution*, par Michelet (Ernest Flammarion, éditeur. Edition définitive, revue et corrigée, in-8, Paris, p. 98.)

(2) Seul, Restif de la Bretonne, qui, du reste, est assez suspect,

Le plus curieux de ces récits est celui qui nous représente Marat en champion de la persécutée. Qui pourrait être surpris cependant de voir Marat prendre la défense d'une femme, lui qui toute sa vie fut le défenseur des faibles? L'ami du Peuple n'était-il pas l'ami de la Femme? n'était-ce pas un féministe de la première heure, un féministe avant le féminisme (1)? Le disciple de Rousseau avait su profiter des leçons du maître.

A ce propos, on a rappelé un passage des *Mémoires de Barras*, qui pourrait bien se rapporter à la scène du 15 mai 1793, bien que la date ne soit pas précisément indiquée. Barras, que sa mémoire servait mal, dit qu'on parla de *pendre* Théroigne ; il n'est pas question de la flagellation. Mais ce qui a trait à Marat mérite plus d'attention. Prenant par la main la Belle (2) Liégeoise, Marat se

quant à la véracité de ses récits, souvent de seconde main, est en désaccord avec les autres contemporains.

Restif de la Bretonne, dans son *Année des Dames nationales* (1794, tome VI), racontant la scène qui se passa, selon l'opinion unanime, sur la terrasse des Feuillants, dit que la Belle Liégeoise fut « fessée à *Saint-Eustache* par les femmes de la Halle, à qui elle voulait imposer la cocarde tricolore ». Il est difficile d'entasser plus d'inexactitudes en si peu de lignes.

(1) M. Lacour a jadis consacré une étude très pénétrante à *Marat féministe* et il est revenu à différentes reprises sur ce côté assez ignoré de la vie du grand patriote.

(2) Au fait était-elle belle ? Michelet la proclame charmante, petite et fort délicate ; le comte Thomas d'Espinchal (*Intermédiaire*, VI, 188), la dit petite aussi, mais peu jolie.

Georges Duval trace ainsi son portrait : « Des aristocrates ont osé

serait présenté au peuple, en prononçant ces mots :

« Citoyens, vous voulez attenter à la vie d'une femme ! Allez-vous vous souiller d'un pareil crime ? La loi seule a le droit de la frapper. Méprisez cette courtisane. Revenez, citoyens, à votre dignité. » Ces paroles apaisèrent le rassemblement. Marat profita de cet intervalle de calme pour enlever Mlle Théroigne et l'introduisit ensuite dans la salle de la Convention, et la sauva par cette démarche hardie. »

*
* *

Que devint notre héroïne après cette algarade ?

A en croire maints annalistes, qui ont puisé leurs informations à des sources plus ou moins fantaisistes, Théroigne de Méricourt, au lendemain de la scène de la fustigation, se serait confinée dans une retraite farouche, se désintéressant, au moins en apparence, des événements et « cherchant la solitude pour y cacher son humiliation » (1).

écrire que Théroigne était petite, chétive, laide. Calomnies ! Elle avait près de cinq pieds et la taille encore fine en 1789. Je ne vous affirmerai point qu'elle ressemblait à *Vénus de Médicis* ; mais elle avait un minois chiffonné, un air mutin qui lui allaient à merveille, et un de ces nez retroussés qui changent la face des empires. »

Le portrait que nous en donnons permettra à nos lecteurs de se faire une opinion.

(1) V. FOURNEL, *loc. cit.*

Les contemporains sont loin d'être d'accord sur ce point. « La misérable Méricourt (*sic*), conte Beaulieu, fut bientôt après reléguée à l'hôpital des fous. » *Bientôt après* veut-il dire un ou plusieurs mois, une ou plusieurs années ? L'expression est d'un vague déconcertant.

« Cet affront lui fut si sensible, écrit de son côté Dulaure, que ses facultés intellectuelles en furent altérées. » On n'est guère mieux renseigné.

Grâce aux patientes et très heureuses recherches de M. Lacour, auquel nous devons de si neuves et si précises indications, il nous sera permis d'apporter quelque clarté dans ce débat obscur.

M. Lacour a retrouvé, aux Archives, une pièce, signée du frère même de notre héroïne, établissant que celle-ci est « dans un état de démence qui ne peut lui permettre de gérer et administrer ses biens, la réduit en conséquence dans un état de détresse qui afflige l'exposant et fait même craindre pour la sûreté des voisins de ladite susnommée, s'il n'était pourvu promptement à sa sûreté personnelle ».

En conséquence, l'exposant sollicitait du tribunal l'interdiction de sa sœur et la nomination d'un curateur.

A la suite de cette requête, le tribunal ordonnait la réunion, en chambre du conseil, des « parents et amis » de Théroigne, pour se prononcer sur les mesures à prendre à son égard. Cette décision est du 12 messidor, an II, c'est-à-dire du 30 juin 1794.

Lorsque le tribunal rendit son ordonnance, Théroigne était depuis trois jours dans une maison d'arrêt. Aucun historien n'a parlé de cette détention, à part Beaulieu, qui, d'ailleurs, s'est borné à dire, en terminant son récit de la scène du 15 mai : « Théroigne n'a presque plus paru depuis cette humiliation ; *elle a été emprisonnée pendant longtemps, et est aujourd'hui renfermée comme folle.* »

*
* *

Le dossier des Archives prouve que la détention fut au moins de plusieurs mois. Le frère de Théroigne était intervenu pour réclamer la mise en liberté de sa sœur, en raison de son état spécial. Il était dit, entre autres choses, dans la pétition qu'il adressait aux pouvoirs publics :

« L'état de démence absolue de la citoyenne Terwagne
« est constant, et sous ce point de vue le citoyen Ter-
« wagne, exposant. son frère, ne craint point de la ré-
« clamer et de solliciter sa liberté. Il offre répondre d'elle
« et de ses actions pour l'avenir, dans l'intention où il est
« de prendre soin d'elle, de lui fournir tous les secours
« que l'humanité et sa fraternité lui font un devoir de lui
« administrer. et de prendre, à raison de son état, toutes
« les mesures et les précautions de prudence et de néces-
« sité. Il est persuadé, il est même convaincu que les mo-
« tifs et les causes de son arrestation n'ont été que l'effet

« de sa maladie et de son aliénation d'esprit, et c'est dans
« cette conviction qu'il se détermine à la réclamer.

« Joseph TERWAGNE. »

Cette folie de la suspecte ne fut constatée officiellement
que le quatrième jour des sans-culottides de l'an II
(20 septembre 1794) : l'officier de santé de la section Le
Peletier déclarait que Anne-Josèphe Terwagne, « en
arrestation dans ladite », était « d'esprit aliéné *depuis
quelque temps* ».

Elle ne sortit de la maison de détention qu'en décembre 1794 : elle fut mise en liberté « sous la responsabilité de son frère ».

Le 8 thermidor an III (26 juillet 1795), veille de l'anniversaire de la chûte du tyran (*Robespierre*), Courtois
lisait à la Convention un *Rapport fait au nom des Comités
de salut public et de sûreté générale sur les événements du
9 thermidor an II*. Un passage de ce rapport était consacré à l'ex-amazone. Courtois racontait que le Comité de
la section Le Peletier avait envoyé au Comité de sûreté
générale, le 16 thermidor an II, une lettre, écrite le 8 par
« la fameuse Théroigne », à Saint-Just. « Les membres du
Comité, disait-il, croyaient y trouver des preuves de
conspiration ; on n'y trouva réellement que des preuves
de folie. » Et il donnait cette lettre, du reste en la tron-
quant et l'altérant.

Il ajoutait : « La citoyenne Théroigne, que je n'ai nommée fameuse qu'à raison de la part active qu'elle a prise à la Révolution, et de la célébrité que lui a donnée sa captivité chez l'empereur et le rôle qu'elle a joué depuis, *est maintenant dans une maison de folles, au faubourg Marceau.* Dans un de ses moments lucides, elle appela *dernièrement,* de sa fenêtre, un voisin qu'elle pria de s'intéresser pour elle, afin qu'elle sortît de cette demeure gênante.

« Le voisin craignit qu'elle ne fût effectivement victime, comme elle le disait, d'une trame perfide ; il s'intéressa à son sort, vint au Comité de sûreté générale parler en sa faveur ; mais les informations apprirent que son esprit aliéné était la seule cause de sa détention ; et les démarches du voisin officieux et humain auprès du Comité de sûreté générale, qu'il trouva bien disposé, n'eurent, par cette seule raison, aucun succès (1). »

Théroigne écrivit vainement à tous les chefs du parti avancé pour les intéresser à son sort ; ils restèrent sourds à son appel.

Les dernières lueurs de raison s'évanouissaient, la nuit se faisait dans le cerveau de l'infortunée !

*
* *

Théroigne vient d'être transférée de la maison de santé du faubourg Saint-Marceau à l'Hôtel-Dieu (2) ; le délire

(1) *Rapport de Courtois,* p. 132.

(2) Villiers, dans ses *Souvenirs d'un déporté,* a conté la visite qu'il rendit à la malade à l'Hôtel-Dieu, en 1797.

de persécution et la mégalomanie n'ont fait que s'accroître.
Elle caresse toujours sa chimère d'établir l'union entre les
fractions divisées du parti républicain.

On la perd de vue durant deux années ; est-elle restée
pendant ce temps à l'Hôtel-Dieu, a-t-elle séjourné dans
un autre hôpital ? les documents manquent pour l'établir.

Le 18 frimaire an VIII (8 décembre 1799), on la retrouve à la Salpêtrière ; à cette date, un extrait du registre d'entrée de cet hospice porte que « Anne-Joseph
Théroine (sic), âgée de quarante ans (bien qu'elle n'en
eût que 37), native de Méricourt, département de l'Ourthe,
a été enfermée, ce jour, aux loges de cet établissement,
quartier des agitées (1) ».

Un mois environ plus tard, Théroigne est portée au registre comme sortie par *bureau*, c'est-à-dire par décision
de la Commission des hospices, le 21 nivôse an VIII
(11 janvier 1800). Sur une délibération de cette Commission datée du 16 nivôse, on a décidé son transport aux
Petites-Maisons de la Rue de Sèvres.

Les Archives des hôpitaux civils de Paris mentionnent
en ces termes la décision administrative :

« La Commission, informée de la translation de la citoyenne Théroigne, du grand Hospice (Hôtel-Dieu) dans
la Maison nationale des femmes (Salpêtrière), d'après la
connaissance acquise de sa situation malheureuse dans

(1) Rapport fait au nom des Comités de salut public et de sûreté
générale, etc., par Courtois, p. 132 ; cité par M. Pellet.

cette dernière maison, et par des considérations particu-
lières, arrête que cette citoyenne sera transférée de la
Maison nationale des femmes dans celle des Petites-Maisons, pour y occuper le premier lit vacant dans les infir-
meries (1). »

Ce n'est que sept ans plus tard, en décembre 1807,
que Théroigne était de nouveau ramenée à la Salpêtrière (2).

Elle fut placée dès son entrée dans le service d'Esquirol,
qui a rapporté, dans son ouvrage sur les *Maladies men-
tales*, l'observation qui va suivre de la malade confiée à ses
soins.

Cette observation a toute la valeur d'un « document
humain ».

*
* *

« Téroenne ou Théroigne de Méricourt était une célèbre
courtisane, née dans le pays du Luxembourg. Elle était
d'une taille moyenne, elle avait les cheveux châtains, les
yeux grands et bleus, la physionomie mobile, la démarche
vive, dégagée, et même élégante.

« Téroenne ne veut supporter aucun vêtement, pas même

(1) Archives des hospices civils.
(2) E. et J. de Goncourt, *Portraits intimes du* XVIIIe *siècle*, p. 392,
d'après les *Registres des entrées de la Salpêtrière*.

de chemise. Tous les jours, matin et soir, et plusieurs fois le jour, elle inonde son lit, ou mieux la paille de son lit avec plusieurs seaux d'eau, se couche et se recouvre de son drap en été, et de son drap et de sa couverture en hiver.

« Elle se plaît à se promener nu-pieds dans sa cellule dallée en pierre et inondée d'eau.

« Le froid rigoureux ne change rien à ce régime. Jamais on n'a pu la faire coucher avec une chemise ni prendre une seconde couverture. Dans les trois dernières années de sa vie, on lui donna une très grande robe de chambre dont elle ne se servait presque jamais.

« Lorsqu'il gèle et qu'elle ne peut avoir de l'eau en abondance, elle brise la glace et prend l'eau qui est au-dessous pour se mouiller le corps, particulièrement les pieds.

« Quoique dans une cellule petite, sombre, très humide et sans meubles, elle se trouve très bien : elle prétend être occupée de choses très importantes ; elle sourit aux per-sonnes qui l'abordent ; quelquefois elle répond brusque-ment : *Je ne vous connais pas*, et s'enveloppe sous sa couverture. Il est rare qu'elle réponde juste. Elle dit souvent : *Je ne sais pas ; j'ai oublié*. Si on insiste, elle s'impatiente, elle parle seule, à voix basse ; elle articule des phrases entrecoupées des mots : *fortune, liberté, co-mité, révolution, coquins, décret, arrêté*, etc.

« Elle en veut beaucoup aux modérés.

« Elle se fâche, s'emporte lorsqu'on la contrarie, surtout lorsqu'on veut l'empêcher de prendre de l'eau.

« Une fois, elle a mordu une de ses compagnes avec tant
de fureur, qu'elle lui a emporté un lambeau de chair : le caractère de cette femme avait donc survécu à son intelligence.

« Elle ne sort presque point de sa cellule, et y reste ordinairement couchée. Si elle en sort, elle est nue ou couverte de sa chemise : elle ne fait que quelques pas, plus
souvent elle marche à quatre pattes, s'allonge par terre ;
et l'œil fixe, elle ramasse toutes les bribes qu'elle rencontre sur le pavé et les mange. Je l'ai vue prendre et
dévorer de la paille, de la plume, des feuilles desséchées,
des morceaux de viande traînés dans la boue, etc. Elle
boit l'eau des ruisseaux pendant qu'on nettoie les cours,
quoique cette eau soit salie et chargée d'ordures, préfé-
rant cette boisson à toute autre.

« J'ai voulu la faire écrire ; elle a tracé quelques mots.
Jamais elle n'a pu former de phrase.

« Elle n'a jamais donné aucun signe d'hystérie. Tout
sentiment de pudeur semble éteint en elle, et elle est habi-
tuellement nue, sans rougir à la vue des hommes.

« L'ayant fait dessiner en 1816, elle s'est prêtée à cette
opération ; elle n'a paru attacher aucune importance à ce
que faisait le dessinateur. (1)

« Malgré ce régime, que Téroenne a continué pendant dix
ans, elle était bien et régulièrement menstruée ; elle man-
geait beaucoup, elle n'était point malade et n'avait contracté aucune infirmité. Quelques jours avant d'entrer à

(1) Nous avons publié ce dessin dans la *Chronique médicale*, 1897,
p. 643.

l'infirmerie, il s'est fait une éruption sur tout son corps ; Téroenne s'est lavée à son ordinaire avec l'eau froide et s'est couchée sur son lit inondé, les boutons ont disparu : dès lors, elle est restée dans son lit, ne mangeant point, buvant de l'eau.

« Le 1ᵉʳ mai 1817, Téroenne entre à l'infirmerie dans un état de faiblesse très grande, refusant toute nourriture, buvant de l'eau, restant couchée, parlant souvent seule, mais à voix très basse.

« Le 15, maigreur, pâleur extrême de la face, yeux ternes, fixes, quelques mouvements convulsifs de la face, pouls très faible, légère enflure des mains, œdème des pieds.

« Enfin le 9 juin, elle s'est éteinte, âgée de cinquante-sept ans, sans qu'elle ait paru avoir recouvré un seul instant sa raison. »

Théroigne était morte en réalité, non le 9, mais le 8 juin (1) ; le surlendemain, l'autopsie de son corps était faite, en présence d'Esquirol, par deux de ses élèves, Amussat et Descuret.

*
* *

Voici le procès-verbal de cette opération, tel qu'il a été reproduit dans un ouvrage technique (2) :

(1) Théroigne avait 55 ans au moment où elle succomba, le 9 juin 1817, d'après Esquirol ; le 8, d'après le registre des décès de la Salpêtrière, qui porte, comme cause de mort, cette simple mention : *Péripneumonie chronique.*

(2) *La Médecine des Passions*, par DESCURET, pp. 760-763.

« Dure-mère adhérente au crâne ; crâne épais posté-
« rieurement, ligne médiane très déjetée.

« Cerveau très mou, décoloré ; membrane qui revêt les
« ventricules épaissie ; la substance cérébrale subjacente,
« dans l'épaisseur d'une ligne, présentait un aspect vi-
« treux et d'un blanc grisâtre.

« Plexus choroïdes décolorés, offrant de petits kystes
« séreux.

« Carotides qui cotoient les sinus caverneux, ayant ac-
« quis le diamètre d'une très grosse plume.

« Glande pituitaire contenant un fluide brunâtre.

« Sérosité dans les deux plèvres, ainsi que dans le péri-
« carde.

« Cœur flasque.

« Estomac distendu par un fluide verdâtre.

« Côlon transverse perpendiculaire, précipité derrière
« le pubis.

« Foie petit, verdâtre ; son tissu très mou ; sa tunique
« propre se détachant avec la plus grande facilité.

« Vésicule biliaire distendue par de la bile noire, épaisse,
« grenue.

« Rate molle, verdâtre comme le foie.

« Vessie très contractée sur elle-même, ses parois très
« épaisses.

« Enveloppe des ovaires épaisse, et même cartilagi-
« neuse en plusieurs points.

« Dans l'observation de Téroenne, comme dans celles

« qui suivent, le côlon transverse avait changé de direction
« et il était descendu jusque derrière le pubis (1).

« Esquirol ».

Cette pièce est décisive sur un point : la folie de Théroigne était, sur la fin de sa vie du moins, l'aliénation
mentale la plus caractérisée.

*
* *

Les lésions cérébrales constatées chez cette « détraquée »
peuvent-elles avoir eu une influence sur les événements
auxquels elle a été mêlée ? Y a-t il lieu de tirer quelques
inductions psychologiques rétrospectives de son état mental ; et cet état pourrait-il servir, par exemple, à expliquer
le rôle joué par l'intrépide amazone au 10 août, en cette
journée mémorable où elle s'érigea en justicière, pour ne
pas employer un mot plus brutal ? En d'autres termes,
n'est-il pas permis de se demander si la folie ne remontait
pas à une date antérieure à celle où on la place ; si un
fatalisme héréditaire ou le virus dont Théroigne était im-
prégnée n'ont pas pu avoir une action déterminante sur
sa vésanie ?

Le docteur Paul Garnier, à qui la question a été po-

(1) Esquirol a noté la même particularité chez plusieurs mélanco-
liques.

sée (1), mais qui n'a pas eu, il convient de le noter, toutes
les pièces du dossier sous les yeux, et plus spécialement
celles qui nous ont été communiquées personnellement,
ne pouvait que répondre d'une manière incomplète ; telle
quelle, son opinion est néanmoins intéressante à connaître :

« Paris, 5 octobre 97.

« ...Y a-t-il, me demandez-vous, des inductions psychologiques rétrospectives à tirer des lésions trouvées
dans le cerveau de Th..... ? Ces altérations jetteraient-elles
quelque lumière sur le rôle de la farouche révolutionnaire
en 89 et 92 et sur son attitude au 10 août ?

« Non ; ou tout au moins il n'y a là que des indications
bien vagues. Les lésions cérébrales rencontrées chez Th...
sont en quelque sorte banales chez les aliénés ayant vécu
de longues années dans la plus absolue démence...

« Il n'est pas possible de se baser sur la *nature* et le
siège des dites lésions, pour y trouver l'explication des
tendances manifestées par cette grande agitée et particulièrement du rôle qu'elle a joué dans les grandes journées
de la Révolution.

« Tout ce qu'on peut dire, c'est ceci : Théroigne appartenait à l'armée de ces déséquilibrés qui entrent en lice aux
époques de trouble. « Par la nature de mes fonctions, disais-

(1) Par M. L. Lacour, qui a bien voulu nous communiquer la réponse, en grande partie inédite, du distingué médecin en chef du
Dépôt de la Préfecture de Police.

je au Congrès d'anthropologie criminelle de Bruxelles
(1892), j'ai été appelé à examiner un certain nombre d'individus ayant joué un rôle important dans les émeutes et
les insurrections, surtout dans les événements de la Commune. Ce n'est pas sans quelque surprise que l'on constate que la foule a obéi à de véritables insensés qui, plus
tard, viennent échouer dans un asile d'aliénés, alors que
le calme étant revenu dans les esprits, leur exaltation dé-
tonne et se décèle assez aisément. Un événement qui provoque un émoi profond dans une nation, est comme le
coup de clairon qui rassemble, en hâte, l'armée des dési-
quilibrés. Ce sont les plus excités d'entre eux — souvent
de véritables délirants — qui vont fasciner la foule par
leurs propos enflammés et déjà les voilà à la tête du mouvement. Leur audace en impose et cette audace s'augmente naturellement de leur imprévoyance, de leur inconscience du danger, etc.

« En un mot, Théroigne a été l'exaltée, l'impulsive
sanguinaire que nous savons et eut aussi sa page rouge
dans l'histoire, par l'effet de dispositions cérébrales morbides, peut-être héréditaires — qui étaient à leur phase ini-
tiale d'évolution à l'époque révolutionnaire, se sont accen-
tuées, par la suite, et ont entraîné la ruine totale d'une
intelligence qui ne manquait pas d'un certain brillant
mais n'avait jamais eu d'équilibre.

« Les excès de Théroigne, ses mécomptes au point de
vue de sa popularité, ont pu aussi avancer l'heure de la
déchéance irrémédiable. Ce n'était point une hystérique,

c'était une dégénérée, mais pas précisément infé-
rieure.

« Paul Garnier. »

Il ressort de cette « consultation » que Théroigne,
comme nous l'avons laissé pressentir, n'est pas devenue
subitement folle à la suite de l'épreuve qui lui fut infligée ;
qu'elle l'était, si nous pouvons nous exprimer ainsi, « en
puissance », avant d'être enfermée comme telle.

Quelqu'un de ses ascendants lui aurait-il légué la tare
morbide? ce serait évidemment à rechercher. Mais il y a
eu. à n'en pas douter, des facteurs nombreux (1) dans la
pathogénie de cette affection maniaque, et comme l'a fort
bien vu M. Garnier, dans une telle atmosphère, dans un
tel bouillon de culture, une vésanie latente ne pouvait que
se développer.

Théroigne ne saurait être mieux assimilée qu'à un de
ces champignons vénéneux, qu'on voit naître et se développer dans l'humus fécondé par le sang des Révolutions.

(1) Nous ne croyons pas qu'il se soit agi, en l'espèce, d'une *paralysie générale* liée à la syphilis, la paralysie générale n'étant jamais
d'aussi longue durée. Esquirol n'eût pas, du reste, manqué de la
signaler, s'il en avait observé la symptomatologie. Il est vrai qu'Esquirol aurait pu se tromper dans son diagnostic, lui qui semble faire
de Théroigne une mélancolique, une lypémaniaque, alors qu'elle
appartient sans conteste à la catégorie des *agitées*.

FIN

TABLE ET LÉGENDES DES GRAVURES

TABLE DES CHAPITRES

Saint-Amand (Cher). — Imprimerie BUSSIÈRE.

Albin MICHEL, Éditeur

59, Rue des Mathurins, PARIS (8ᵉ)

EXTRAIT DU CATALOGUE. VOLUMES in-18 à **3.50**

Paul BRULAT. — *Eldorado*, 22ᵉ mille.

Paul BRULAT. — *La Gangue*, 10ᵉ mille.

Félicien CHAMPSAUR. — *L'Arriviste*, 1 vol. in-18 colombier, illustrations en couleurs de Bourdelle, Abel Faivre, Léandre, Maurice de Lambert, Robaudi, Paul Sais, Steinlen, 83ᵉ mille.

Pierre CORRARD. — *L'École des Maîtresses*, 40ᵉ mille.

Pierre CORRARD. — *L'École des Amants*.

Claude COUTURIER. — *Trop Riche* ouvrage couronné par l'Académie).

Pierre CUSTOT. — *Carrière d'Amant*.

Adolphe DARVANT. — *L'Initiatrice*.

André DELCAMP. — *Chocho de l'Académie Française*.

André DELCAMP. — *Journal d'une Courtisane*.

Jeudy DUGOUR. — *Thomas Gridouille*.

Henri DUVERNOIS. — *Nane ou le Lit Conjugal*.

Julien FERREOL. — *L'Éternel Désir*.

J.-M. GROS. — *Le Mouvement Littéraire Socialiste*.

Jules HOCHE. — *Eros ou la Liberté Sexuelle*.

F. KOLNEY. — *Le Salon de Madame Truphot*.

LAURENT-SURVILLE. - *Maîtresses*.

Edmond LEPELLETIER. — *Aux Pays Conquis*.

LUDANA. — *Les Joyeuses*.

Paul MATHIEX. — *Résultat d'un Huis-Clos*.

Oscar METENIER. — *Vertus et Vices Allemands*.

P. de PARDIELLAN. — *Un Parent Gênant*, mémoires de M. Heinrich-Wilhem-Achaz de Bismarck.

PONTSEVREZ. — *L'Enjeu du Bonheur*.

LIANE de POUGY. — *Sensations de Mᶩᶩᵉ de La Bringue*.

Max RABUSSON. — *Une Maman*.

DE RAULIN. — *Plat-du-Jour*.

Antonin RESCHAL. — *L'Ornière* ou le ménage à trois 42ᵉ mille.

Antonin RESCHAL. - *Pierrette en Pension*, 50 illustrations, vient de paraître.

ROUVEYRE — *150 Caricatures théâtrales*.

WILLY. — *La Maîtresse du Prince Jean*.

WILLY. — *La Môme Picrate*.

WILLY. — *Maugis Amoureux*.

Mᵐᵉ L. QUENEDEY. — *Chez les Hindous*. — *Ceylan. L'Inde*. 4 ″

Mᵐᵉ L. QUENEDEY. — *Java, Birmanie* . . . . . . 4 ″

DORVILLE. — *Défense et Bloc, 150 Caricatures* . . . . . 5 ″

Le Nu d'après Nature:

   La Femme. — 1 joli volume in-16 jésus . . . . 5 ″

   La Jeune fille.   —   . . . . 6 ″

3503 — G. de Malherbe, imprimeur, 12, passage de Favière. Paris XVᵉ